画像を見る前に読む **ここだけ知りたい** Q&A	第1章
画像が読めると **ケア**がこんなに**変わってくる**	第2章
わかっておきたい **基本画像** 正常と異常画像のここが違う	第3章
症例検討でステップアップ **画像を見ながら**経過を追ってみよう	第4章
ケアに生かして、リスクを防ぐ **画像情報**の使い方	第5章

JN300996

ケアに使える画像の見かた

編著 久志本成樹

まえがき

　いま、ドクターのための画像診断の本は、すごい勢いで進歩する画像診断技術に後れまいとするかのように、次々と新刊が書店に並んでいます。放射線技師向けの本も、ドクター向けの本に負けないくらいの内容のものが山積みにされています。でも、ナースが外来やベッドサイドでケアに生かせたり、患者情報をチームとして共有するための視点で書かれた画像の本は、ほとんど見られませんでした。

　2005年の秋、『エキスパートナース』2006年6月号（照林社）でのナースに向けた画像特集の監修依頼をいただいたとき、最初に私はこう考えました。「確かに、ナースが使える画像診断に関する本がない。ただ、画像診断をきちんと理解するには、正確な解剖の知識は絶対に必要だし、どうやって画像が作られるかもある程度は知らないわけにはいかない。当然、診断する疾患の病態も理解していないと、ちゃんと画像を理解するなんてできるはずがない。だから、ナース向けの画像の記事は難しいのではないか」と。

　しかし、せっかくの画像情報です。同じ患者さんの治療、ケアに携わるチームの一員として、診断だけでなくナースがケアに生かさない手はありません。その視点に重きをおきながら、パラパラめくって眺めてもらえるくらいのやさしい内容という条件付で執筆をお受けすることにしました。特集号で好評をいただいた後は、『エキスパートナース』2007年11月臨時増刊号（照林社）でも、再び同じような思いでナースのための画像の見かたについて書き加えました。本書は、この2つの原稿をもとに、MRIなどの項目を追加したものです。

　原稿を書いていくうち、難しい内容に流れがちになることもありました。そんなときは自分の原稿を読み直し、"これを読んでナースにわかってもらえる？　ケアに生かせる？　何かの役に立つ？"と振り返ることで、踏み外しそうな階段をゆっくり歩いてきました。

　こうしてできた本書は、ナースのための画像診断の入門書でも、ましてや専門書でもありません。患者さんの画像情報をチームスタッフとして共有し、患者さんのためによりよいケアを提供することに、少しでも役立てていただくことが第一です。そしてそのあとに、もし"画像に目覚めて"もらえたなら言うことはありません。

　最後に、本書の出版にあたり、貴重な画像の提供をいただいた、日本医科大学放射線科 高木 亮先生、GE横河メディカルシステム 小堀高志氏に心より感謝いたします。また、常にナースの視点を意識させていただき、編集の労をおとりいただいた、照林社 向井直人氏、吉本優子氏に深く感謝します。

2008年10月

久志本成樹

ケアに使える 画像の見かた

目次

- まえがき ... 3
- 本書の特徴　画像はケアに生かせそう そう感じるための基礎知識をわかりやすく ... 6

第1章　画像を見る前に読む　ここだけ知りたいQ&A
久志本成樹　9

Q.1	ナースが理解しておきたい画像には、どんなものがありますか？	11
Q.2	どんな場面の画像が、特に重要になりますか？	14
Q.3	X線写真やCT画像を見るとき、まず、どこを見ればいいのですか？	16
Q.4	X線の画像はどうやってできるのですか？　白い部分と黒い部分の違いはなんですか？	18
Q.5	何がどうなっていると、異常ですか？　「正常」と「異常」を見分けるポイントは？	20
Q.6	臨床現場でよく出会う、代表的な異常画像はなんですか？	21
Q.7	画像情報を、どのようにケアに使いますか？	22
Q.8	CTと単純X線写真の違いってなんですか？	24
Q.9	CT画像がなく、単純X線写真だけだと、正確な情報がわからないのではないですか？	25
Q.10	超音波ってどんなものですか？	27
Q.11	エコー（超音波）検査はCT画像や単純X線写真と、どう違いますか？	28
Q.12	エコーはどのようなとき、どのようなものを見るときに特に有効ですか？	29
Q.13	エコーを見るときの白・黒は、X線やCTと同じですか？	31
Q.14	エコーにかかる費用を教えてください。	32
Q.15	エコーをナースが取り扱ってもいいのですか？	32
Q.16	MRIってなんですか？　ほかの画像診断とどう違うのですか？	33
Q.17	MRIはどんなときに行うのですか？	34
Q.18	MRIを見るときのポイントはなんですか？　CTとどう違うのですか？	37
Q.19	MRIのメリットとデメリットはなんですか？	41
Q.20	MRIにかかる費用を教えてください。	42

第2章　事例で学ぶ　画像が読めるとケアがこんなに変わってくる
佐藤憲明　43

事例1	下剤を使ってもなかなか便が出ないとき	45
事例2	左側臥位禁止、ほんとうに正しい？	46
事例3	胃管挿入患者の腹痛の原因	47
事例4	CT画像の血腫から意識レベルの低下を予測する	48
事例5	骨折時の痛みの理由を画像で捉える	49
事例6	吸引しても、痰の貯留音がやまない	50
事例7	胃管を入れているのに腹部膨満が続く理由を知る	52
事例8	前胸部を打ったのに、背中が痛い理由	53
事例9	頭部CTで、いま起こっている急変の病態を捉える	54
事例10	踵骨骨折の受傷部が循環障害？	55

第3章 わかっておきたい基本画像 正常と異常画像のここが違う
久志本成樹　58

❶ 頭部CT …… 59
- 脳梗塞 … 60
- クモ膜下出血 … 62
- 視床出血・被殻出血 … 64
- 小脳出血・橋出血 … 65
- 外傷：急性硬膜下血腫と急性硬膜外血腫 … 66
- 外傷：脳挫傷 … 68
- 外傷：慢性硬膜下血腫 … 70

❷ 胸部X線 …… 73
- 心臓：うっ血性心不全と急性動脈解離 … 73
- 気胸 … 76
- 無気肺 … 78
- 肺炎 … 80
- 胸水 … 82
- 皮下気腫・縦隔気腫 … 84

❸ 腹部X線 …… 85
- 消化器：胃泡、小腸ガス、大腸ガス、ニボー（鏡面）像、消化管穿孔 … 85

❹ 骨折や軟部組織のX線（整形外科領域） …… 92
- 見やすい骨折、見にくい骨折 … 94
- しばしば遭遇する骨折：大腿骨頸部骨折、鎖骨骨折、肋骨骨折 … 98
- その他のX線写真：骨折の治癒過程、軟部組織、異物 … 102

❺ 腹部エコー …… 104
- 胆嚢：胆石、急性胆嚢炎、胆嚢ポリープ … 104
- 肝臓：脂肪肝、肝硬変、肝嚢胞（腎嚢胞）、肝腫瘍 … 108
- その他の腹部エコー像：腹水、水腎症、FAST … 113

❻ MRI …… 117
- 脳梗塞（CT・MRIの比較）… 118
- 椎間板ヘルニア … 122
- 脊髄損傷（X線・MRIの比較）… 124
- MRCP（MRIによる胆管膵管造影）… 126
- MR血管撮影（MR angiography）… 128

第4章 症例検討でステップアップ 画像を見ながら経過を追ってみよう
久志本成樹　131

- 症例その1　イレウス（腸閉塞）… 132
- 症例その2　膵炎 … 134
- 症例その3　気胸 … 138
- 症例その4　脳梗塞 … 140

第5章 ケアに生かして、リスクを防ぐ 画像情報の使い方
久志本成樹　141

1. 中心静脈カテーテルの確認 … 142
2. 胃管の確認 … 146
3. 気管挿管の確認 … 149
4. 便の見かた … 152
5. CTによる頭蓋内圧亢進の見かた … 154

索引 … 156

column
- 紹介患者の画像フィルム管理 … 20
- もう少しくわしいCTのしくみ … 26
- acoustic windowとは … 30
- 新しい画像診断① CTの3D画像（脳血管）… 71
- 新しい画像診断② CTの3D画像（冠動脈、頸部〜肋骨、腹部〜骨盤）… 72
- 新しい画像診断③ CTの3D画像（骨盤骨折、肋骨骨折）… 91
- ここまで見える胎児のエコー … 116
- 矢状断、冠状断、横断（水平断）像とは？ … 122
- CT colonography … 127
- 新しい画像診断④ PET … 130

表紙デザイン：node
表紙イラスト：上田滋子
本文デザイン・DTP：node、レディバード
本文イラストレーション：村上寛人、上田滋子

本書の特徴

「画像はケアに生かせそう」
そう感じるための
基礎知識をわかりやすく

久志本成樹

画像はドクターだけでなくナースにとっても貴重な情報源

　日常の患者診療、診断学では、主訴にはじまり、正しく病歴を聴取することによりいくつかの疾患を疑い、診断・治療を開始します。

　そして、"病歴から疑った疾患だったらこんな所見があるだろう"と考えながら、関連した身体所見を診察します。その診断が"より確かそうだ"とか"違ってるな"などと考えながら、さらに客観的な情報による裏づけを得るために血液や尿検査を行い、視覚的なイメージとして確認できる画像検査を行います。

　たとえば、若くて細くて長身の男性が、突然の胸痛と息苦しさを主訴として来院したときに、①「んっ？ 気胸かな」と疑います。②呼吸音を聴くと左右差があって、「これは、ますます気胸の可能性が高いな。よし、X線で確認しよう」と考え、③胸部X線写真で視覚的に気胸を見るという作業を行っています。

　もし、気胸を疑っているのに胸部単純X線写真ではっきりとしなければ、本当に気胸がないのかＣＴ画像で検索し、あるならば、その原因のブラ（気腫性嚢胞）は？　と探してみます。

　画像の生かし方のまったく別のシチュエーションを考えてみましょう。既往歴のない患者さんが突然の呼吸困難で来院し、ショックを呈し、身体所見とバイタルサインから緊張性気胸と診断され、胸腔穿刺と胸腔ドレナージ、さらには気管挿管になったときにはどうするでしょう。

　循環は改善したか？ 呼吸状態はよくなったのか？ チューブからの空気の漏出はどの程度か？ などをチェックしながら、治療が正しく行われたかを確認し、その効果を判定するために、胸部ポータブルX線撮影を行い、気管挿管チューブや胸腔ドレナージチューブの位置、気胸の改善の程度も確認します。

　これらは、日常診療では、ごく当然のこととして行っている臨床的なアプローチです。

　X線写真やＣＴ、MRIなどの画像は、患者さんに、いま、何が起こっているのか、治療でどのようになっているのかを、目に見える形で、その場で情報として与えてくれます。せっかくの情報ですから、それを生かすのがドクターだけという手はありません。ナースにとっても、いかにケアするか、どのように病態を予測していくかなどに生かせる、X線写真やＣＴ画像といった目に見える検査は重要な情報源です。

まずは、画像をなんとなく理解してみる

　画像診断の進歩は、その精度、撮影のスピード、新たな診断機器の展開と、本当にめざましいものがあります。精通しようとも、専門領域以外の画像診断には、ついていくのも容易ではないでしょう。

臨床で画像はどんな役目？

1 やせてて背の高い若い男性の突然の胸痛だって。気胸じゃないか。

2 呼吸音に左右差があるな。たぶん、気胸だな。よし、X線で確認だ。

3 単純X線で気胸ははっきりしてるし、CTでブラのチェックをしよう。

4 気胸だ。虚脱も強いし、胸腔ドレナージをしよう。ブラもあるな。

5 気管挿管チューブと胸腔ドレナージの位置はOK。気胸も残ってはいないな。

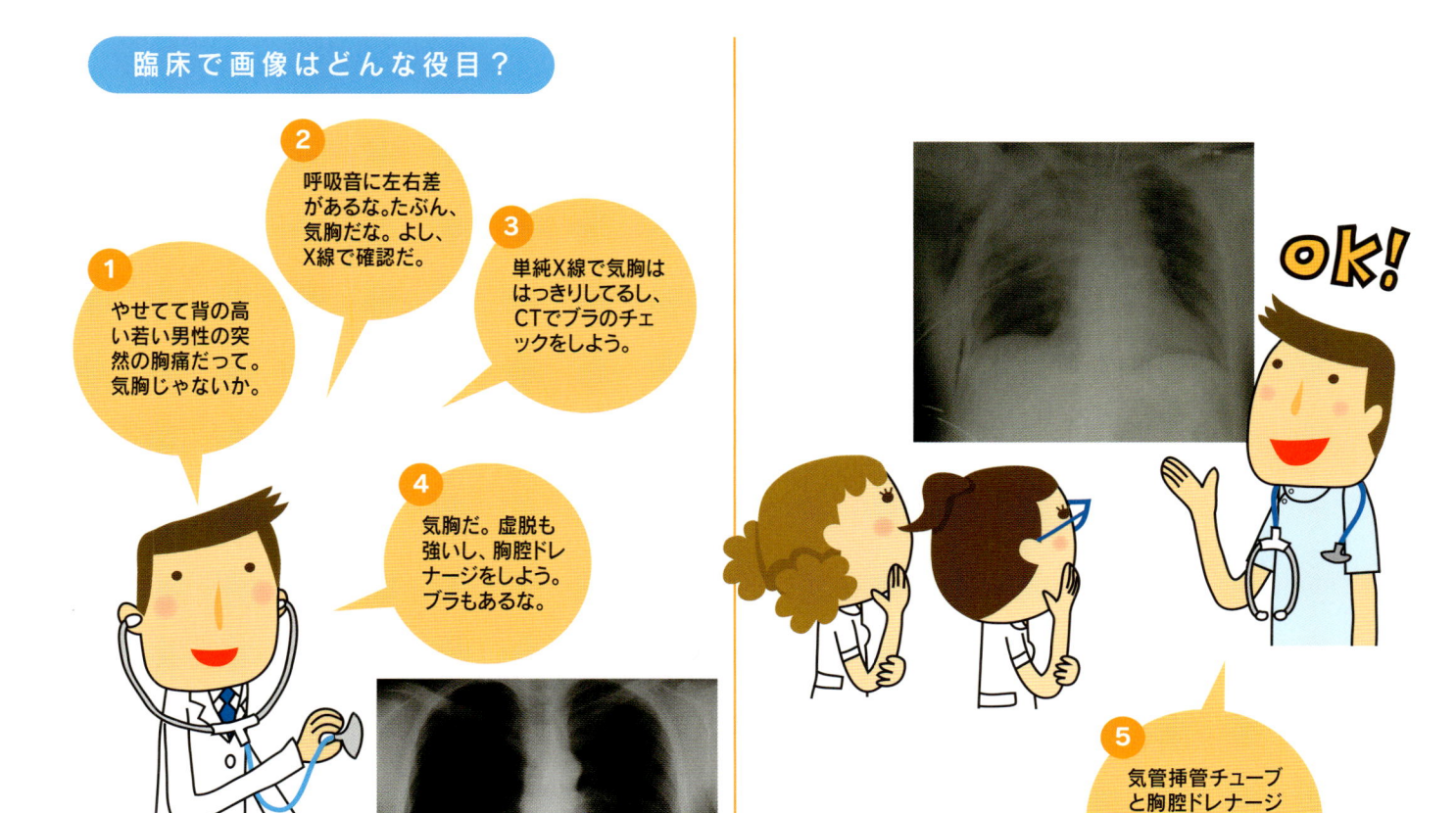

　放射線診断をきちんと行うためには、解剖、撮影の原理などを十分に知り、それぞれの病態によって生じる所見を熟知したうえで、読影の能力を身につけなければならず、系統的な勉強が必要です。

　ただし本書では、X線写真やCT画像、エコー像、MRIを"正確に読影できる能力を身につける"ことをめざしてはいません。本書の大きな目的は、以下の3つになります。

①X線写真やCT画像、エコー像、MRIでは「これが読めるんだ」「こんなことがわかるんだ」ということを、なんとなく理解すること

②そのためには「どうやって写真を見たらいいのか」について、理解するきっかけをつかむこと

③「どんな情報や所見を看護ケアに生かせそうか」を考えること

　ですから、専門診療科で十分に鍛えられたナースの読影能力を養うというより、若手ナースや画像を苦手とするナースのみなさんに、まずは画像について知ってもらえるようにまとめています。

　放射線診断学とはいえない断片的な記載にはなりますが、X線写真やCT画像、エコー像、MRIを見て、「これならわかる」「これは使えそう」と感じてもらえるように、やわらかく、そのための最低限の知識だけをかみ砕いた内容としました。

　寝転がりながら、気が向いたページをながめながら、「なるほど」と思っていただければ、本書の目的は十分に達成です。

編集・執筆者一覧

■編集・執筆
久志本成樹　東北大学大学院医学系研究科
外科病態学講座救急医学分野
東北大学病院高度救命救急センター

くしもと・しげき：1985年、日本医科大学救急医学教室入局、日本医科大学付属病院救命救急センター勤務。1988年、総合会津中央病院救命救急センター出向。1990年、米国・ミネソタ州Mayo Clinic留学。1992年、山梨県立中央病院救命救急センター出向。1994年、熊本大学国内留学、1996年、日本医科大学付属病院高度救命救急センター復帰。1998年、日本医科大学救急医学講座講師、2007年、同准教授、2009年、同教授。2010年、東北大学大学院医学系研究科外科病態学講座救急医学分野教授、東北大学病院高度救命救急センター部長。

■執筆
佐藤憲明　日本医科大学付属病院看護部教育支援室看護師長

さとう・のりあき：聖隷学園浜松衛生短期大学卒業、東洋大学文学部教育学科卒業、1991年、日本医科大学付属病院救命救急センター勤務。看護師長。日本看護協会認定救急看護認定看護師、急性・重症患者看護専門看護師。2005年、東京女子医科大学大学院博士前期課程修了。

第 1 章

画像を見る前に読む
ここだけ知りたい Q&A

久志本成樹

まず、画像のどこを見ればいいの？
「白」と「黒」は、何を表しているの？
画像の見かたをマスターするために、
"ここだけ押さえておけば"というポイントを
Q&Aで回答します。

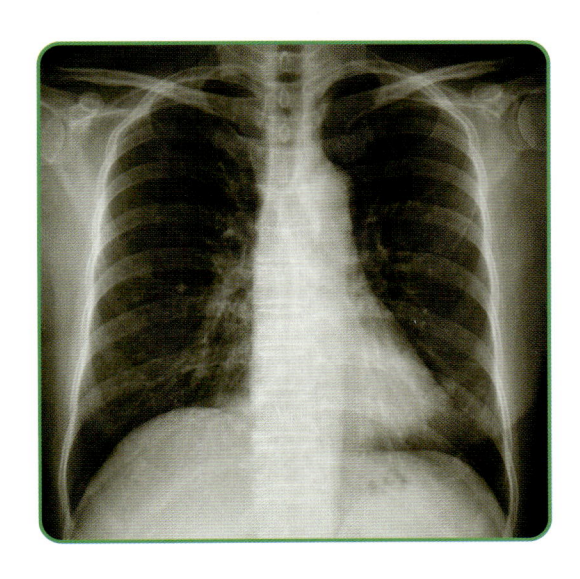

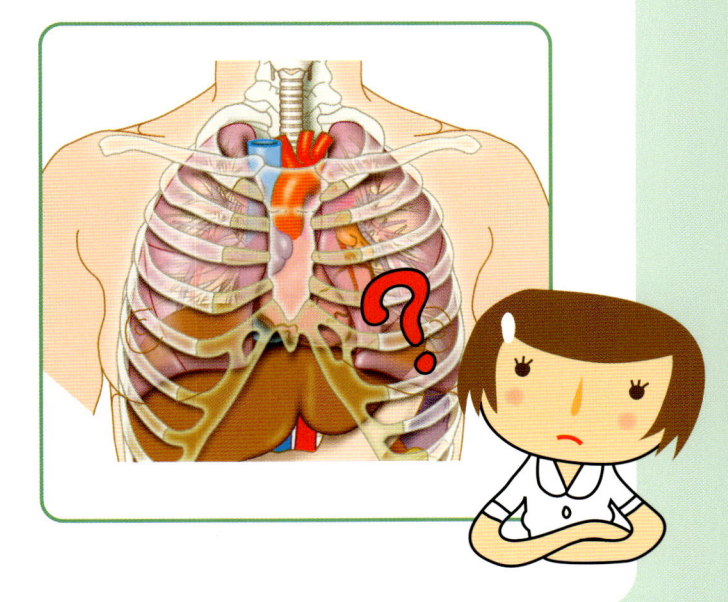

Question

Q1	ナースが理解しておきたい画像には、どんなものがありますか？	p11
Q2	どんな場面の画像が、特に重要になりますか？	p14
Q3	X線写真やCT画像を見るとき、まず、どこを見ればいいのですか？	p16
Q4	X線の画像はどうやってできるのですか？ 白い部分と黒い部分の違いはなんですか？	p18
Q5	何がどうなっていると、異常ですか？「正常」と「異常」を見分けるポイントは？	p20
Q6	臨床現場でよく出会う、代表的な異常画像はなんですか？	p21
Q7	画像情報を、どのようにケアに使いますか？	p22
Q8	CTと単純X線写真の違いってなんですか？	p24
Q9	CT画像がなく、単純X線写真だけだと、正確な情報がわからないのではないですか？	p25
Q10	超音波ってどんなものですか？	p27
Q11	エコー（超音波）検査はCT画像や単純X線写真と、どう違いますか？	p28
Q12	エコーはどのようなとき、どのようなものを見るときに特に有効ですか？	p29
Q13	エコーを見るときの白・黒は、X線やCTと同じですか？	p31
Q14	エコーにかかる費用を教えてください。	p32
Q15	エコーをナースが取り扱ってもいいのですか？	p32
Q16	MRIってなんですか？ ほかの画像診断とどう違うのですか？	p33
Q17	MRIはどんなときに行うのですか？	p34
Q18	MRIを見るときのポイントはなんですか？ CTとどう違うのですか？	p37
Q19	MRIのメリットとデメリットはなんですか？	p41
Q20	MRIにかかる費用を教えてください。	p42

Q1 ナースが理解しておきたい画像には、どんなものがありますか？

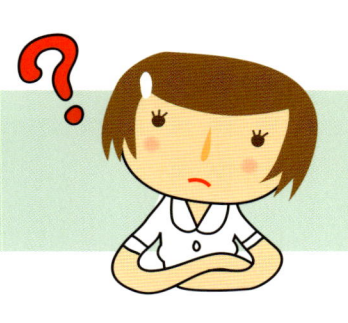

A
- 「必ずこれは覚えよう（理解しておこう）」という画像の種類を限定するのは難しいでしょう。
- 今、自分にとって「身近な画像」こそが、理解しておきたい画像になります。どんな病棟にいるかでも変わります。
- 脳外科病棟なら頭部CTでしょうし、整形外科なら骨折のX線写真になるはずです。

"どんな病棟にいるか"で異なる

どんな画像が読めたら、理解できたら、患者さんの病気やけががわかり、ケアに生かせるでしょうか？　それは、どんな患者さんの診療にかかわっているかによって異なります。

整形外科病棟のナースに、「頭部CTの読み方を勉強しましょう」と言ったり、循環器内科病棟やCCUで勤務しているナースに「四肢骨折のX線写真を読影しましょう」と言っても、何のために行うのかがはっきりしません。

ドクターも同じです。すべてのドクターが、すべての画像を例外なく正確に読めるものではありません。専門領域以外の、新たな画像診断法による写真の所見を、ナースが「読んでください」と持ってきたとしても、"ウーン？"と唸ってしまうでしょう。

最低限のコメントはできても、詳細な所見を読影できなくて不思議はないのです。

図1　胸部単純X線写真

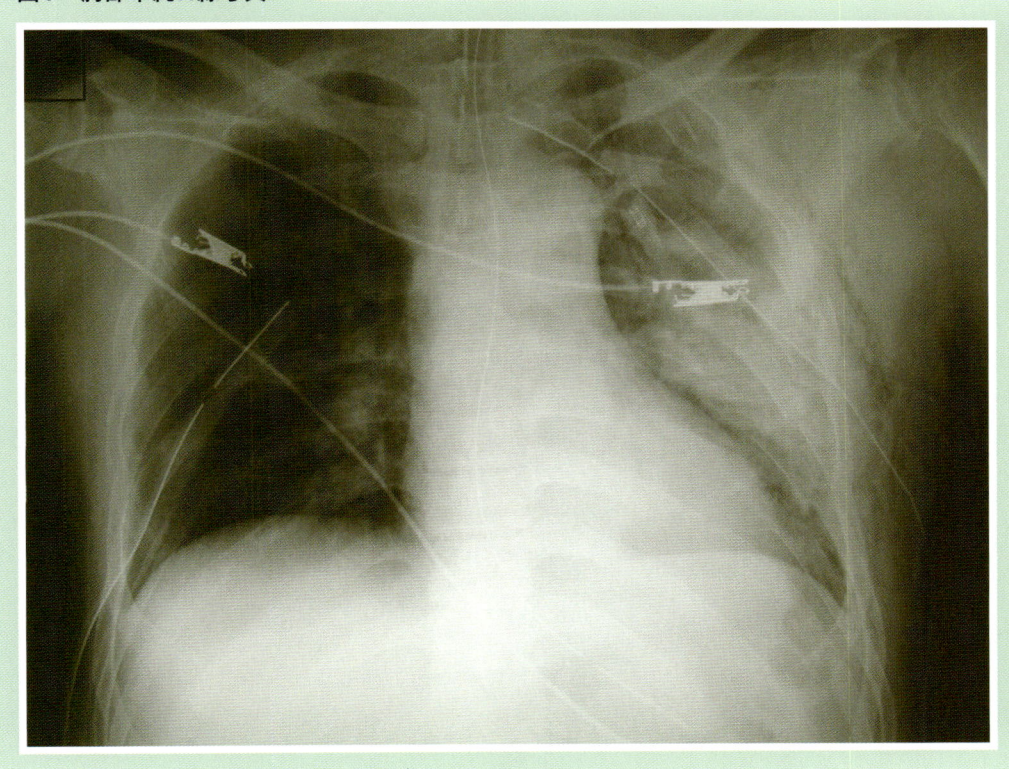

● 1枚のX線写真から、両側の胸腔ドレナージチューブ、気管挿管されたチューブ、胃管、心電図モニタのリード線、皮下気腫、肺の浸潤影、肋骨骨折など多くの情報が得られます。

図2　腹部単純X線写真

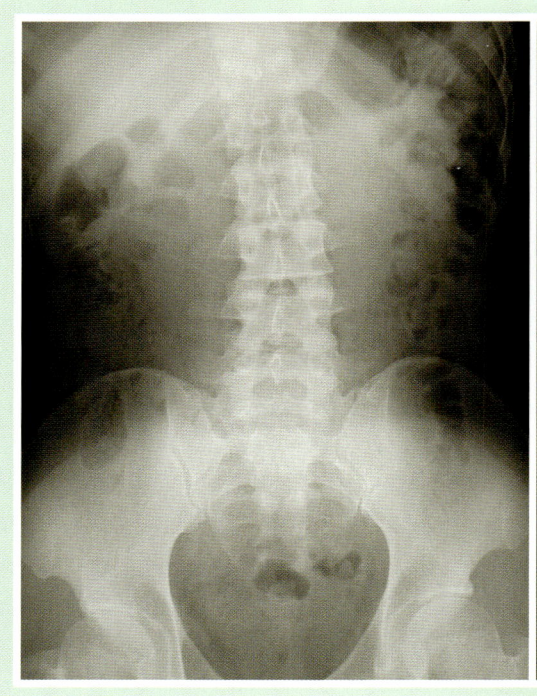

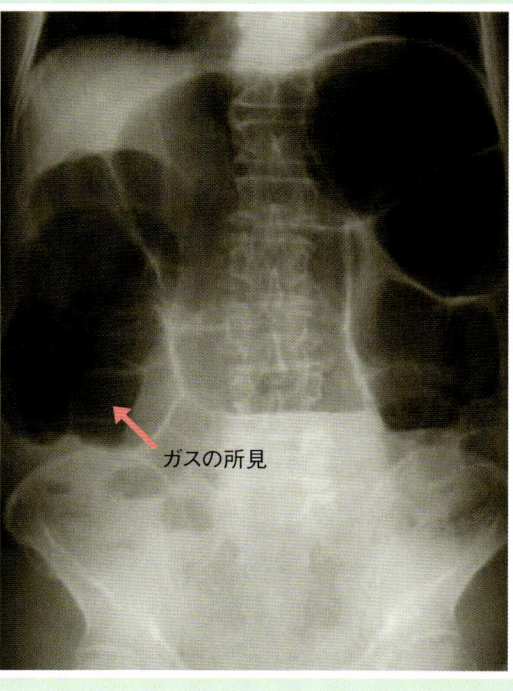

●腹部には水分を多く含む臓器が多い（白い部分が多くなる）ため（左図）、腹部単純X線写真では、ガスの所見（黒い部分）が読みやすくなります（右図）。

ガスの所見

身近な画像から始めて、慣れていくこと

　ナースが画像診断と接し、理解を深めるには、まず、自分にもっとも身近なX線写真や、CT画像、エコー像に慣れることでしょう。

　本書の中では、すべての画像診断法について触れることはできないので、一般の外来や混合病棟などを想定します。

1．胸部単純X線写真

　もっとも日常的に撮影され、全身状態の把握と看護ケアにつながる画像は「胸部単純X線写真」です。心臓、肺、大血管があるためにバイタルサインの変化に関連し、治療による侵襲的なチューブやカテーテルが挿入されるため、見慣れておくと、いくつもの情報が得られます（図1・p11）。

2．腹部単純X線写真

　「腹部単純X線写真」は、胸部X線写真と比較すると得られる情報は限られていますが、腹腔内のガスの原因が胃か、小腸か、大腸なのか、それとも腹腔内の遊離ガスなのかを鑑別することが可能です。

　便の貯留の具合、腸管の拡張に加え、腹部単純X線写真で映る臓器は水分を多く含む（白い部分が多くなる）ので、ガスの所見（黒い部分）が読みやすくなるのです（図2）。

3．頭部CT画像

　画像を読むことに関して、"ちょっと読めそうかな"と感じたり、"この所見は知ってる"というレベルに到達しやすいのは「頭部CT画像」でしょう。

　深い読み、正確な読影は容易ではありませんが、左右がほぼ対称な正常脳がなんとなくわかれば、慢性硬膜下血腫などの例外はありますが、多くの頭部CTでは"白い部分の出血"と"黒く見える梗塞"がわかります。取っつきやすい画像です（図3）。

4．頭部MRI（p.118）

　MRIは、癌などの腫瘍性疾患の診断には欠くことができない画像です。さらに脳梗塞では、特に重要となってきています。

図3 頭部CT画像

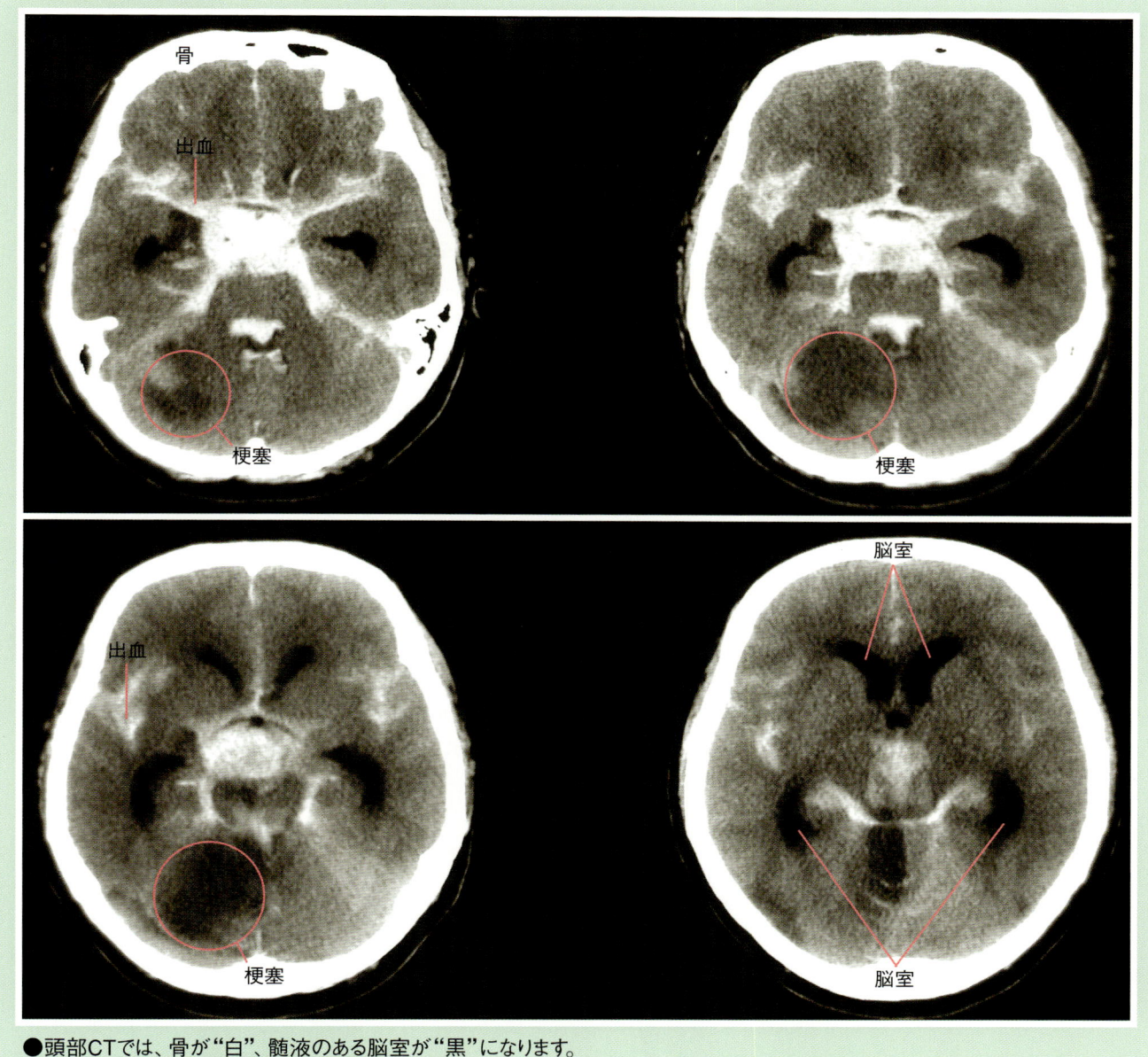

- 頭部CTでは、骨が"白"、髄液のある脳室が"黒"になります。また、出血は"白"、梗塞や浮腫は"黒"になります。

ショックや呼吸不全であれば、患者さん自身をみて緊急度を判断しますが、発症3時間以内が血栓溶解療法の適応となる脳梗塞では、どれくらい緊急に治療を要する病態なのかを、MRIがもっともよく表現してくれるからです。

ナースもチームのひとりとして治療にかかわるうえで、MRIの見かたを習得して、患者さんの病態と治療の緊急性を共有できたら、すばらしいですね。

＊

Q10（p.27）から解説する、患者さんへの負担が少なく、日常的に行われているエコー検査の「エコー像」に関しても、見かたを少しでも知っておくと、ケアに生かせることは少なくないでしょう。ナースが自分で検査をすることも可能です。

Q2 どんな場面の画像が、特に重要になりますか？

A

- 病態が変わったり、予想外の変化があったときの画像は、治療・ケアを見直す根拠になります。
- 急を要する危険な画像所見を知っておくと、患者さんの窮地を救うこともあります。
- 中心静脈ラインや胸腔ドレーンの留置後などの画像を見れば、問題点をチェックでき、リスク回避につながります。

たとえば、いままでふつうに話をしていた喘息の既往のある高齢の患者さんが、突然苦しそうな呼吸を始めました。このとき、「喘息の発作時に使用するように」と指示の出ている吸入薬を投与するだけでよいのでしょうか？ 喘息の発作、気胸や心不全など、原因によって酸素投与以外の治療は、まったく異なってきます。

身体所見である程度の鑑別は可能ですが、絶対に確実だなんて言えません。自分の見立てと、X線写真の結果を比較するのはドクターだけの特権ではなく、ナースが患者さんの病態を理解するためにも有力な武器です。X線写真を身近なものとすれば、いままで以上に病態を知ることができるのです。

ちょっとした知識が、患者さんの窮地を救うこともある

また、上記のケースで「指示してある吸入をしておいて！ 胸部X線も念のためオーダーしておくから頼むね」とドクターから言われたとします。

ドクターを待っている間に、少し血圧も下がってきました。胸部X線写真に慣れていれば、気胸は読めるはずです。

もし、緊張性気胸を疑わせるX線写真なら、吸入どころではないはずです。大急ぎでドクターコールです。ほんのちょっとX線写真になじんでおくことで、患者さんが窮地に陥る前に対応できます（図1）。

図1 正常な胸部X線写真（左）と異常のある胸部X線写真（右）

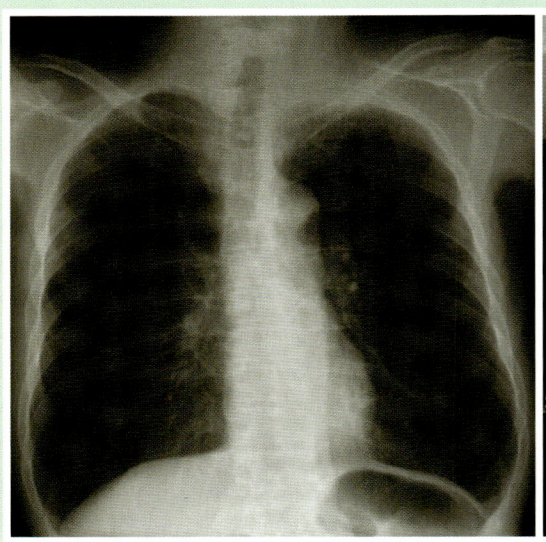

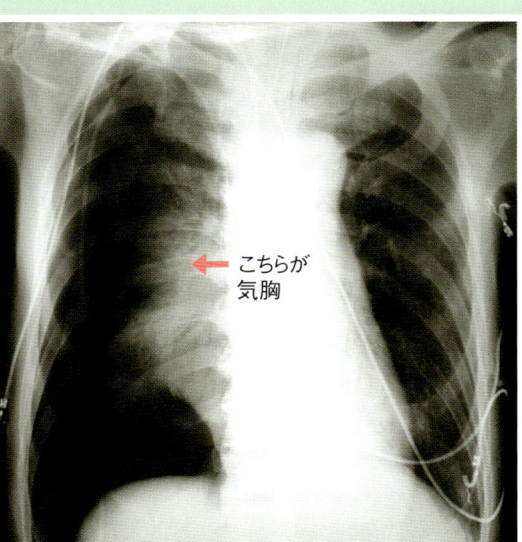

← こちらが気胸

- 「左右の胸郭や肺は対称のはずなのに対称じゃない！」「右の肺野が白い！おかしい！」
- ここに気づくことができれば、迅速な対応が可能になります。おかしいと気づくことが大切です。
- 左は正常な胸部X線写真ですが、右の写真は右気胸です。緊張性気胸になっていることすら疑われます。

正常な胸部　　　異常のある胸部

図2 腹部の膨満が強い患者さんの腹部X線写真

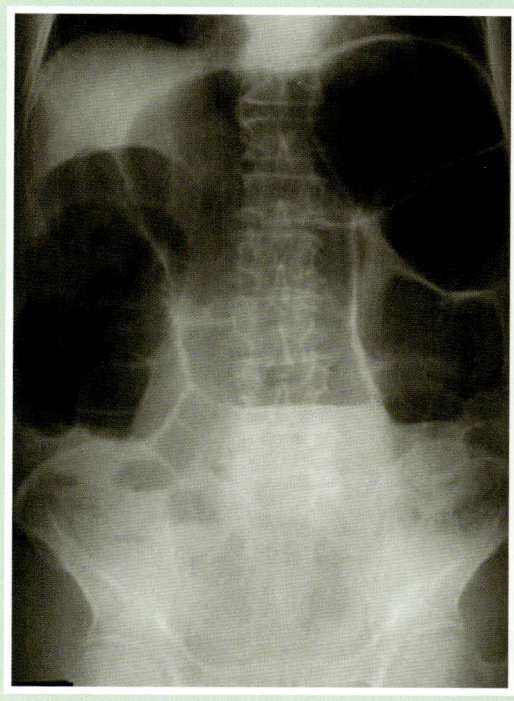

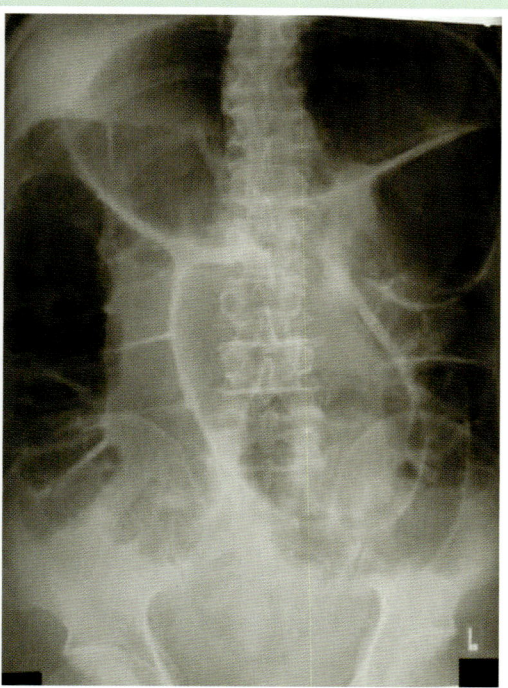

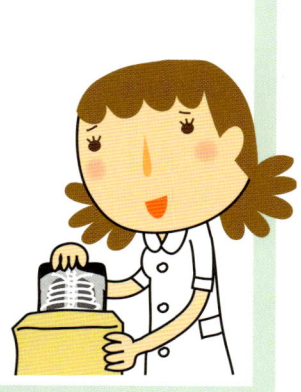

- 大量に腸管内にガスが貯留していることがわかります。胃ですか？ 小腸ですか？ 大腸ですか？ この程度のガスは正常ですか？
- この2人の患者さんは、大腸に大量のガスが貯留して、拡張しています。くわしくは第3章の「腹部X線」(p.85〜)で解説します。

　腹部の膨満が強い患者さんがいて、「どうもガスが溜まってるみたいだけど、よくわからないな」というとき、X線写真は、ガスが多いのか、腸管が拡張しているのか、それは大腸のガスなのか、それとも小腸のガスなのかという情報を、ただちに与えてくれます（図2）。

　細かな診断という目的ではなく、ナースが気楽にX線写真になじんでおくだけで、十分、ケアに生かせます。

侵襲的手技後のリスク回避に必須

　気管挿管、中心静脈ライン挿入、胸腔ドレーンの挿入などの侵襲的手技のあとには、その治療効果と挿入したチューブ・カテーテル類の位置の確認が必須です。

　気胸の患者さんに胸腔ドレナージを挿入したときのX線写真では、ドレーンが胸腔内に正しく留置されているか、きちんと肺の再膨張が得られているかを見ます。胸部X線写真を見ることに少し慣れれば、読みとることができるはずです。もし、胸腔ドレーンが折れ曲がっていてドレナージが有効でなければ、気胸も残るし、皮下気腫もひろがってしまうでしょう。

＊

　このように、画像所見を活用することにより、①患者さんの病態が変わったとき、予想外の変化が認められたときに、その原因を明らかにして、治療・ケアを変える根拠を与えてくれます。

　また、②侵襲的な手技を行ったあとでは、その効果と体内のカテーテルやチューブ類の位置確認が必須となります。

　③さらに、患者さんの目に見えない病態の緊急度や重傷度が、目に見える形に変わるため、治療にあたるスタッフやチームの認識を確かなものにできます。頭蓋内の出血に対するCTや、脳梗塞急性期のMRIなどが、その代表でしょう。

　画像所見は、少しなじんでおくだけで、これらの情報を得ることができるようになるのです。

Q3 X線写真やCT画像を見るとき、まず、どこを見ればいいのですか？

A

- "なんとなく"でいいので、正常画像を見て、基本の形に慣れます。
- 「左右対称であるはずのところが対称になっているか？」と「目につく異常はないか？」を、正常画像との比較で見つけます。
- いま見ようとしている画像がだれのものなのか、いつ撮られたのか、上下左右は正しいのかを確認します。

正常画像をなんとなく見ておく

X線写真やCT画像を見慣れていないナースにとって、最初、画像は暗号のようなものかもしれません。

正常の解剖はなんとなくわかるけど、X線写真だと、どう写るのかわからない。何を見ればいいのかわからない。そんなときはまず、"なんとなく"でよいので、正常画像を見ておくことです。正常がわからずに、異常所見を理解するのは難しいでしょう。

ここに、胸部X線写真（図1）、腹部X線写真（図2）、頭部CT（図3）の正常画像や成り立ちを示します。1人ひとり、顔や目の形や大きさ、体型が違うのと同じように、X線像もみんな違います。しかし、基本形は同じですので、これだけは、"なんとなく"覚えてください。

正常画像と違うところを見つける

腹部単純X線は、正常でも左右対称ではありませんが、胸部写真では一部（中心陰影）を除けば、ほぼ対称です（図4）。ですから、まず見るべきは、「左右対称であるはずのところが対称か？」と「目につく異常はないか？」です。明らかに正常の画像とは異なる部分を探しましょう。

もちろんその前に、必ず、いま見ようとしているフィルムが、だれの画像であっていつ撮られたものか、また上下左右は正しいのかどうかを確認してください。

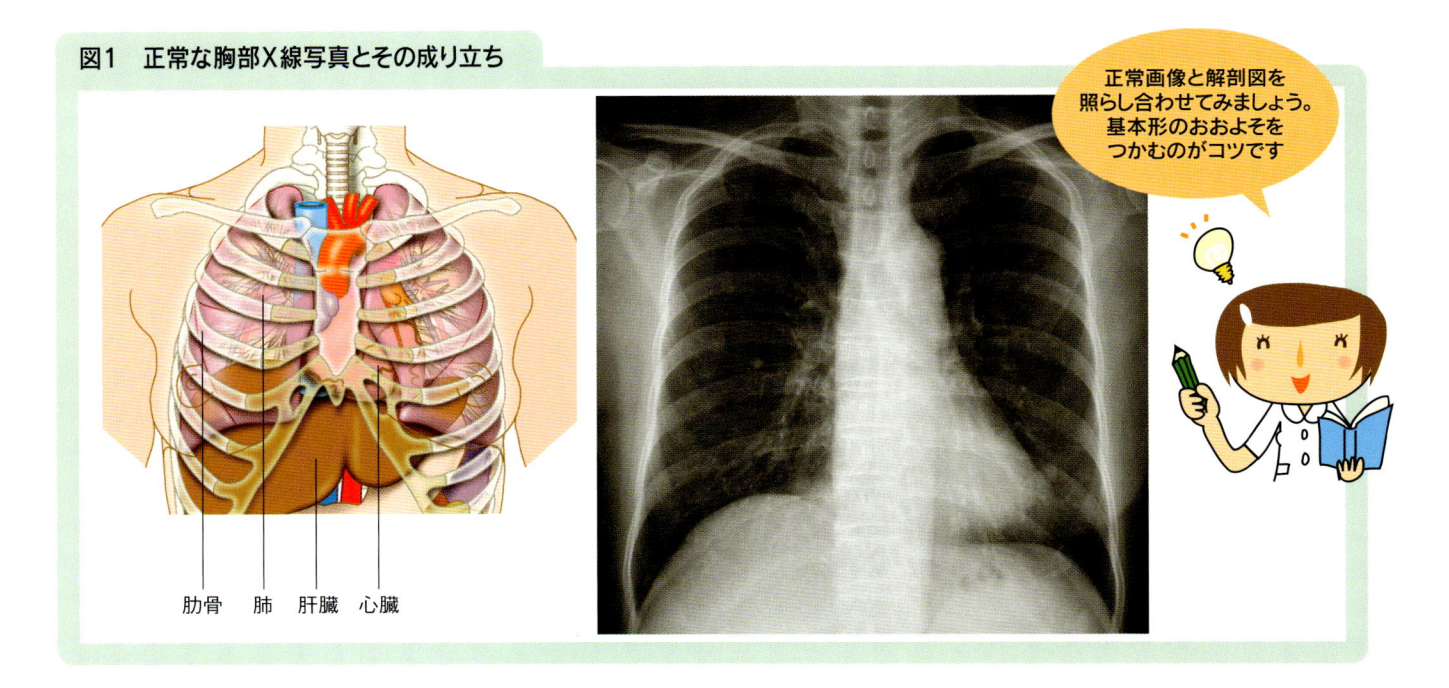

図1　正常な胸部X線写真とその成り立ち

肋骨　肺　肝臓　心臓

> 正常画像と解剖図を照らし合わせてみましょう。基本形のおおよそをつかむのがコツです

図2 正常な腹部X線写真とその成り立ち

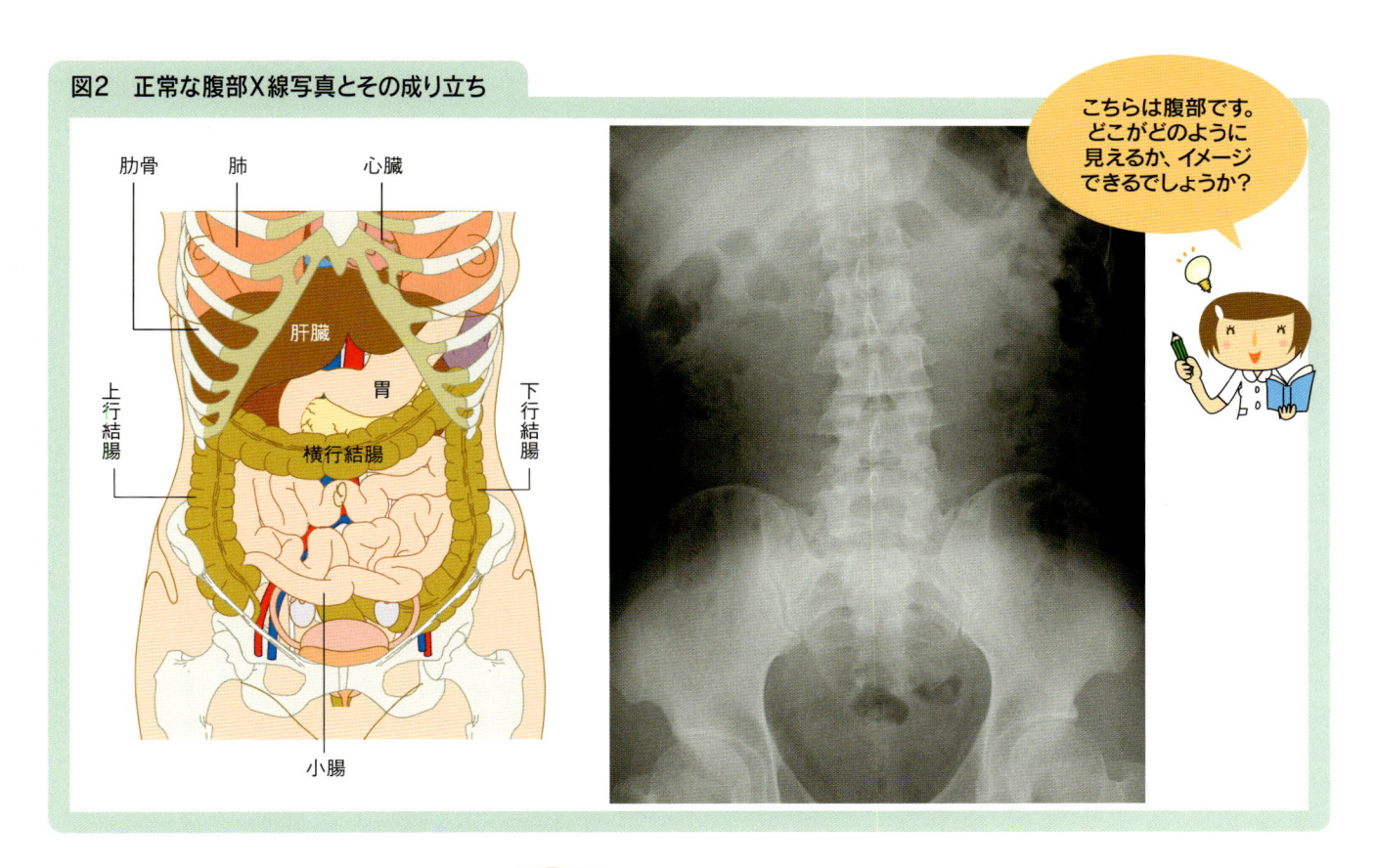

こちらは腹部です。どこがどのように見えるか、イメージできるでしょうか？

- 肋骨
- 肺
- 心臓
- 肝臓
- 胃
- 上行結腸
- 横行結腸
- 下行結腸
- 小腸

図3 正常なCTとその成り立ち

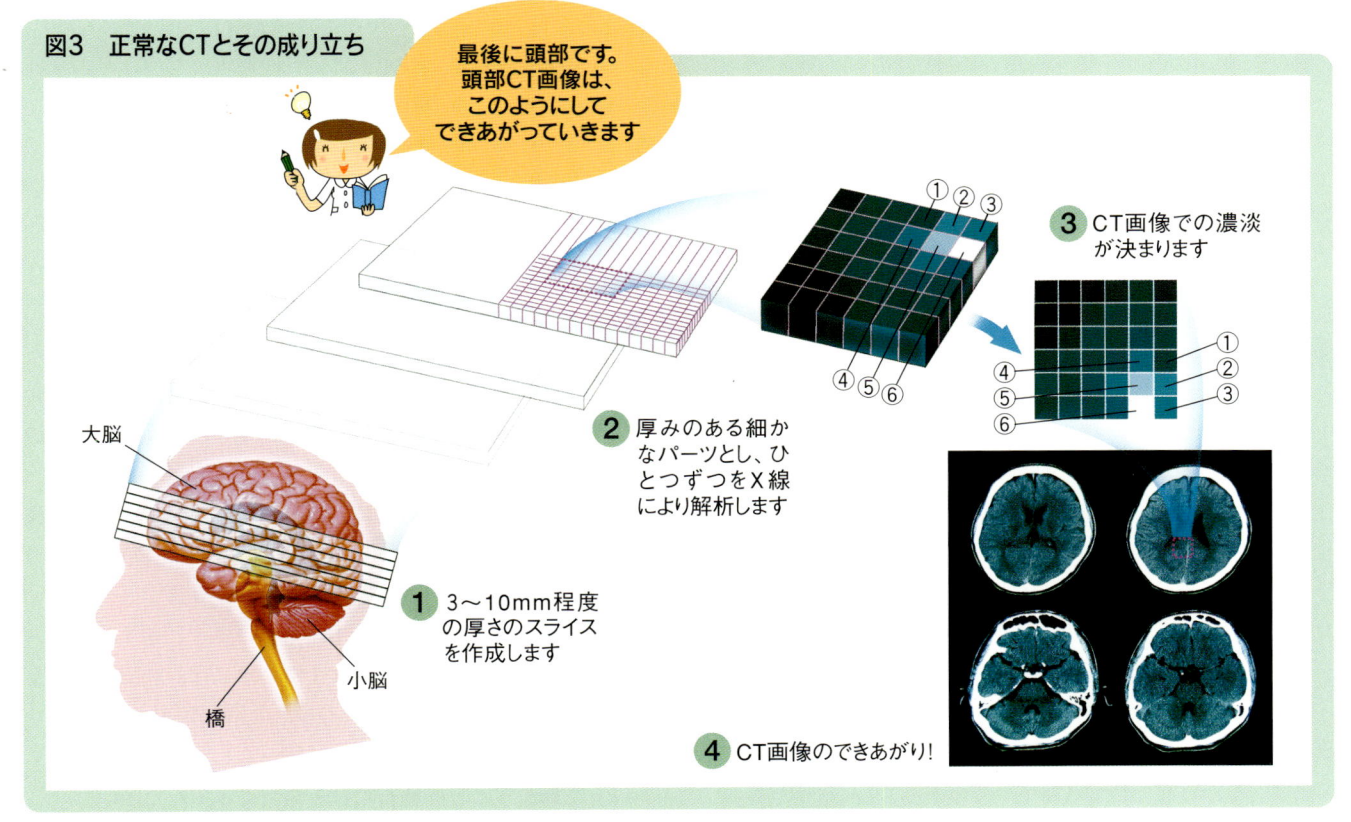

最後に頭部です。頭部CT画像は、このようにしてできあがっていきます

- 大脳
- 小脳
- 橋

1. 3〜10mm程度の厚さのスライスを作成します
2. 厚みのある細かなパーツとし、ひとつずつをX線により解析します
3. CT画像での濃淡が決まります
4. CT画像のできあがり！

図4　正常画像のポイント　A、Bは同じ画像。Bで見え方を示しています

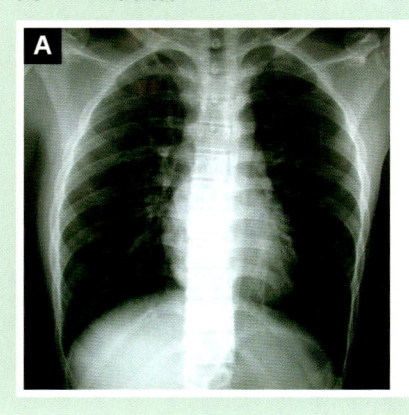

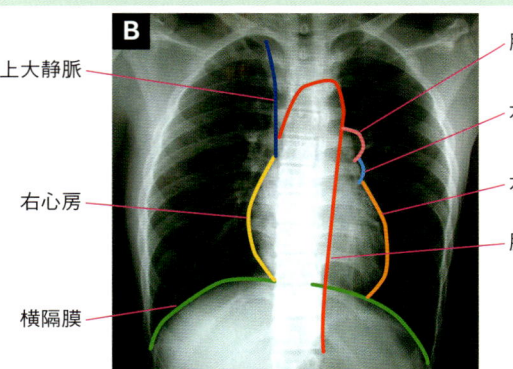

A／B
- 上大静脈
- 右心房
- 横隔膜
- 肺動脈
- 左心房
- 左心室
- 胸部大動脈：胸部大動脈は心臓を出るのが前方で、弓部では左後方に向かうアーチをつくり、下行大動脈は胸椎のすぐ左前を走行します。

Q4　X線の画像はどうやってできるのですか？白い部分と黒い部分の違いはなんですか？

A

- X線照射装置とフィルムの間に体を置き、X線を通過させ、その通り具合をフィルムに焼き付けて画像にします。
- X線は感光板を黒く変色させるため、体がX線を通過させた部分では黒く写り、体がX線を阻止した部分では白く写ります。
- 空気＞脂肪＞水（肝臓、心臓など）＞骨の順で黒く写ります。

レントゲン博士の発明品

　X線は、1895年にドイツの物理学者であるレントゲン博士によって発見され、100余年の歴史を持っています。博士は、物体を透過する力のある「何だか不思議な線」ということで「X線」と命名しました。その後にドイツ医学会は博士の功績を讃えて「レントゲン線」と改称し、これが一般的呼称として広く用いられるようになりました。

　当初、博士夫人の手を撮影して発表したのが人体X線写真の最初で、今日のX線写真診断の基礎になり、それ以後、X線はいろいろな分野で活用されてきました。

空気は黒く、骨は白く。脂肪や水はその中間

　もっとも一般的に知られている、胸部や腹部などの単純X線写真では、X線照射装置とフィルムの間に体を置き、焼き付けて画像化します。

　感光板であるフィルムはもともと白く、X線は感光板を黒く変色させるため、体がX線を通過させた部分では黒く写り、体がX線を阻止した場合には、その部分が白く写ります。

　X線の透過度が高いものの代表は空気です。逆にX線の透過度が低いものの代表は骨や造影剤です（図1）。水を多く含んだ臓器や、水分が管腔内に入っている臓器の透過度はその中間です。

　X線の透過度は高い順に、空気＞脂肪＞水（肝臓や脾臓などの実質臓器や心臓、液体の貯留した消化管）＞骨で、これがX線フィルム上の黒さの順にもなります。

　つまり、"空気"の部分がもっとも"黒く"写り、"骨"の部分がもっとも"白く"写ります。水には、肝臓や脾臓などの実質臓器や心臓、液体の貯留した消化管が含まれます。

　もっと細かく分けることも可能かもしれませんが、まずは、空気と水と骨の順番だけを覚えてみてください。

図1　空気、水、骨を通過したX線のフィルム上への写り方

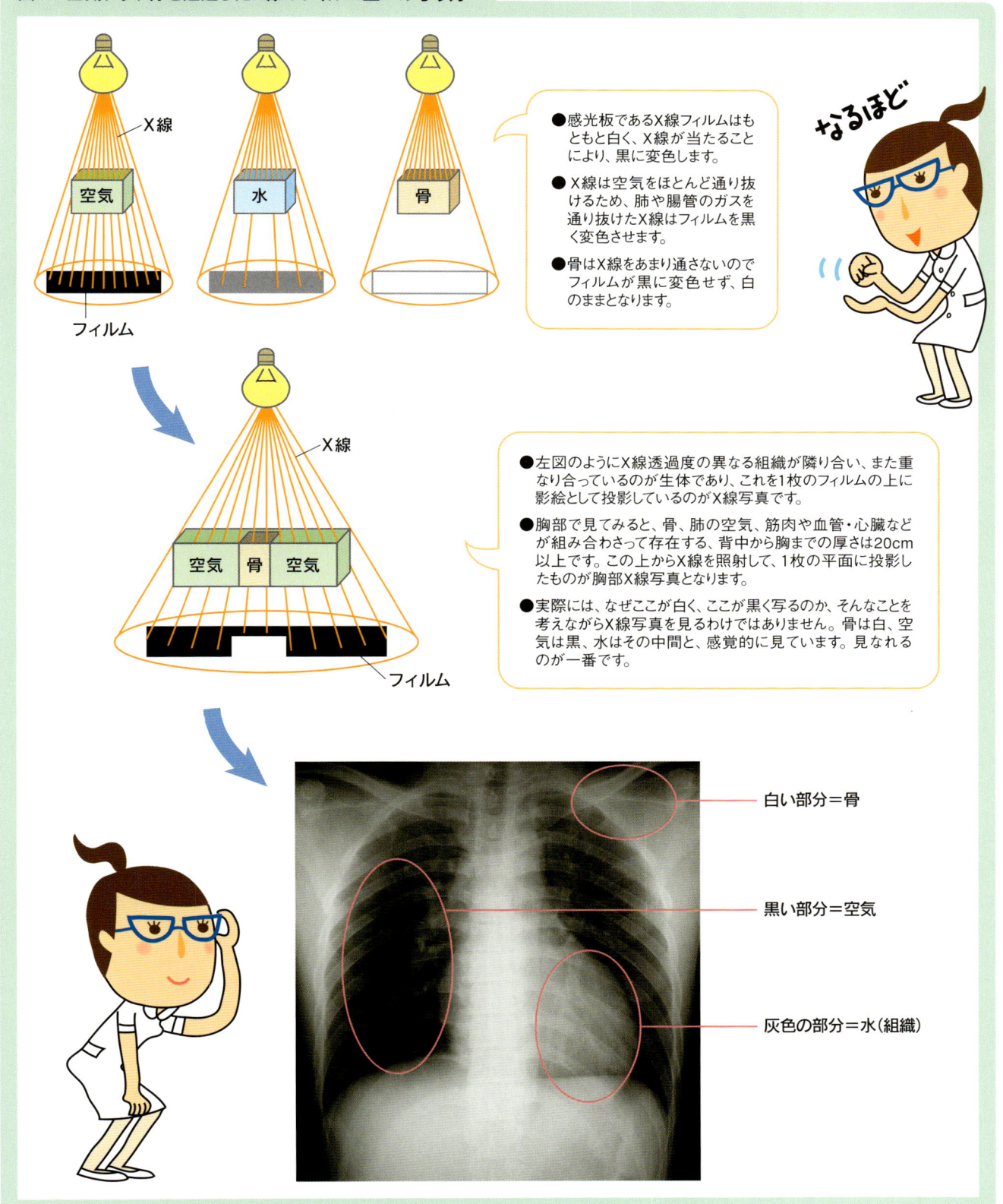

- 感光板であるX線フィルムはもともと白く、X線が当たることにより、黒に変色します。
- X線は空気をほとんど通り抜けるため、肺や腸管のガスを通り抜けたX線はフィルムを黒く変色させます。
- 骨はX線をあまり通さないのでフィルムが黒に変色せず、白のままとなります。

- 左図のようにX線透過度の異なる組織が隣り合い、また重なり合っているのが生体であり、これを1枚のフィルムの上に影絵として投影しているのがX線写真です。
- 胸部で見てみると、骨、肺の空気、筋肉や血管・心臓などが組み合わさって存在する、背中から胸までの厚さは20cm以上です。この上からX線を照射して、1枚の平面に投影したものが胸部X線写真となります。
- 実際には、なぜここが白く、ここが黒く写るのか、そんなことを考えながらX線写真を見るわけではありません。骨は白、空気は黒、水はその中間と、感覚的に見ています。見なれるのが一番です。

白い部分＝骨

黒い部分＝空気

灰色の部分＝水（組織）

第1章　画像を見る前に読む　ここだけ知りたいQ&A

Q5 何がどうなっていると、異常ですか？「正常」と「異常」を見分けるポイントは？

A

- まずは、正常画像をイメージしましょう。
- そこに何が見えるのか、おおまかに解剖を知っておきます。
- 左右差がないはずなのに差がある、見えるはずのものが見えない、正常画像と明らかに違う、などがあれば、「異常」と捉えます。

異常所見を見て「異常だ」とわかるためには、とにかく正常画像をイメージとして知っておくことが一番です。

そのためには、解剖を知る必要がありますが、となると、結局、解剖、X線写真の成り立ちと、できた画像の詳細な読影の知識が必要、ということになり、そこに行き着くのは本書の目的ではありません。

X線写真に対する苦手意識をなくし、身近に感じて、気軽に見る、読むきっかけにしてもらうことが目的ですから、できあがったX線写真の読むべきポイントに関連した、必要最小限の解剖と画像の構成要素を知っていればいいでしょう。

Q3で見た正常画像との比較で、表1の違いが認められれば、ナースの目で見たX線写真上の異常として捉えましょう。

表1　"ここが違う"とX線写真上では異常となる

①左右差がないはずのところで左右差がある
②見えるはずの構造物が見えない
③見える構造物が正常とは明らかに異なる

---

column

紹介患者の画像フィルム管理

読者のみなさんの病院のカルテは電子カルテ化されていますか？　救命救急センターでは多くの病院から、紹介患者さんがやってきます。そして、患者さんが持参される画像には、以下のようないくつかのパターンがあります。
①CTや単純X線写真のフィルムを全部持ってくる（ときには20～30枚にもなります）。
②夜間のフィルムレスの病院からで、何も画像の情報がない。
③電子カルテ化された病院からCDに保存されてくる。
④CTなどのモニター画面の映像をデジカメで写真に撮り、持ってくる。

受け入れ側の病院では、借りたフィルムは無くさないよう、すぐに返却するのが原則です。しかし、診療上重要なものは、しばらく残しておきたいと思うことでしょう。

それが長期になるときにはコピーします。もちろん、その費用は誰かが負担することになります。多くは病院でしょう。CDに保存された画像は、ときに開けないことがあります。

また、画像が無いときや、デジカメの写真1枚だけでは、再度検査しないと、あまり意味がないことが多いでしょう。

＊

情報化白書2004による電子カルテの導入状況は、一般病院1.3％、診療所2.5％ですが、その数は年ごとに増加しています。2006年度における400床以上の病院での導入率の目標が60％。そこには遠く及ばず12％にとどまるとは言いながら、確実に医療現場は電子化の流れに乗っています。

施設内での画像の管理だけでなく、他の施設への紹介のとき、あるいは紹介されたときにどうやって画像情報を管理するかもきちんと考えておく必要があるでしょう。

Q6 臨床現場でよく出会う、代表的な異常画像はなんですか？

A
- ひんぱんに遭遇する異常画像は、所属の病棟によって変わってきます。
- 胸部X線、腹部X線、頭部CT、MRIなどで、日常、遭遇しやすく、ナースが見てわかる異常所見が表1です。
- 胸部と腹部X線写真では、立位と臥位で所見が異なることに注意しましょう。

どんな医療施設で、どんな患者さんを担当するかによって、ひんぱんに遭遇する異常所見は異なりますが、公約数として、頻度の高い胸部X線、腹部X線、頭部CT、MRIなどの異常画像の例を列挙してみます（表1、図1）。

統計に基づいているものではありませんし、病名だけとも限りません。目に付きやすい所見であり、あくまで参考として見てください。細かな異常所見は含めず、ナースの目で見てわかる、日常、遭遇する所見です。

なお、胸部と腹部X線写真では、外来などで撮ることの多い「立位の画像」と、ポータブル装置で撮る「臥位の画像」とは所見が異なることに注意が必要です。

詳細は「第3章」（p.58～）で解説します。

表1 臨床現場でよく出会う異常画像の例

胸部X線
- 肺炎　● 無気肺　● 心拡大　● うっ血性心不全／肺水腫
- 胸水　● 気胸

腹部X線
- 小腸ガス／ニボー（鏡面形成）　● 異常に拡張した大腸
- 拡張した胃泡　● 腹腔内遊離ガス像

頭部CT
- 脳萎縮　● 脳梗塞　● 脳出血
- 頭部外傷による頭蓋内出血

MRI
- 脳梗塞　● 全身各部位の腫瘍性病変

カテーテルやチューブ類の位置確認
- 誤挿入　● 位置異常

図1 異常画像の実例

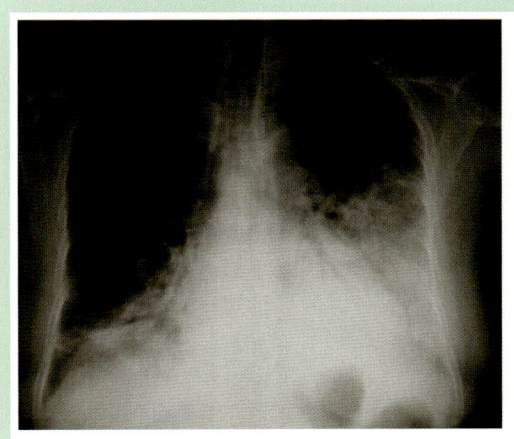

● 両側下葉の肺炎です。左下の肺野に強い浸潤影が見られます

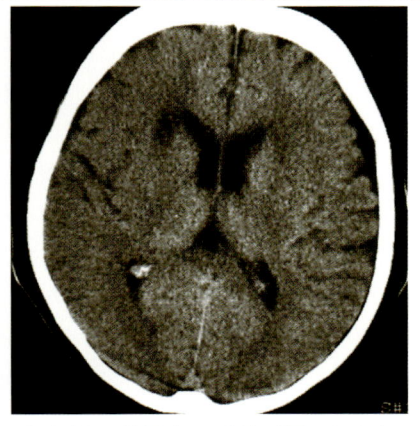

● 右側に脳梗塞の所見が見られます。患者さんには、左片麻痺が出ています

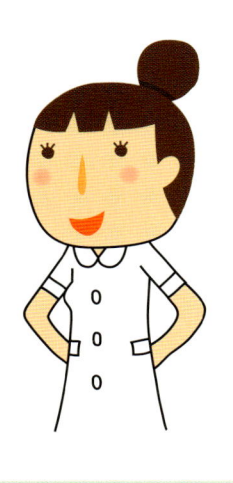

Q7 画像情報を、どのようにケアに使いますか？

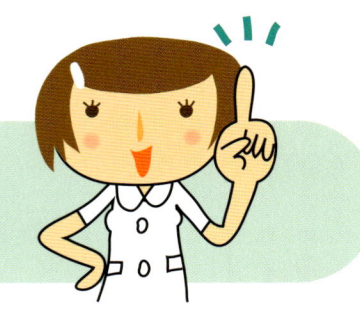

A
- 経時的な所見の変化や異常所見を十分に評価すれば、どの画像情報もケアに結びつきます。
- 体位、水分バランス、排ガス、栄養摂取、チューブやカテーテルの位置確認など、幅広いケアに生かせます。
- 重要なのは、患者さんを直接見て、訴えを聞き、身体所見を観察し、総合的に判断してケアを進めることです。

画像情報からケアを選び、見直していける

経時的な所見の変化や異常所見を現わすすべての画像は、ドクターとともにその病態を十分に評価すれば、必ずケアに生かせるはずです。

ここでは、ナース自身がX線写真になじみ、それを読むことによって、どのようにケアに生かせるかを、場面をあげて考えてみましょう（図1）。

1. 胸部X線写真をケアに生かす場面

「肺炎や無気肺の所見が認められた」

毎日の画像所見をもとに、喀痰の排出を促す体位を考え、体位変換のスケジュールなどを組み立て、変更していくことが可能になります。

「うっ血性心不全や肺水腫、経時的な心陰影の拡大などがある」

ファウラー位を積極的にとる、水分摂取や尿量などを記録し水分バランスを厳重にする、などの注意を払うことができます。

「横隔膜の挙上がある」

無気肺によるものかもしれませんが、腹部の膨満によることも考えられます。胸部X線写真しかないなら、腹部の身体所見にも注意を払ってください。

2. 腹部X線写真をケアに生かす場面

「拡張した大腸ガスがある」

腹部の張りを訴えたり、明らかな膨満があれば、排ガスを促すようにつとめます。

「小腸ガスや拡張した大腸ガス、著しく拡張した胃泡などがある」

はっきりとした訴えを伝えられない患者さんでも、このような所見が認められたときには、食事や経管栄養について十分な注意が必要です。

これにより、誤嚥や腹部症状の増悪を防げる可能性があります。

3. 位置の異常がないか

「気管チューブの先端が右肺に入ってしまっている」

チューブやカテーテルなどの位置の確認は、常に重要です。気管挿管チューブと気管分岐部との関係、経鼻胃管の先端と側孔の位置、中心静脈カテーテルの先端などの確認は、X線写真によるものがもっとも確実です。

＊

これらの所見は、X線所見だけをもってケアを行うのではなく、患者さんを直接見て、訴えを聞き、身体所見を観察し、総合的に判断してケアに生かします。

どんなにX線写真に慣れても、患者さんに背を向けたまま、X線写真とだけ"にらめっこ"しているようなことがあってはなりません。

具体的な場面やどのようにケアを行うかの詳細は「第2章」（p.43～）で述べることにします。

図1　画像をケアに使う一例

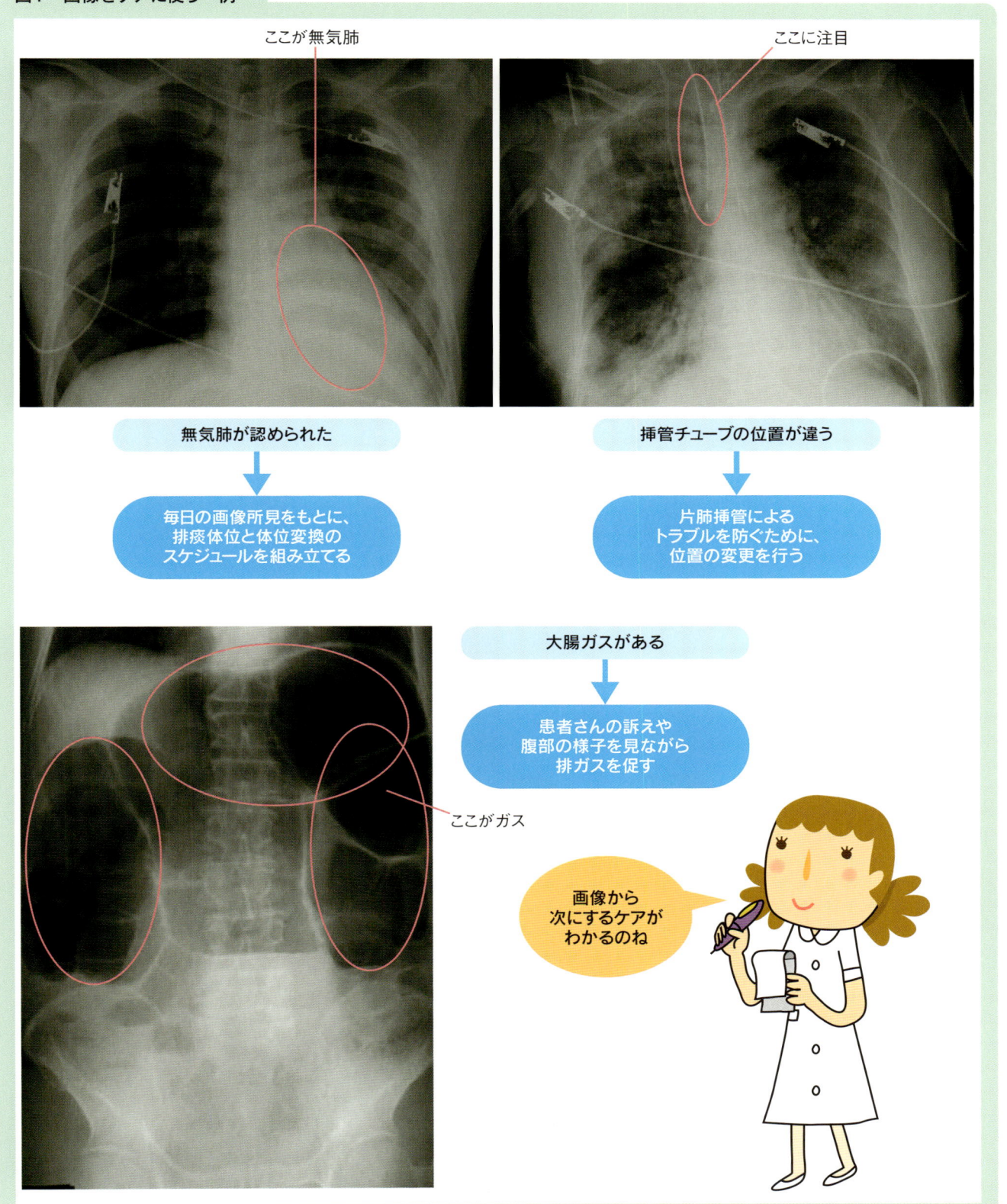

ここが無気肺

ここに注目

無気肺が認められた
→ 毎日の画像所見をもとに、排痰体位と体位変換のスケジュールを組み立てる

挿管チューブの位置が違う
→ 片肺挿管によるトラブルを防ぐために、位置の変更を行う

大腸ガスがある
→ 患者さんの訴えや腹部の様子を見ながら排ガスを促す

ここがガス

画像から次にするケアがわかるのね

第1章　画像を見る前に読む　ここだけ知りたいQ&A

Q8 CTと単純X線写真の違いってなんですか？

A
- 厚みのある身体の部分を1枚のフィルムに投影しているのが単純X線写真で、身体を輪切りにして、その面を足のほうから眺めたものがCTです。
- 実際のCTは、ただの輪切りでなく、1mmから10mm程度でスライスした厚みのある切片を、X線によって分析したものです。

X線写真とは

単純X線写真は、いろんなX線透過性の異なる組織が縦横に重なり合って存在している厚みのある身体の部分を、1枚のフィルムの上に投影しているものです。そして、X線透過度の違いによって、フィルム上の色が決定されることは、Q4でお話ししたとおりです。

CTとは

これに対して、CTとはcomputed tomographyであり、tomographyとは断層像のことです。

簡単に言うなら、身体を輪切りにして、その部分を足のほうから眺めていると考えてもらえればわかりやすいと思います。

しかし実際には、ただの輪切りを眺めているのとは、ちょっと違います。1mmから10mm程度の厚さでスライスした切片を作り、この一定の厚みのあるスライスに含まれる組織をX線によって分析し、このスライスを代表として表現している絵が1つのCT断面画像になります。

だるま落としを1つの例にするなら、厚みのある黄、紫、青、緑の積み木部分に含まれている内容をそれぞれX線分析して、黄、紫、青、緑から1枚ずつの画像を作っていることになります（図1）。

図1 だるま落としとCT画像

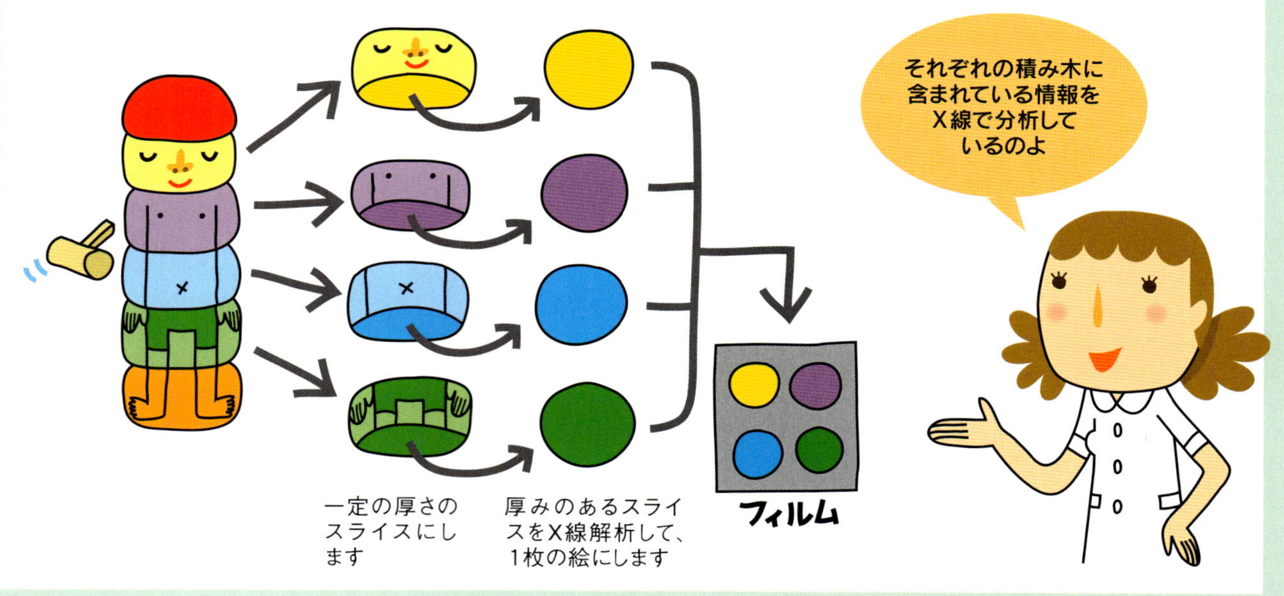

一定の厚さのスライスにします

厚みのあるスライスをX線解析して、1枚の絵にします

フィルム

それぞれの積み木に含まれている情報をX線で分析しているのよ

Q9 CT画像がなく、単純X線写真だけだと、正確な情報がわからないのではないですか？

A
- 確かに、CTのほうが身体内の状況をより詳しく正確に伝えてくれます。しかし、目的とした情報が得られるなら、どちらの検査法でも十分に正確です。
- 頭蓋内の出血を見るならCTが必要ですし、中心静脈ラインの位置確認ならX線写真で十分です。
- 目的、メリット・デメリットを考慮して選択することが重要になります。

確かに、1枚の投影図である単純X線写真と、切片をたくさん作って詳細に解析したCTとでは情報量の違いは明らかです。ですから、多くの場合にはCTのほうが、より正確な身体内の状況を伝えてくれます。

ただ、X線やCT撮影を行うには目的があります。ルーチンというのはありません。
① 画像診断を行おうとした目的、必要としている情報は何か
② X線、CTのメリットとデメリット
この2つの面から、いずれの検査法を選択するかを考えます。

目的としている情報は何かを考える

まず、目的としている情報が得られるならば、どちらの検査法であっても、十分に正確だと思っていいはずです。
たとえば、突然の頭痛があり、嘔吐を続けている50歳の女性が外来に来たとします。クモ膜下出血を疑ったら、

表1　頭部、胸部、腹部の単純X線写真とCTにかかる費用　　　（平成20年9月現在）

撮影方法・部位	診断・撮影費用
X線の場合	
頭部単純X線	1,500円
胸部単純X線	1,500円
腹部単純X線	1,500円

入院ではフィルム代が半切で1枚あたり292円

たとえば　腹部2方向撮影（立位と臥位）では　▶　1,500円 + 292円 × 2 = 2,084円

CTの場合（マルチスライス機器）	
●撮影部位に関係なく	
単純CT	8,500円
造影CT	13,500円 + 造影剤費用10,650円

入院ではフィルム代が半切で1枚あたり292円

たとえば　頭部単純CTのフィルム1枚では　▶　8,500円 + 292円 = 8,792円

胸部造影CTで、縦隔条件と肺野条件のフィルム6枚では　▶　13,500円 + 10,650円 + 292円 × 6 = 25,902円

＊国民健康保険で3割負担の場合は、上記×0.3を患者さんが支払う

頭部単純X線写真を撮るでしょうか？　単純X線では頭蓋内の出血を診断できないので、CTでなければ正確な情報が得られません。

しかし、入院中の患者さんに右大腿静脈より中心静脈ラインを挿入し、先端の位置確認をしようとしているときには、胸部または腹部のX線写真のみで十分な診断ができるはずです。

もしも、呼吸状態がよくなく、人工呼吸中の患者さんであったなら、なおさらのことです。ポータブルX線を使えば、ベッドにいるままで、十分正確に必要な情報を得ることができます。

もちろん、CTでもカテーテル先端の位置は正確にわかりますが、ほとんどの場合にはX線検査のみで必要十分です。

メリットとデメリットを考える

得られる情報量は、CTのほうに圧倒的に軍配が上がります。しかし、CTの撮影のためには、どうしてもCT室への移動が必要であり、呼吸や循環動態が不安定な患者さんの場合は十分な注意が必要です。

当然、放射線の被曝量も多くなります。横断像のCTのみでは、CTの断面に平行する骨折などは、まったく診断できないこともあり得ます。そして、1日あたりに施行できる患者数にも限りがあり、高額な検査になります。医療費の比較を**表1**に示しますので、参考までにご覧ください。

---

column

もう少しくわしいCTのしくみ

CTでは、断層面内の細かなパーツにX線を照射して、X線吸収値を求めて画像表示しています。X線吸収係数（CT値、あるいはハンスフィールド値）は水を基準としており、水は0、空気ではX線吸収がほぼゼロのため−1,000、骨ではX線吸収が非常に高いため1,000に近い値になります。この数字が小さいほど黒く、大きいほど白く写り、各断面の細かなパーツのCT値をもとに、画像の白黒が決まります。

どのぐらいのCT値を、どのような白さ、あるいは黒さに表すかは、画像表示の仕方によりますが、脳のCTでは骨とともに血腫は白で表現されます。同じCT値の組織でも、画像表示の仕方によって白さが変わりますので、頭部CTと異なり、胸部や腹部のCTでは、血腫は真っ白には表示されません。

単純X線写真では、組織がX線でどれくらい透けて見えるかを、組織を通り抜けたX線によって感光紙がどの程度変色したかによって表現しています。X線写真は、厚さのある胸部や腹部を1枚の写真に投影したものであり（p.16・図1）、身体の切片を作り、細かなパーツとしてからX線解析して、これを組み合わせて断面図としたCT（p.17・図3）とは異なります。

Q10 超音波ってどんなものですか?

A
- 超音波は、"人が聞くことを目的としない音"です。
- 超音波検査は、体内に向けた超音波が、いろいろな組織にぶつかり、戻ってくる性質を利用したものです。
- 超音波は、体内を進むうちに弱まり、性質の異なる境界面で反射や屈折します。この性質から、組織の姿をつかむことができます。

超音波は聞こえない音?

超音波とは、"人が聞くことを目的としない音"と定義されています。

わたしたちに聞こえる範囲の音は、約20〜2万Hzであり、これより高い周波数の音を「超音波」と呼びます。実際に、超音波検査で使われる周波数は2〜20MHzです（1MHz＝100万Hz）。

自然界では、コウモリやイルカなどの動物が超音波を使って生きています。たとえば、コウモリは鼻や口から超音波を発生して、反射してくる超音波により障害物との距離を測っています（図1）。

診断のための超音波検査もこれと同じで、体内に向けた超音波がいろいろな組織にぶつかって反射して戻ってくることを利用しています。超音波は、生体内を毎秒約1,500mの音速で進むものとされ、進むにしたがって弱くなり（減衰）、性質の異なる組織の境界面では反射したり屈折したりします。

ちなみに超音波は、空気の中では毎秒340mと遅く進みます。遠くの雷は、稲妻が見えてしばらくしてからゴロゴロと鳴ることからも、空気中での音の進みにくさがよくわかるでしょう。

図1 音と超音波

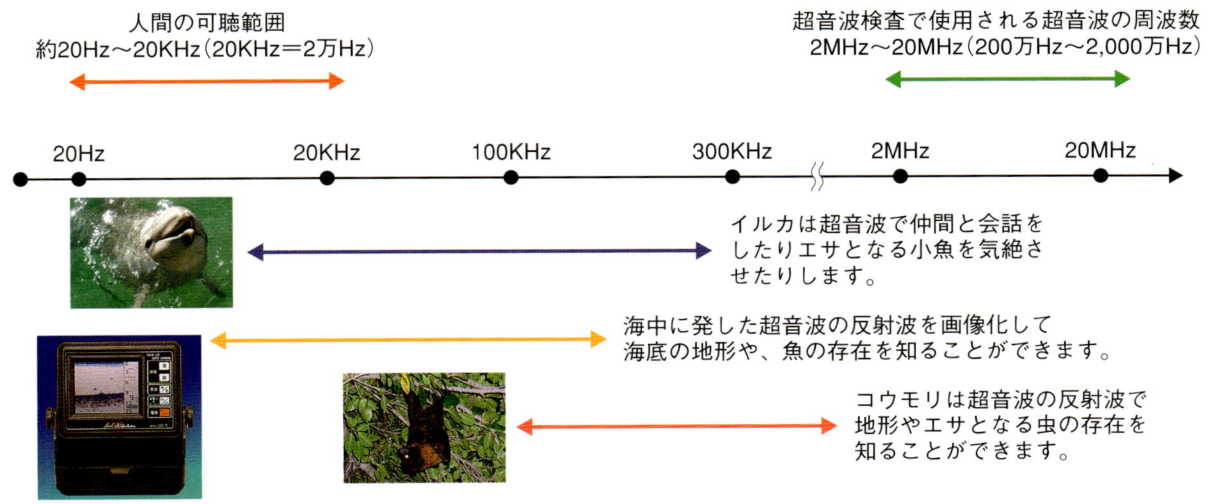

人間の可聴範囲
約20Hz〜20KHz（20KHz＝2万Hz）

超音波検査で使用される超音波の周波数
2MHz〜20MHz（200万Hz〜2,000万Hz）

20Hz　20KHz　100KHz　300KHz　2MHz　20MHz

イルカは超音波で仲間と会話をしたりエサとなる小魚を気絶させたりします。

海中に発した超音波の反射波を画像化して海底の地形や、魚の存在を知ることができます。

コウモリは超音波の反射波で地形やエサとなる虫の存在を知ることができます。

Hz（ヘルツ）とは：1Hzは、1秒間に1回の周波数・振動数のこと。
5MHzでは1秒間に500万回の振動を意味します。

Q11 エコー（超音波）検査はCT画像や単純X線写真と、どう違いますか？

A
- X線では被曝という問題を無視できませんが、超音波は人体への影響が、ほとんどないと言っていいでしょう。
- X線による検査は、人体での透過性を利用するのに対し、超音波では、組織で反射するエコーを利用して断層像を捉えます。
- 画像診断法としては、単純X線やCTでは記録・保存が機械的に行われるのに対し、エコーでは、必要な画像を捉える術者の能力が求められます。

被曝がないという利点

まず、放射線の1つであり、生体を通過することのできるX線には被曝という問題がありますが、超音波には被曝がありません。

放射線による事故としては、茨城県東海村やチェルノブイリなどの原子力発電所に関係した被曝が有名です。これらの事故とは比較になりませんが、X線による検査も、胎児や生殖器などの分化・分裂が活発な組織に対して大量に行うとすれば、その影響を無視できなくなります。

いっぽう、超音波検査を何の防護もなく1日中、何年間も続けている人に障害が生じるかどうかと言われると、そのような例は聞いたことがありません。強い超音波を使えば、胆石や尿路結石などの破砕も可能であり、"超音波＝生体には何ら悪影響はない"とは言い切れませんが、通常、診断のための検査で使用する強さの超音波ならば、何ら問題はないと考えていいと思います。

超音波では、反射する波＝"エコー"を用いる

CTも含めて、X線による検査が組織や臓器によるX線の透過性の違いを用いたものであることはQ4で触れました。

超音波を生体に当てたときに、組織中で反射する波と通過する波が生じます（**図1**）。まったく性質の異なった組織の境界では、ほとんどの超音波は反射します。この反射する波を"エコー"と言います。このエコーを用いて、断層像が作られるのです。

超音波検査をする場面を思い出してください。検査して

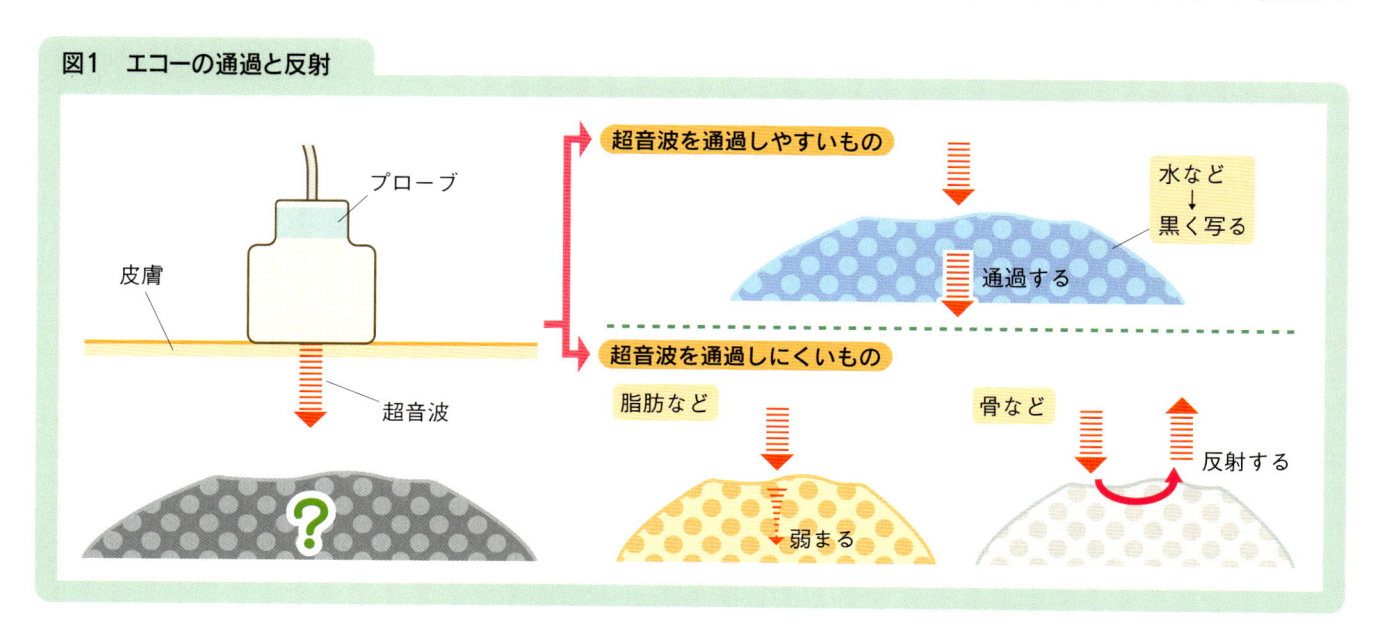

図1　エコーの通過と反射

いる人の手にはプローブ（探触子）があり、ゼリーをぬって、患者さんの体に接触させながら、モニターをのぞき込んでいるはずです。プローブから超音波を送り、プローブでその反射波（エコー）をキャッチして、解析によって作りあげられた絵をモニターで見ているわけです。

なお、次の質問でも触れますが、超音波は空気を通過しにくいため、プローブと体の間に空気の隙間ができないようにゼリーを使って、空間を埋めています（図2）。

エコーでは、術者の能力が影響する

また、同じ画像診断法として、単純X線やCTと、エコーがどのような点で違うのかを考えてみましょう。

単純X線やCT、MRIなどでは、正常な部分も病変部分も、すべてが画像として設定通りに機械的に記録・保存されます。

検査を担当する人の技量が関係しないとは言いませんが、必ず必要な情報が記録され、的確に診断できるかどうかは「読影能力」のみによります。

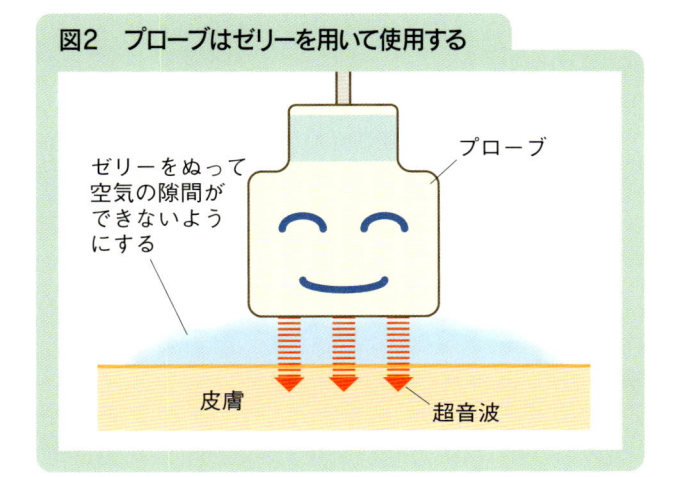

ところが、超音波検査では、検者により画像として捉えられたもののみが診断の対象となります。つまり、①読影能力だけでなく、②必要な画像をきちんと描出できる能力が求められます。もちろん、この能力は、医師がきちんと診断するために必要になるものです。

図2　プローブはゼリーを用いて使用する

ゼリーをぬって空気の隙間ができないようにする
プローブ
皮膚
超音波

Q12 エコーはどのようなとき、どのようなものを見るときに特に有効ですか？

A
- エコーのメリットは、被曝がない、簡便、迅速であることなどです。
- 有用な場面には、心臓、胎児、外傷によるショック時の出血・心嚢液の評価、などがあります。
- 苦手なものは、骨、空気、脂肪です。

エコーの苦手は、骨と空気、そして脂肪

まず、エコーの苦手な場面を考えてみましょう。

代表は骨、空気です。骨や石灰化を伴う構造物の表面では超音波のほとんどが反射してしまうため、その表面より深部が観察できなくなります（図3）。

図3　エコーは脂肪が苦手

脂肪はエコーを弱めてしまう
超音波
脂肪
弱まる
※脂肪より深い組織の観察が困難になる

消化管や肺などにある空気にも超音波は伝わりにくいため、これより深部の観察はほとんどできません。皮下気腫

などがあるときも同じで、エコーの威力を発揮することができなくなります。

　また、水と比較すると脂肪もエコーの減衰が著しいため、深部の観察を困難にします。皮下脂肪がとても厚い患者さんがそうですし、脂肪肝が強いときも肝臓の深部が観察できなくなります。

　エコーがどんな患者さんに対しても、何を観察するためにも使えるわけではないことを、知っておいてください。

エコーのメリットと有用性

1. エコーのメリット

　では、どのようなときにエコーが威力を発揮するのでしょうか。ほかの画像診断法と比較したときのメリットを考えると、すでに述べた被曝がないという利点以外に、以下が挙げられます。

①大きな装置を必要とせず、どこでも施行できること
②気軽に繰り返し検査できること
③検査時が診断時という迅速性

2. 特にエコーが有用な検査

　日常的に施行されている超音波を用いた検査には、どのようなものがあるでしょうか？

　泌尿器、産婦人科領域を含む腹部、心臓の検査はどこでも行われているでしょう。ほかにも乳腺、甲状腺や皮膚、皮下組織などの表在性臓器、頸部の動脈に加えて深部静脈血栓などの血管の評価、脳血流、肺・気胸や血胸などの胸部、関節や腱などの整形外科領域に対しても使用されています。

　この中でも特に有用なものとしては以下が挙げられ、エコーが威力を発揮する領域となります。

①リアルタイムの動的評価が可能な心臓
②放射線被曝を避けることのできる胎児評価
③acoustic windowの比較的広い腹部臓器の評価
④外傷などでショックのために安全に移動をすることができないときの胸腔、腹腔内出血と心嚢液の評価
⑤中心静脈ライン穿刺時の走行確認、胸水・腹水などの量と穿刺時の確認

---

column

acoustic windowとは

　日本語に直訳すると"有響窓"となり、わけがわからなくなるので、少しわかりやすく説明しましょう。

　超音波検査を施行するには、空気や骨といった邪魔者が存在します。そこで、邪魔者の影響のない、目的組織を見るための超音波が通りやすい空間をacoustic window（アコースティック ウィンドウ）と言います。

　検査の目的によって、acoustic windowの場所は異なります。たとえば、心臓超音波検査では、空気として写る肺に邪魔されずに、心臓を直接見ることのできる部位になります。

　また、卵巣を腹壁から観察するときには、腸管のガスでじゃまされないように、尿を膀胱に溜めることで超音波が通りやすいacoustic windowを作り観察するようにします。

Q13 エコーを見るときの白・黒は、X線やCTと同じですか？

A
- 液体は黒、骨・空気の表面は白になりますが、画像表示形式や出力条件によっても見え方は異なります。
- よく使われる画像表示形式には、Bモード（明るさ）、Mモード（動き）があります。

液体は黒、骨・空気の表面は白が基本だけど……

液体は黒、骨や空気の表面は白い画像となりますが、そのほかは、白とも黒とも、灰色とも言えません。その理由を理解するには、まず、超音波画像の表示方法にどのようなものがあるか、どのようにして表示されるのかを、簡単に知っておいたほうがわかりやすいでしょう。

画像の表示方式には、Aモード、Bモード、Mモードがあり（図1）、Aモードはほとんど使用されていません。Bモードの B は brightness（明るさ）のことで、腹部超音波検査画像ではこの表示形式が使用されていて、もっともなじみのある画像だと思います。Mモードの M は motion（動き）のことで、心臓などのように、動きのある組織からの反射波を経時的に捉えることによって得られる表示画像です。

Bモードにしろ、Mモードにしろ、固まっていない、どろどろしていない液体は黒っぽく写ります。しかし、その"黒"も相対的なものでしかなく、画像をどのような条件で表示するか、プリントアウトするかによっても、まったく見え方は異なってきます。

エコーをどう見ていくか

実際に、肝臓や脾臓などの実質臓器、血管、腹水、骨、空気などを見ていくには、基本的にこれらの組織がどのようなエコー像となるかを知らなければ、画像の理解はしにくいかもしれません。でも、難しく考える必要はありません。

エコーにおいてナースに求められているのは、詳細な診断ではなく、病態の理解を深め、ケアに生かすことにあるのです。

図1　エコーのBモードとMモード

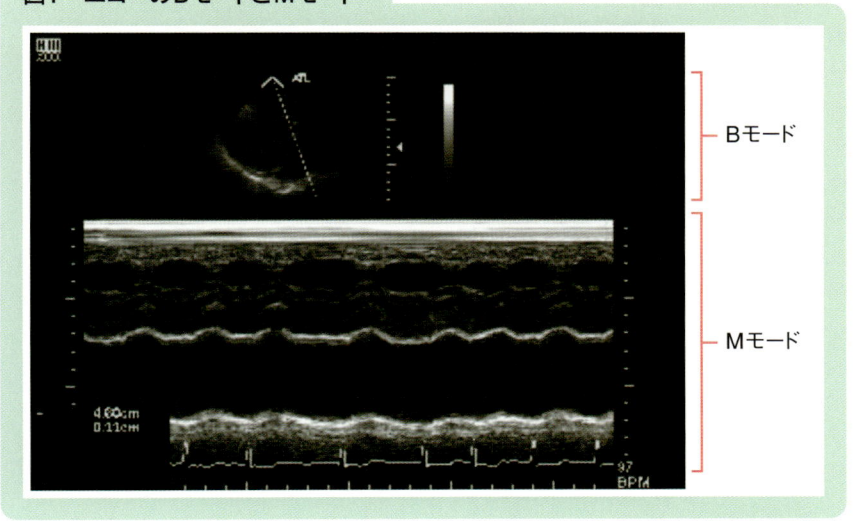

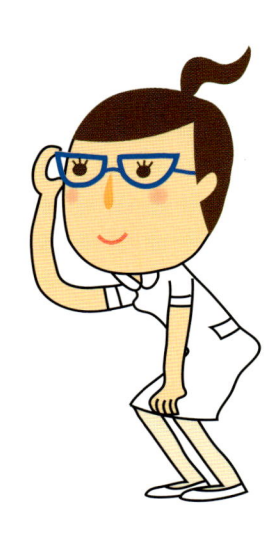

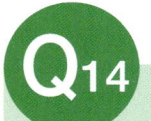

Q14 エコーにかかる費用を教えてください。

A
- エコーは気軽にできる検査ですが、決して安価ではありません。
- エコーの費用は、CTほど高くはありませんが、X線よりはやや高くなると言えます。

エコーが登場する検査範囲は、頭の中や心臓から体表まで含まれます。気軽にできる検査ではありますが、思っているほど安価な検査ではありません。

表1に検査方法とその費用を示しています。p.25のX線、CTの値段と比べてみてください。

表1 エコーの検査費用 （平成20年9月現在）

検査部位と検査方法	費用
断層撮影法（Bモード）	
胸腹部のBモード	5,300円
四肢、体表（甲状腺や乳腺など）、末梢血管などの胸腹部以外のBモード	3,500円
心臓超音波検査	8,800円
脳動脈血流速度連続測定（TCD*）	1,500円

*TCD（Trans-Cranial Doppler）：経頭蓋超音波ドプラは超音波を利用して、頭蓋内血管の血流速度を調べる方法です。たとえば、クモ膜下出血の患者さんで考えてみます。クリッピング手術後には脳血管攣縮が大きな問題となりますが、血管攣縮を生じると血管が細くなるので、血流速度が速くなります。これをTCDで捉えることができます。120〜150cm/秒を超えると、血管攣縮の可能性が高いと判断されます。

Q15 エコーをナースが取り扱ってもいいのですか？

A
- ナースがエコーを取り扱うことに問題はありません。
- 診断はできませんが、医師といっしょにエコーを見ることは、病態の理解やケアに生かせる情報になるでしょう。

● ナースはエコーを行ってよい

ナースが1人でエコーを行って、診断することはできません。しかし、エコーを取り扱うことは問題ありません。

超音波検査は、医師であればだれでも行うことができますが、読影できるようになるためには、医師でもトレーニングが必要です。日本超音波医学会により認定される、専門医や指導医などの資格があります。

医師だけでなく、看護師、准看護師、臨床検査技師、診療放射線技師の資格をもっていれば、超音波検査士となり、きちんと読影を行うことも可能です。

超音波検査士になるための受験資格として、腹部や心臓など、受験を希望する臨床領域で150例以上の経験を有することという要件があります。

資格を取得していなくとも、指導医がいれば、ナースがエコーを扱うことに何ら問題はありません。ただ、医師といっしょにエコーを見ているナースの姿は、あまり見かけたことがありませんね。いつも検査をしているエコー室は、暗くて医師が1人ぽっちというイメージがあります。

もちろん、資格を取得しても、エコーのみで診断を下すわけにはいきませんが、病棟での検査のときなど、医師といっしょにエコーを見るのもおもしろいのではないでしょうか？

Q16 MRIってなんですか？ ほかの画像診断とどう違うのですか？

A

- MRIはX線を使わない画像診断法であることが大きな特徴です。
- MRIは、臨床現場で比較的聞き慣れた言葉でしょうが、その仕組みとなると少し複雑です。
- MRIでは、体にたくさん存在する水素を利用します。水素は、特定の電波を当てると、それに共鳴して同じ電波を発します。その電波がどこから出たのかを捉えた画像がMRIになります。

少しでも身近なイメージをもってもらうために、日本医師会雑誌のMRI特集号の監修の言葉を以下にあげてみます。
「MRIは医療の世界で20世紀最後の大発明」
「エネルギーとして電離放射線（X線）も使わない」
「任意の画像断面の画像が得られる」
そうです。MRIと単純X線写真やCTとの大きな違いは、X線を使わない画像診断法であるということです。まずは、そこを"馴染む"きっかけにしてみましょう。

聞き慣れているけれど馴染みにくい画像

MRIは磁気共鳴イメージング（Magnetic Resonance Imaging）のことです。言葉自体は聞き慣れているのかもしれませんが、その画像となると、なかなか馴染みにくいのではないでしょうか？

水素原子核から出される電波を利用する

X線を使った検査は、組織や臓器によるX線の透過性の違いを利用したものです。また、超音波検査では、生体に超音波を当てたときに反射する波である"エコー"を使って断層画像を作っています。これらのことは、Q4やQ11に書いた通りです。

MRIでは、磁場にある原子核が、特定の周波数の電波

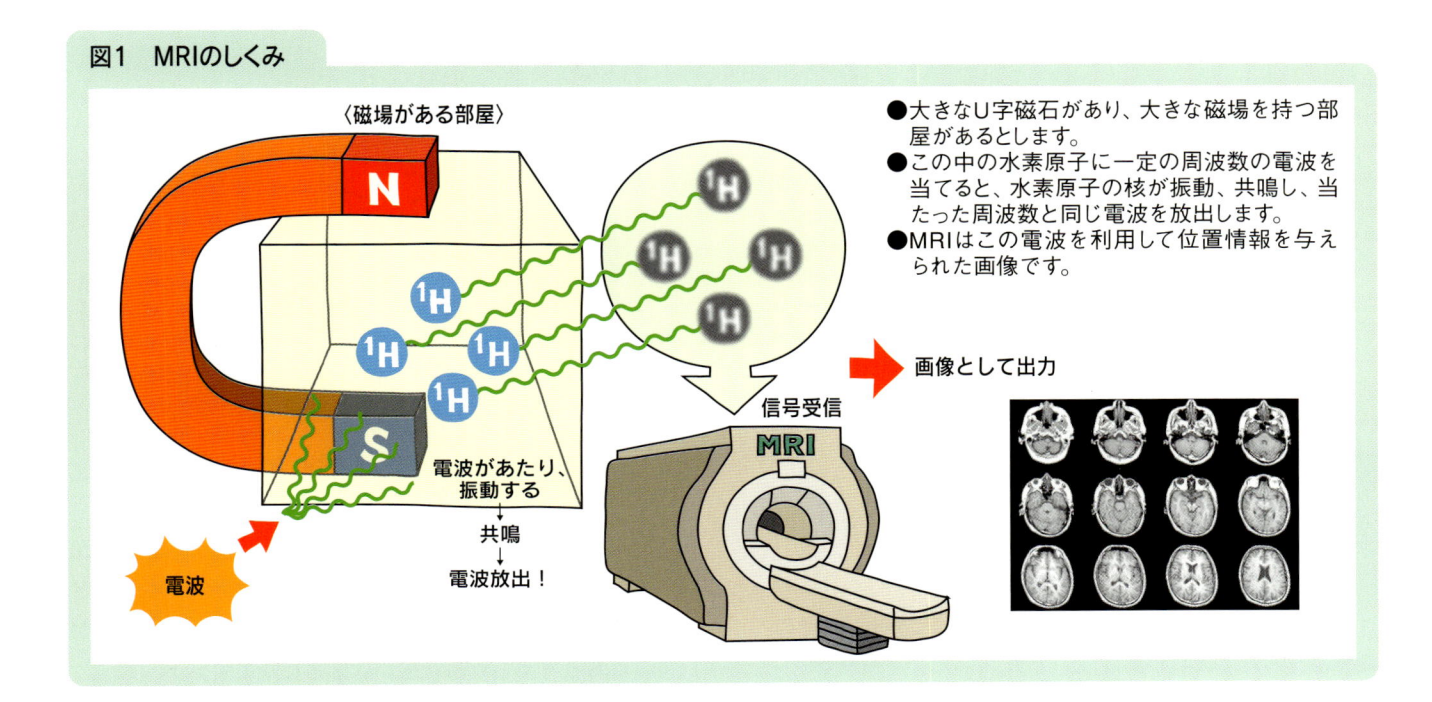

図1 MRIのしくみ

〈磁場がある部屋〉

- 大きなU字磁石があり、大きな磁場を持つ部屋があるとします。
- この中の水素原子に一定の周波数の電波を当てると、水素原子の核が振動、共鳴し、当たった周波数と同じ電波を放出します。
- MRIはこの電波を利用して位置情報を与えられた画像です。

電波が: あたり、振動する
共鳴
電波放出！
信号受信
→ 画像として出力

に共鳴して出す電波を用いて画像が構成されます。何をいっているのか理解できないと、嫌われそうな表現です。

では、部屋の壁と天井に大きなU字磁石があり、とっても大きな磁場がある部屋をイメージしてください。ここの部屋の中にある水素原子に一定の周波数の電波をあてると、水素原子の核が振動、共鳴して、当たった周波数と同じ電波を放出します。この現象を核磁気共鳴（NMR, nuclear magnetic resonance）といい、MRIはこの水素原子核から出される電波を利用して、これがどこから出されたものかという位置の情報を与えられた画像診断です（図1）。

水素原子核以外も、このような機序で電波を出しますが、①体内に大量に存在し、②医学的に意味のあるものとなると、水素原子核（^1H）しかありません。そして、実際に画像化されるのは、水と中性脂肪に含まれる^1Hだけです。

MRI装置の磁場の強さによって、^1Hを振動させ、電波を発信させることのできる周波数が決まっています。現在、MRI検査のために使用されている磁場の強さの1テスラ*では42.58 MHz、1.5テスラでは63.87 MHzです。ラジオの周波数と同じぐらいです。

なお、MRIも、まったく電磁波を浴びていないわけではありませんが、FMラジオやテレビ放送に使われている電波と同じくらいの周波数であり、健康への影響を考える必要は、まずないだろうとされています（図2）。

＊テスラとは磁場の強さを表す単位のこと

図2 MRIで使われる周波数

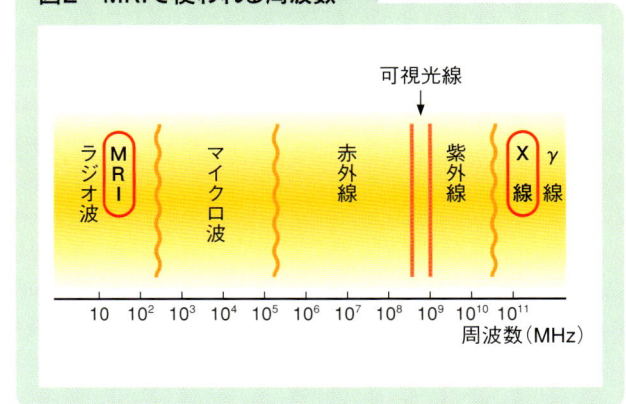

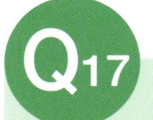

Q17 MRIはどんなときに行うのですか？

A

- MRIが実施されるのは、いろいろな要素を考慮したうえで、MRIを行う目的が明らかな場合です。"CTとMRIは必ずセット"といった考えは正しくありません。

- 実際の臨床現場では、費用や時間の妥当性に加え、疾患や病態毎にMRIが必要かどうかを検討していきます。

MRIを行う目的とは

どんな患者さんに対しても、すべての検査が行われるわけではありません。ルーチンの検査は存在しません。その検査が行われる目的があるはずです。

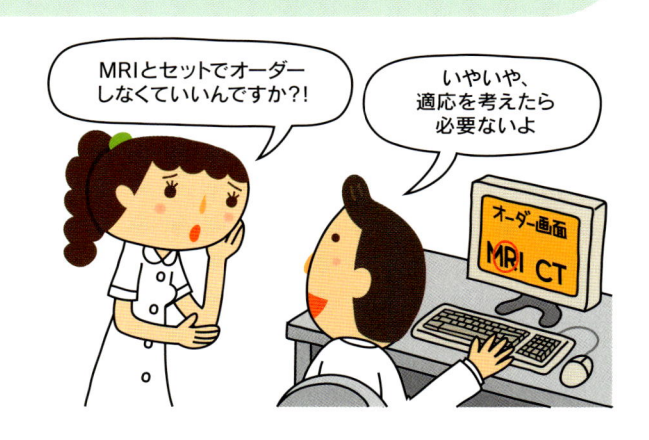

MRIによる被曝の問題は無視しうるものとして、Q20（p.42）でお話しするような費用の問題、要する時間などを考慮し、MRIを行うことによって、より多くの情報が得られると考えられる状態が適応となります。

どの検査を行うかにおいては、MRIと同じように任意の断層画像を得ることが可能となってきているCTと比較されることが多いでしょう。その場合、CTのみで診断可能であり、治療法を決めることができるのであればMRIは必須ではありません。

MRIによっていままで得られなかった所見を見つけることができ、治療方法の決定に大きな影響を与えると考えられる場合には、絶対に施行されるべき検査です。

MRIが必要かどうかは、疾患・病態により異なる

実際は、MRIを行うべきか、それとも必要ないのかを、明確に線引きをするのは難しいので、以下の代表的な病態で考えてみましょう。

●脳内出血

新しい出血と石灰化を判断するためには、**CTのほうが優れています**。急性期の脳内出血のみであれば、頭の中の状態を判断し、治療法を決めるうえでMRIの出番はないと考えていいでしょう。クモ膜下出血では**CTが第一選択**です（図1）。

●脳梗塞

血栓溶解療法によって神経学的予後の改善を期待する治療を行おうとするのならば、MRIが必須です。CTで、だれが見ても明らかな所見が出現して診断が確定してからでは、血栓溶解療法は行えません。**急性期脳梗塞の診断にMRIは欠かせません。**

●頭部外傷

脳内出血やクモ膜下出血と同じように、CTが第一選択です。CTでは説明できない意識障害があり、びまん性脳損傷、びまん性軸索損傷が疑われるときには、MRIによって、より多くの情報を得ることができます。

●脳炎などの炎症性疾患、脳腫瘍や変性疾患、奇形

MRIはぜひとも行いたい検査です。

●すべての部位の腫瘍性の疾患

MRIを組み合わせて病態の診断がなされます（図2）。

●心臓や血管に関して

まず、エコーと造影CTが行われます。現時点で、MRIは補助的な検査となることが多いでしょう。

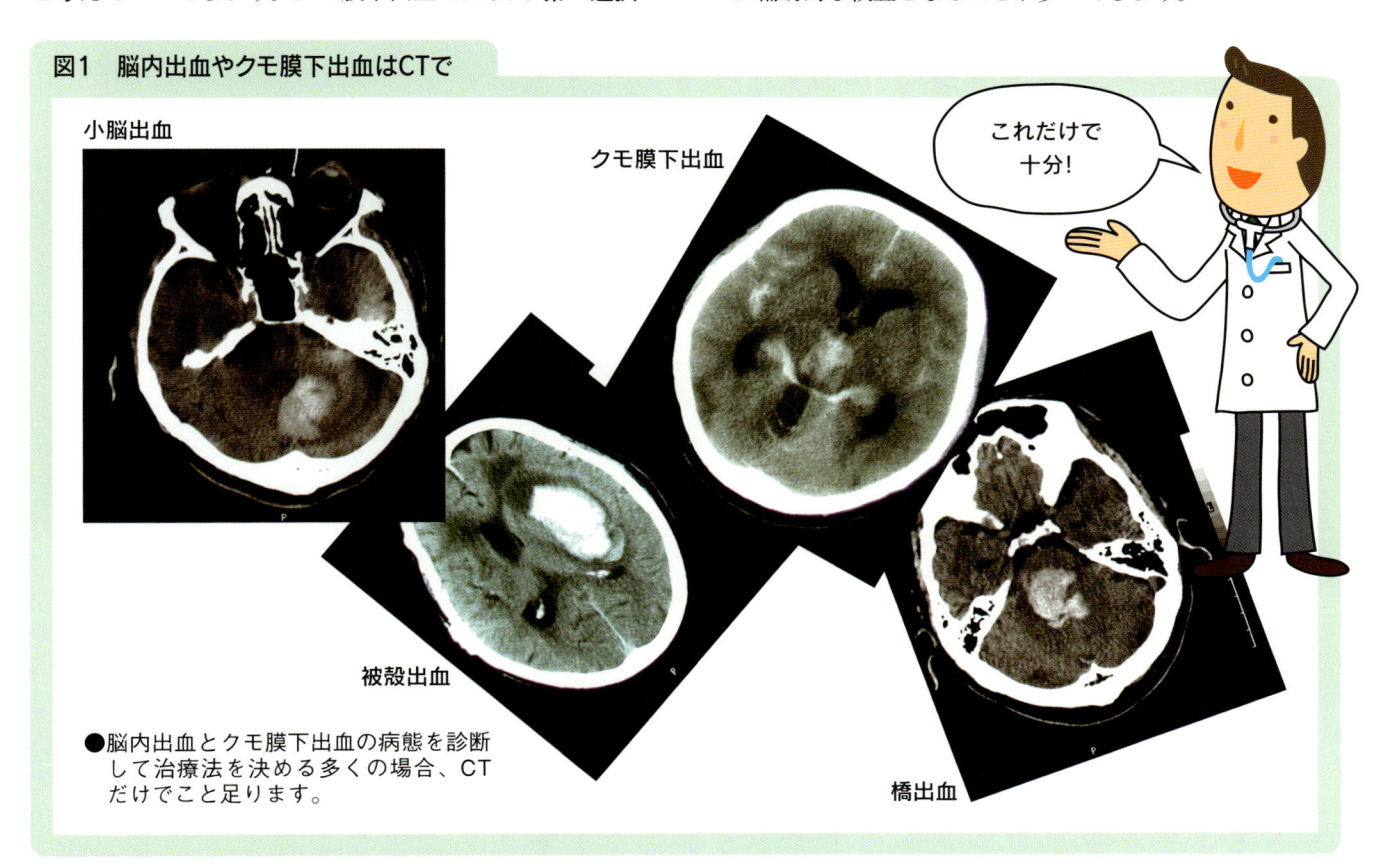

図1　脳内出血やクモ膜下出血はCTで

小脳出血
クモ膜下出血
被殻出血
橋出血

これだけで十分！

●脳内出血とクモ膜下出血の病態を診断して治療法を決める多くの場合、CTだけでこと足ります。

●椎間板ヘルニア

CTでは椎間版の異常をつかまえることが難しいので、MRIで診断します。

●脊髄損傷

脊髄そのものの異常はCTでは捉えられないので、MRIを用います。

●組織のむくみ（浮腫）

より早い段階で、より小さな病変で捉えるためにはCTよりMRIのほうが優れています。組織や臓器の性格を、CTよりも多くの尺度で見ることができます（多くの人の目で）。

図2　MRIで腫瘍を確認

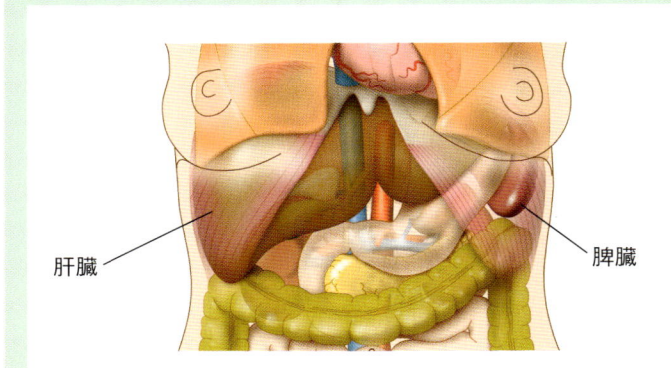

正常の腹部

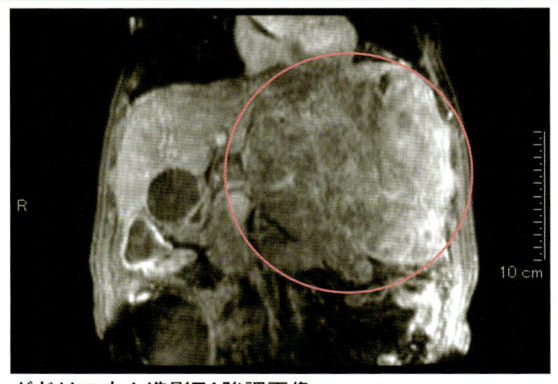

正常の脾臓

ガドリニウム造影T1強調画像

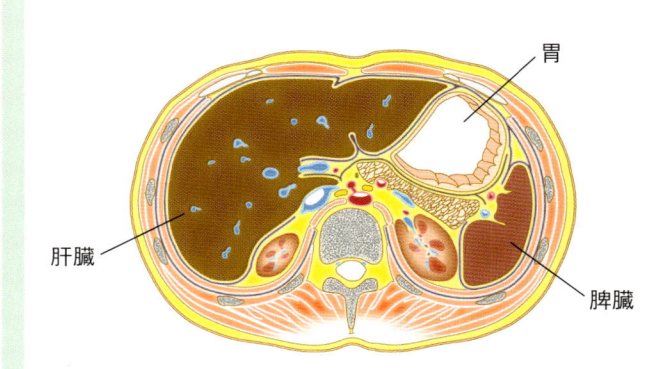

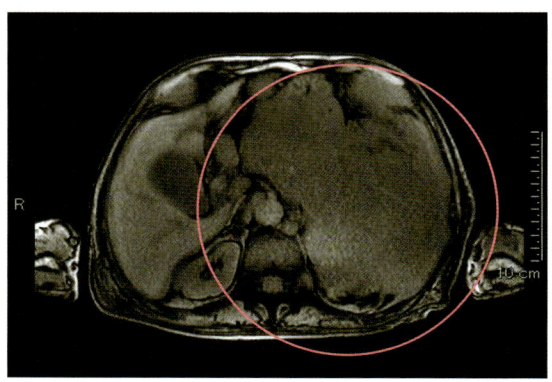

T1強調画像

T2強調画像

- 右の3枚の画像は、悪性リンパ腫の患者さんのMRIです。脾臓があるはずの場所に、脾臓と同じような信号のリンパ組織の腫大があり、一塊となったものです（〇）。
- MRIをいろいろな方法で撮影することにより、腫瘍の性格がわかりやすくなります。
- 左の解剖図と比較して、見え方を確認してみてください。

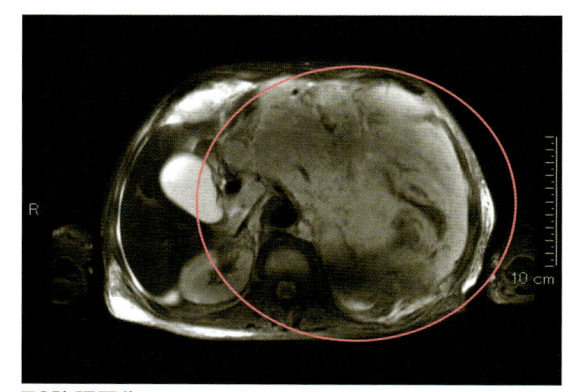

Q18 MRIを見るときのポイントはなんですか？CTとどう違うのですか？

A

- 頭部のCTでは、出血＝"白"、梗塞＝"黒"という覚え方ができましたが、MRIは撮影方法によって見え方が異なります。
- MRIのT1強調画像は「解剖学的構造を捉えやすい」「水が黒く写る」など、T2強調画像は「急性の病変の拾い出しに有効」「水は白く写る」などがおおまかな特徴になります。

MRIの白黒を読むのは単純ではない

頭部のCTを見るときは、出血＝"白"、梗塞＝"黒"と覚えておくとわかりやすかったのですが、MRIではそれほど単純に読むことはできません。

CTでは、臓器や組織毎に放射線の吸収の度合いが決まっています。たとえば、胸部のCTで考えてみてください。縦隔の血管を見るための写真も、肺をよく見るための写真も、一回の撮影で完了し、どちらを見やすい画像にするかの違いしかありません（図1）。

造影CTも、造影のタイミングにより動脈、静脈、実質の染まり方は異なりますが、あくまで造影剤を注入してからの時間経過による違いに過ぎません（図2）。

では、MRIによる画像上の白黒（信号強度）は、何によって決まるのでしょうか？

Q16で説明したように、水素原子核（¹H）から放出される電波の解析によって作られるMRIの見え方は、水素原子核の密度に関係します。ただし、この密度のみが唯一のMRI信号強度の決定因子かというと、そうではありません。骨や脂肪を除くと、体内の組織の多くの水分含量は70～80％の範囲です。水素原子核の密度だけで濃淡が決まるならば、体内組織のMRIのほとんどが、コントラストのつかない、わかりにくい画像となってしまいます。

撮像方法で違いを出すのがMRI：T1強調像とT2強調像

MRIにはT1強調画像、T2強調画像、FLAIR（フレア）や拡散強

図1　縦隔条件の胸部造影CT（左）と肺野条件の胸部造影CT（右）

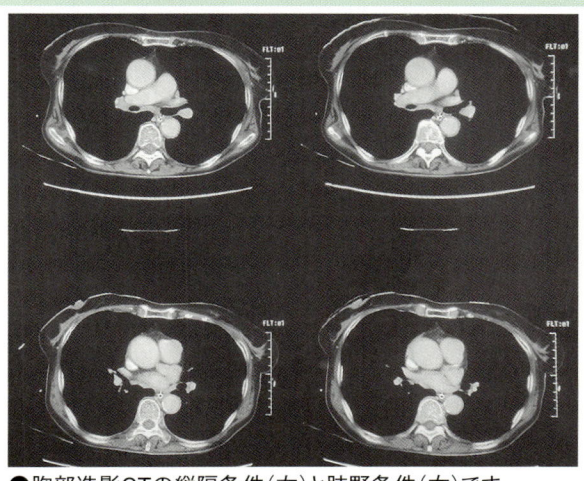

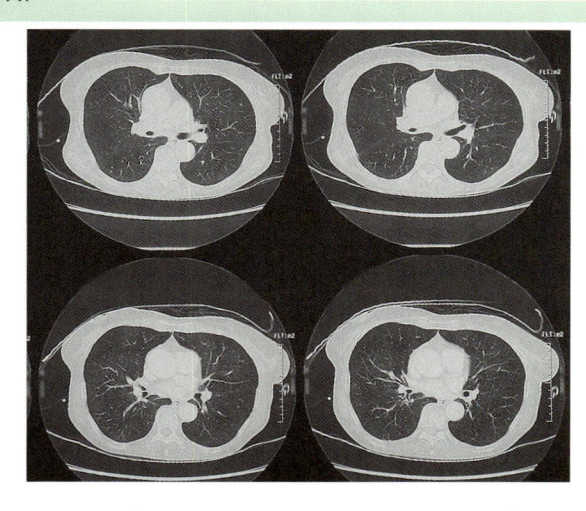

- 胸部造影CTの縦隔条件（左）と肺野条件（右）です。
- 2回の異なった撮影をしているのではなく、1回の撮影だけで、縦隔の血管や心臓、あるいは肺を見やすいように条件を変えて出力しているだけです。
- MRIではT1やT2など撮像方法が違うので、それぞれ別に撮影を行っています。

図2　時間経過によって違いの出るCT画像

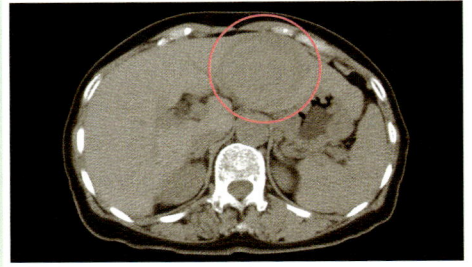

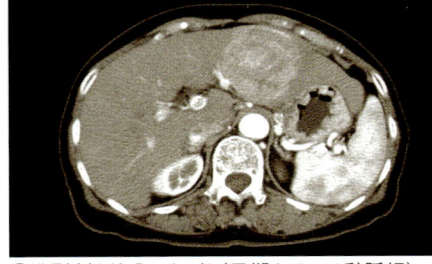

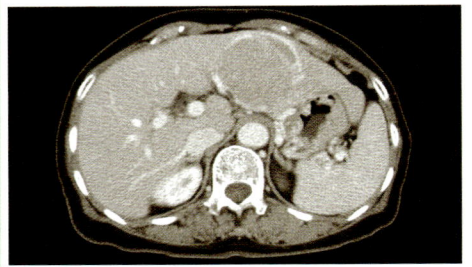

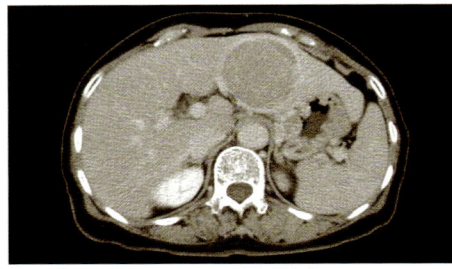

①造影剤注入前（単純撮影）
②造影剤を注入しながら（早期あるいは動脈相）
③注入終了後すぐに（門脈相）
④しばらく時間をおいてから（後期相）

- それぞれ画像が異なっているCT写真ですが、撮像方法が違っているわけではありません。
- CTが短時間で撮影可能なことを利用して、①造影剤注入前（単純撮影）、②造影剤を注入しながら（早期あるいは動脈相）、③注入終了後すぐに（門脈相）、④注入終了後しばらく時間をおいてから（後期相）という4つのタイミングで撮影しています。
- 画像が異なって見えるのは、撮影条件の違いによるものではなく、造影剤を注入してからの時間経過の違いが写真に反映されたためです。
- 〇が肝臓の左葉に認められた肝細胞癌です。早期相②で癌の部分だけが造影効果が高く、見つけやすいことがわかります。

調画像などの撮り方があることは知っているでしょうか？この撮り方によって見え方の違いが出るのです。1つ1つの詳細は専門書に譲り、見え方のポイントだけを押さえます。

さて、MRIは大きな磁石のある部屋で、水素原子核（¹H）を共鳴させ信号を出させることで画像が作られますが、原子核は同じ力で信号を発し続けることはできません。いかに原子核に回復能力があるか（T1）、いかに持続能力があるか（T2）を強調することで構成した画像がT1強調画像やT2強調画像です。T1画像やT2画像ではありません（なぜ、T1、T2なのかの説明はやはり専門書に譲ります）。

T1強調画像とT2強調画像の最も大きな違いは水の見えかたで、**T1強調画像で低信号（黒）、T2強調画像で高信号（白）になる点**でしょう。脳脊髄液やむくみ、尿などが代表です。逆にいうと、**水がある部分が白く写っている写真がT2強調画像**です。急性の病態を見るうえでは、これだけは覚えておいたほうがいいでしょう。T1強調画像では解剖学的構造が捉えやすく、T2強調画像では多くの病変が白く写るので、病変の拾い出しに有効と言われています。

なかなか覚えられませんが、水や浮腫のある部分では"T2強調画像で高信号、白"だけは忘れないでください。ちなみに、脂肪はどちらの撮像法でも白く写りますが、T1強調画像で高信号、T2強調画像ではやや低信号となります。筋肉、腱、線維などはいずれでも低信号です。

そのほかに以下の特徴も持ちますが、これだけを覚えようとしても難しいでしょう。参考までに記載しておきます。

- **T1強調画像で高信号を示すもの**：造影剤（ガドリニウム）、亜急性・慢性血腫（メトヘモグロビン）など
- **T2強調画像で低信号を示すもの**：急性の血腫（デオキシヘモグロビン）、鉄の成分

結局、どのように見えるかは、実際の画像で慣れるのが一番です。図3〜5を見比べてください。

撮像方法で違いを出すのがMRI：拡散強調画像

拡散強調画像（通称：Diffusion、正確にはdiffusion weighted image；DWI）は、脳梗塞の急性期診断においてとても重要です。

水分子の拡散を画像に反映する方法ですが、拡散が激しいほど低信号（黒）、拡散が低下した部分では高信号（白）となります。脳梗塞の患者さんでいうならば、正常な脳では水の動きがあるので黒くなりますが、脳梗塞では発作後1時間程度でも水の動きがなくなるために白く写り、他の画像診断方法では見ることのできない、きわめて早期からの診断を可能にします（p.118参照）。

図3　正常の頭部MRIとCT画像

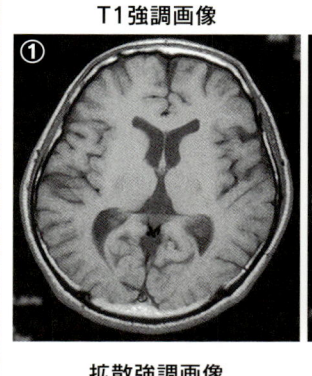

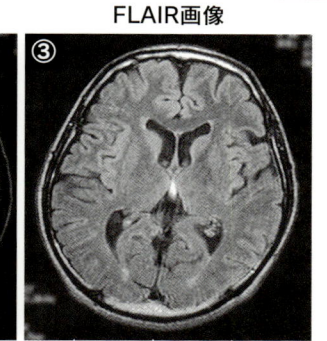

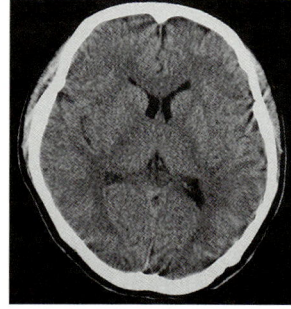

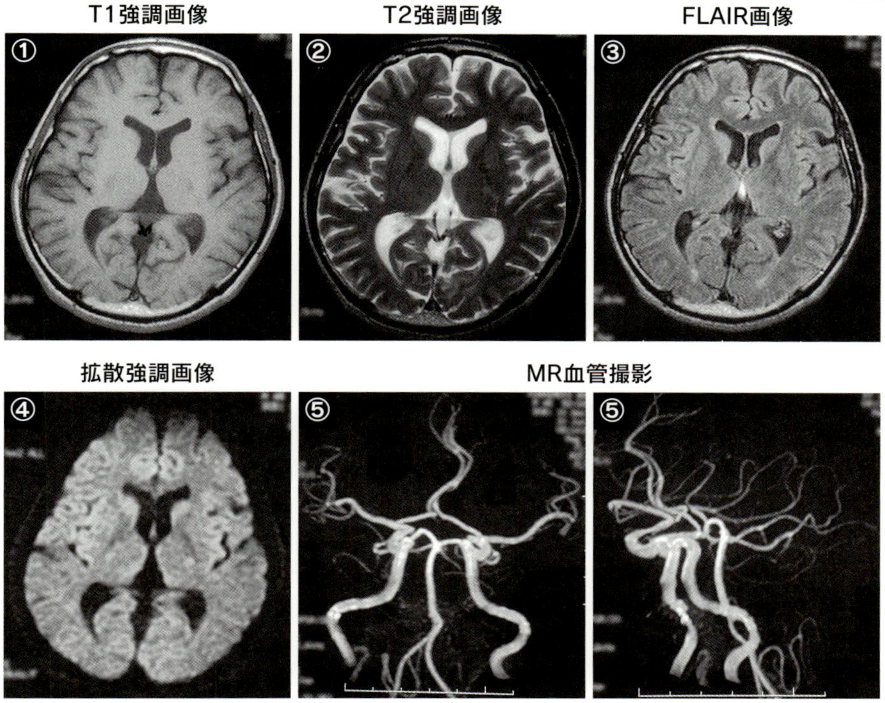

T1強調画像 ① ／ T2強調画像 ② ／ FLAIR画像 ③ ／ 単純CT画像

拡散強調画像 ④ ／ MR血管撮影 ⑤

- MRIと単純CTを比較してみましょう。この1枚だけでは見劣りする気がしますが、短時間で撮影が可能であり、出血、石灰化などの描出に優れます。
- MRIの撮影はCTの何倍もの時間がかかりますが、MRIでは造影剤を使用せず、問題となる被曝もなく、上の5つの画像を同時に撮影することができ、より多くの情報を入手することが可能です。

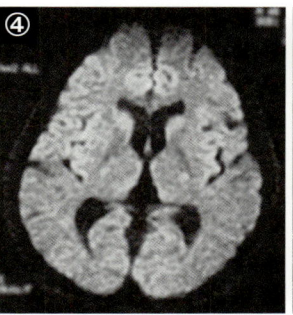

① 解剖学的構造の把握しやすいT1強調画像
② 多くの急性期の病変が水を多く含むため、病変部を白く捉えやすいT2強調画像
③ 病変部位の水分だけを捉えやすくしたFLAIR画像
④ 脳梗塞の急性期に必須の拡散強調画像
⑤ MR血管撮影

図4　側脳室前角レベルでのT1強調(左)、T2強調(中)、FLAIR画像(右)

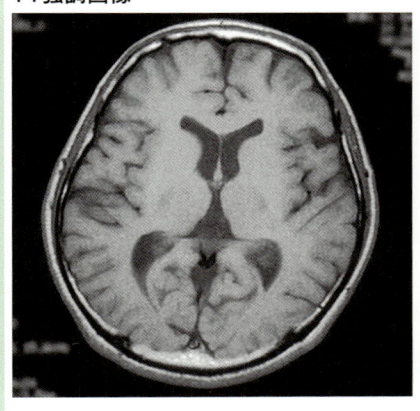

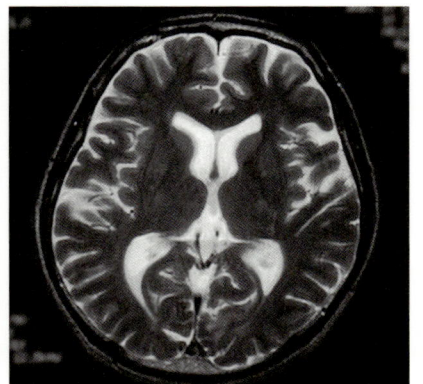

T1強調画像 ／ T2強調画像 ／ FLAIR画像

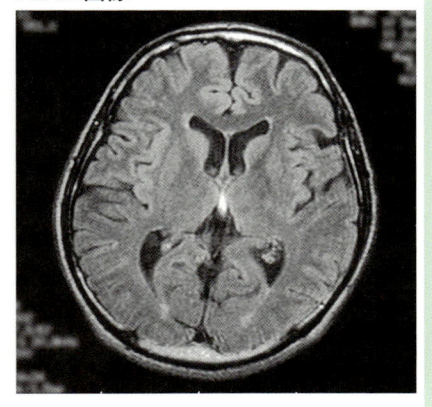

- 側脳室前角レベルでのT1強調(左)、T2強調画像(中)とFLAIR画像(右)を比較してみます。目立つ違いはT2強調像で、脳脊髄液などの水の部分が高信号として白く写ることです。
- FLAIR画像は脳脊髄液などの水を黒くしたT2強調画像です。
- T2強調画像では、病変も脳脊髄液も高信号になり区別が難しいことが多いのですが、FLAIR画像では脳脊髄液が低信号となったT2強調像が得られるため、脳溝や脳室に接する病変の診断に特に有効です。

図5　脳内出血のCTとMRI所見（急性期と20日目）

左CTの上下は同じ画像。下で見え方を示しています

急性期のCTとMRI所見

単純CT画像　　　　T1強調画像 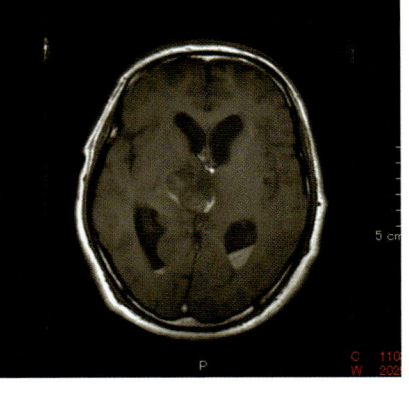　　　　T2強調画像

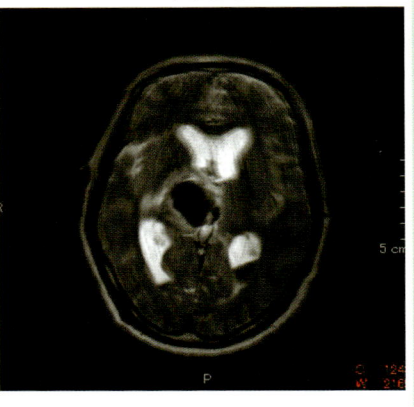

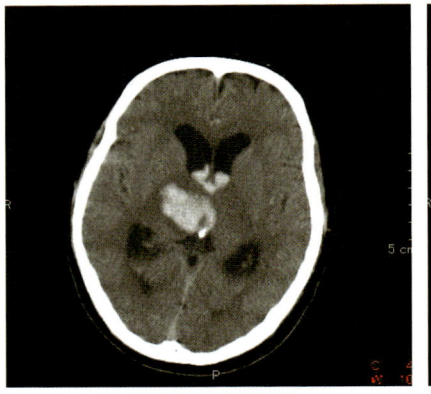

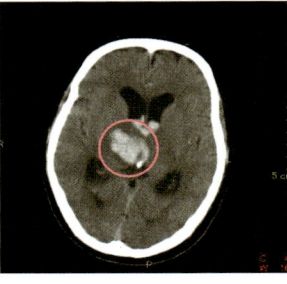

- 右視床出血の発症3日目のCTとMRIです。
- 急性期の出血は、CTでは高吸収の"白"ですが（左図の⚪）、T1強調画像では周囲の脳実質とあまり違わず、T2強調画像では低信号で"黒く"抜けて見えます。それぞれ、違う病気を見ている感じさえします。
- CT画像とMRIを比較して見てみると、急性期の出血の診断は、CTで十分に可能なことがわかります。

発症20日目のCTとMRI所見

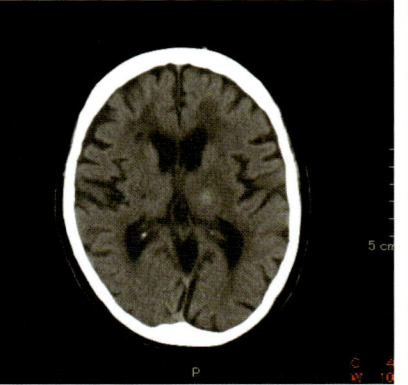

単純CT画像　　　　T1強調画像 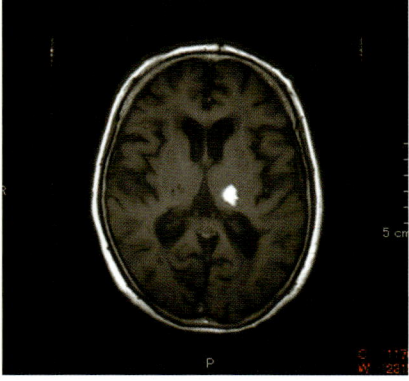　　　　T2強調画像

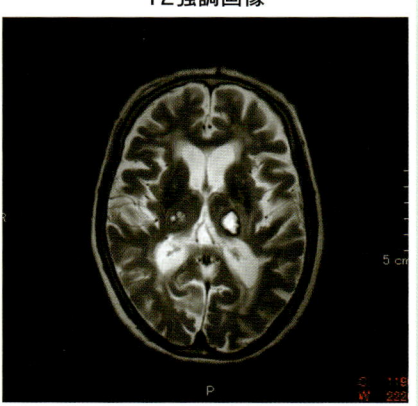

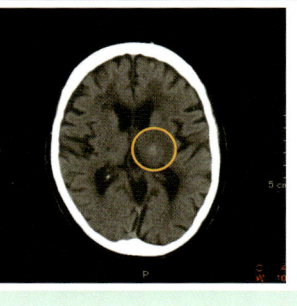

- 左視床出血の発症20日目のCTとMRIです。
- 20日目の視床出血は、CTではかなり吸収されているため、高吸収の"白"が淡く、少ししか残っていません（左図の⚪）。
- ところが、MRIでは急性期の出血と違いT1強調画像、T2強調画像ともに高信号の"白"として写り、CTでは吸収されてわかりにくくなっている範囲もはっきりと見ることができます。急性期の見え方とはまったく違うことがわかると思います。

Q19 MRIのメリットとデメリットはなんですか？

A
- 大きなメリットは、X線写真などでは避けられない放射線被曝の問題を無視できることでしょう。
- デメリットは、MRIを実施できない患者さんがCTに比べると多いことです。治療に伴うケースも多く、ペースメーカー植え込み、人工呼吸器装着、輸液ポンプ使用時は、機器と一緒に入室できません。

MRIのメリットは

まず、診断にかかわる要素以外のメリットを考えてみましょう。

最大のメリットは放射線などの被曝が無視できることです。Q16にも書きましたが、FMラジオやテレビと同じぐらいの電波が流れるだけですので、人体への影響はほとんど考えなくていいでしょう。

ただし、"大きな磁石の中にいるだけで、まったく何の電磁波もない"というわけではありません。微弱ではあるものの電流も流れています。そのため、電気的に作動している心臓ペースメーカーに誤作動を生じさせることが否定できず、また、胎芽への影響も不明なため、妊娠初期にはMRI検査は受けないほうがいいとされています。

MRIのデメリットは

デメリットとしては、CTと比べて、以下のような"検査ができない"患者さんが多いことが上げられます。

①ペースメーカーを装着している患者さん
②妊娠初期の患者さん
③身体にきちんと固定されていない強磁性体（金属）がある患者さん

③については、脳動脈瘤に対するクリップが外れた事例が報告されています。また、骨折に対する内固定の金属はしっかりと固定されており外れることはないでしょうが、周囲の磁場を著しく乱すために、きちんとした画像が得られなくなります。

図1　金属類は持ち込み禁止

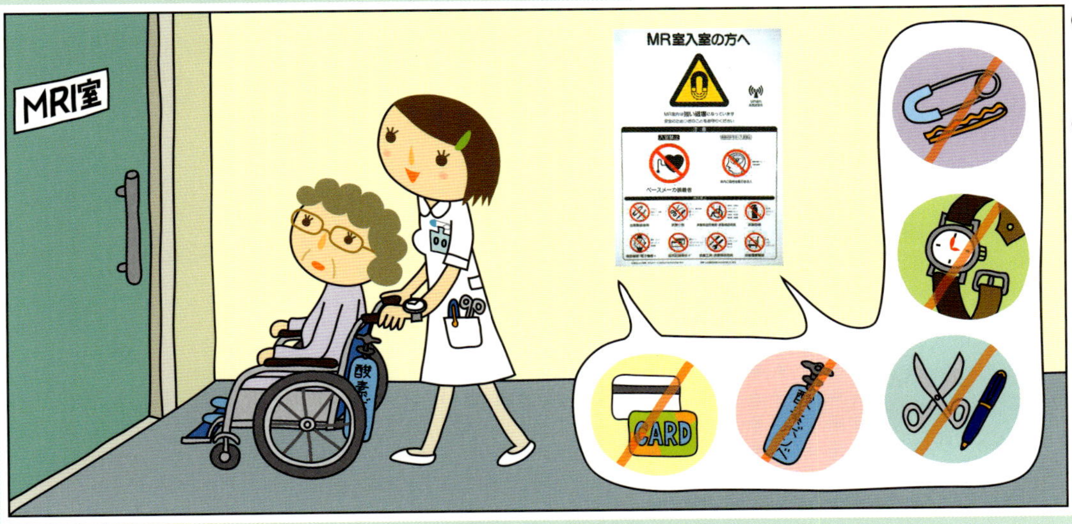

- MRI室前には、注意のための掲示がたくさんあるはずです。
- 入室前は、患者さんも付き添いのナースも金属類を携帯していないことを、必ず確認しましょう。

さらに、人工呼吸器を装着していたり、輸液ポンプを使用している患者さんの場合、人工呼吸器や輸液ポンプと一緒には、MRI室にはいることができません。

ヘアクリップ、ピアスなどの金属は外したり、アイシャドウ、マスカラなどの磁性体を含む化粧品なども落としておいたほうがいいでしょう。クレジットカードやキャッシュカードなどの磁気カードもデータが消えることがあり、アナログ式腕時計も動かなくなる可能性があり、持ち込まないほうがよいでしょう。

私たちの病院のMRI室の前には、これら多くの注意が書かれた掲示がありますが、毎年、何十人かのスタッフが、車椅子のまま患者さんをMRI室に運んだり、スタッフ自身が時計やハサミを持ったまま入室してしまう、といった例が報告されています（**図1**）。

Q20 MRIにかかる費用を教えてください。

A
- MRIは、X線写真、CT画像、エコー像に比べると、若干費用が高めです。
- エコーもCTもMRIもすべて行うということはあまりありませんが、それらの費用とその差がどれくらいかは知っておきましょう。

MRIは、本書でとりあげている他の画像診断法よりも若干費用がかかります（**表1**）。そして、検査そのものにかかる時間も長めで、20分程度の覚悟は必要です。また、通常、使われている機器での検査は、閉所が苦手な人にとっては辛い検査となるかもしれません。

1日のうちに、"エコーもCTもMRIもすべて行う"ということはあまりないとは思いますが、これらをまとめて検査するとなると、費用は相当額になることは知っておきましょう（p.25、32参照）。

表1 MRIにかかる費用（1.5テスラ以上の機器による場合） （平成20年9月現在）

撮影方法	診断・撮影費用
単純MRI	13,000円
造影MRI	15,500円＋造影剤費用 11,870円

入院では
フィルム代が半切で
1枚あたり292円

たとえば
頭部単純MRIで、
T1強調画像、T2強調画像、
拡散強調画像、MR血管撮影などを行って、
フィルム10枚では
▶ 13,000円 ＋ 292円 × 10 ＝ 15,920円

胸部造影MRIで
T1強調画像、T2強調画像、
脂肪抑制画像、MR血管撮影などを行って、
フィルム10枚では
▶ 15,500円 ＋ 11,870円 ＋ 292円 × 10 ＝ 30,290円

第 2 章

― 事例で学ぶ ―
画像が読めるとケアがこんなに変わってくる

画像は医師が診断のために使うもの。そんなことを思ってはいませんか？
実は、ほんの少し、画像を見るためのポイントを知れば、
ここで挙げた10の事例のように、日常のケアに生かしていくことが可能です。
画像が読めるとケアがどう変わるのかを解説します。

佐藤憲明

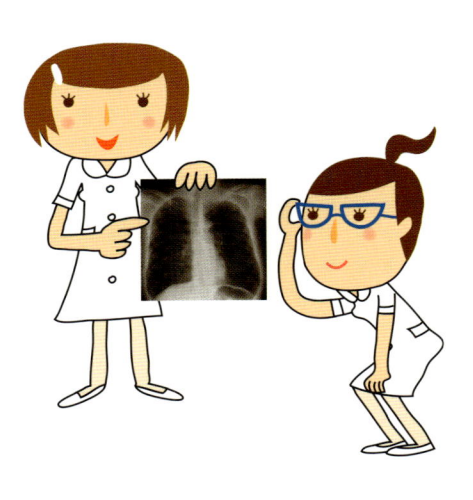

事例1	下剤を使ってもなかなか便が出ないとき	p45
事例2	左側臥位禁止、ほんとうに正しい？	p46
事例3	胃管挿入患者の腹痛の原因	p47
事例4	CT画像の血腫から意識レベルの低下を予測する	p48
事例5	骨折時の痛みの理由を画像で捉える	p49
事例6	吸引しても、痰の貯留音がやまない	p50
事例7	胃管を入れているのに腹部膨満が続く理由を知る	p52
事例8	前胸部を打ったのに、背中が痛い理由	p53
事例9	頭部CTで、いま起こっている急変の病態を捉える	p54
事例10	踵骨骨折の受傷部が循環障害？	p55

―事例で学ぶ―
画像が読めるとケアがこんなに変わってくる

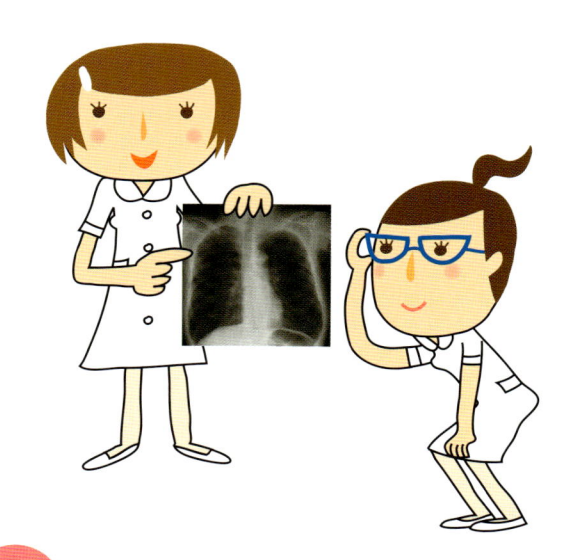

画像診断はナースの苦手項目

近年、看護診断という言葉が定着し、ナースは幅広い視点で患者を診断していくようになりました。それに伴い、過去に比較すると、看護診断能力と実践能力が向上してきたと感じます。

海外の有名な看護理論家らの教えも、単に患者の社会学的な側面や心理学的側面の分析のみではなく、患者の身体を生理的かつ科学的に分析することが必要であると示唆しています。

それを受けるように、看護基礎教育でも、病態のアセスメントを行ううえで、患者の血清値を比較し病態の進行を分析したり、心電図モニターの波形やパルスオキシメーターのSpO₂値から、患者の循環や呼吸の評価を行うよう教育されてきています。

しかし、心電図や血清値などと比較すると、患者の医学データとして最もポピュラーであるはずの画像診断は、あまり優先されていないのが現状です。その点も加わり、画像に対する臨床現場のナースの取り組みは、医師からの情報を採用するだけにとどまり、画像を看護ケアに結びつけて考えることを苦手としているようです。

画像が見られないのはもったいないこと

心電図所見をアセスメントして、ナースが申し送りなどを行うとき、「STの低下と虚血変化」「QRSの延長」などと専門的な用語を述べることは珍しくありません。

point

- 画像は、患者の情報をとても得やすいデータの1つ。ただし、看護においては、あまり有効に使えていないのが現状です。
- 画像の基本を押さえると、排便コントロール、体位変換、事故防止など、さまざまな看護ケア場面で、その情報を生かすことができます。
- 正常な画像をイメージしながら、現場で出会う画像と見比べていくのが、画像を読むための近道となります。

しかし、レントゲン所見から「右の下葉に陰影が強く、シルエットサイン（p.78参照）が陽性」などと情報交換する場面はほとんどないでしょう。

このことは、せっかく有益な情報が手元にあっても、ナースが十分に画像診断を看護に役立てていないことを示すものです。

では、画像診断を、どのような視点で捉えれば、看護に役立てることができるのでしょうか。

よく、画像診断と言えば、その画像から何を読み取るのかを考えることが多いようです。その点が、苦手意識につながっているのかもしれません。

そんなとき、少し視点を変えて、画像診断が日々の看護問題を解決するのにいかに有益かを見ていくと、その大切さとおもしろさがわかってくるはずです。

以下にその10例を挙げてみます。

事例1 | 下剤を使ってもなかなか便が出ないとき

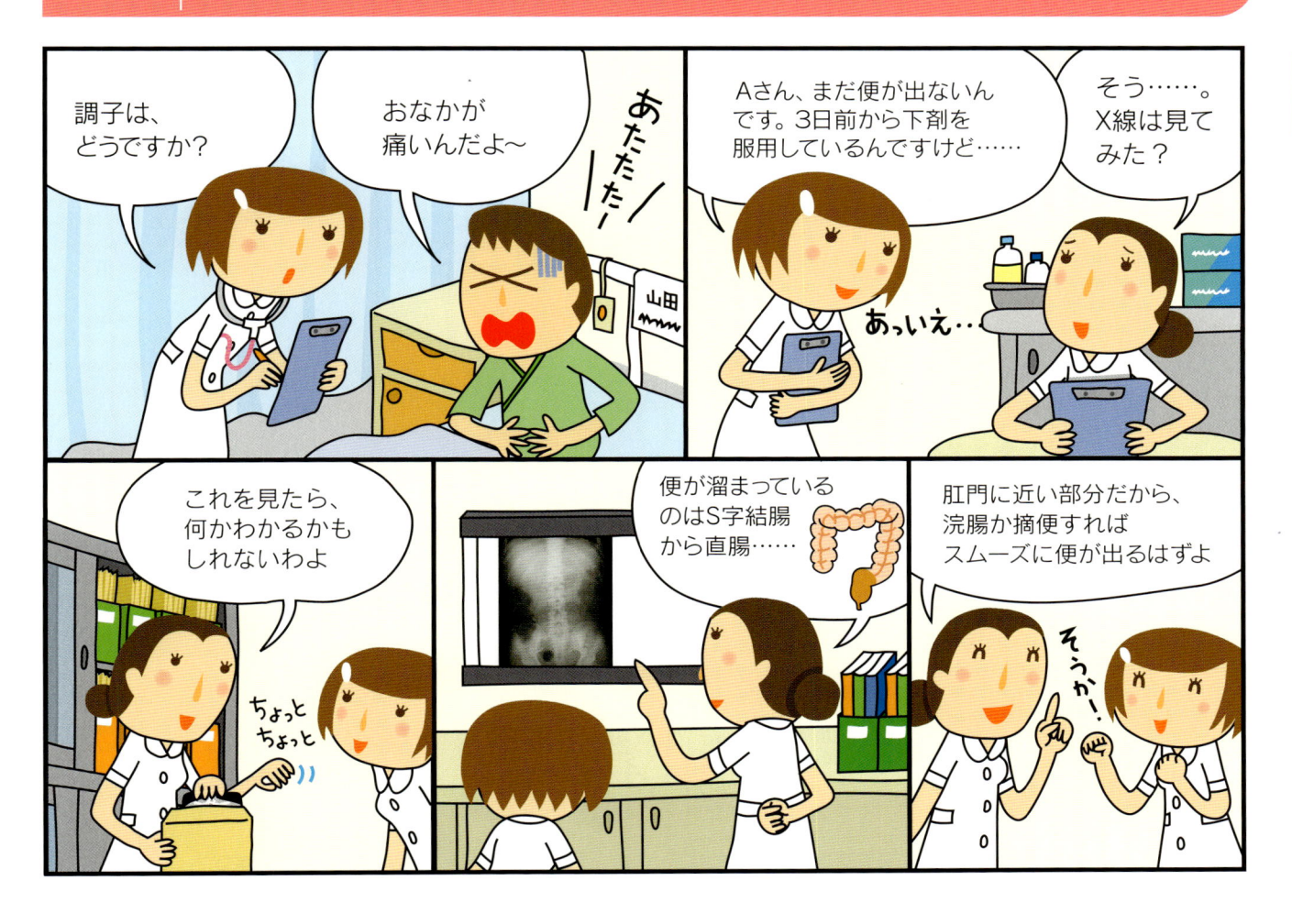

便の見え方と位置で
ケアが変わってくる

　30代の男性患者さんが、数日の間、便が出ていない状況でした。そこで、医師によって下剤が投与されました。しかし便はなかなか出てこないうえ、患者さんは腹痛を訴えてきます。

　このあと担当のナースらは、便秘と腹痛を訴える患者にどのように介入していけばよいか、とても悩んだと言います。みんなで、あれこれ意見は出してみたのですが、なかなか対応策にたどりつきません。

　もしこのとき、最近の腹部X線画像があり、それを見てみようという意識が働けば、便の状態を画像から読みとることで、どんな対応をすべきだったかが具体的になってきたはずです。

　実際に、この患者さんの最近撮影された腹部の画像を見てみると、S字結腸から直腸部にかけて、便が溜まっている状態であることがわかりました。

　X線写真を見てみようと考え、そして便がどのように見えるかという知識があれば、画像はとても貴重な情報を提供してくれます。

　このケースでは、下剤を服用するよりも、摘便を行うか、もしくは少量の浣腸を実施してみるほうが、患者さんの便秘による腹痛は解決しやすかったことが判断できるわけです。

　初めにも言いましたが、画像は医師だけのものではなく、ケアを変えていくためには欠かせないものだと言えるでしょう。

事例2　左側臥位禁止、ほんとうに正しい？

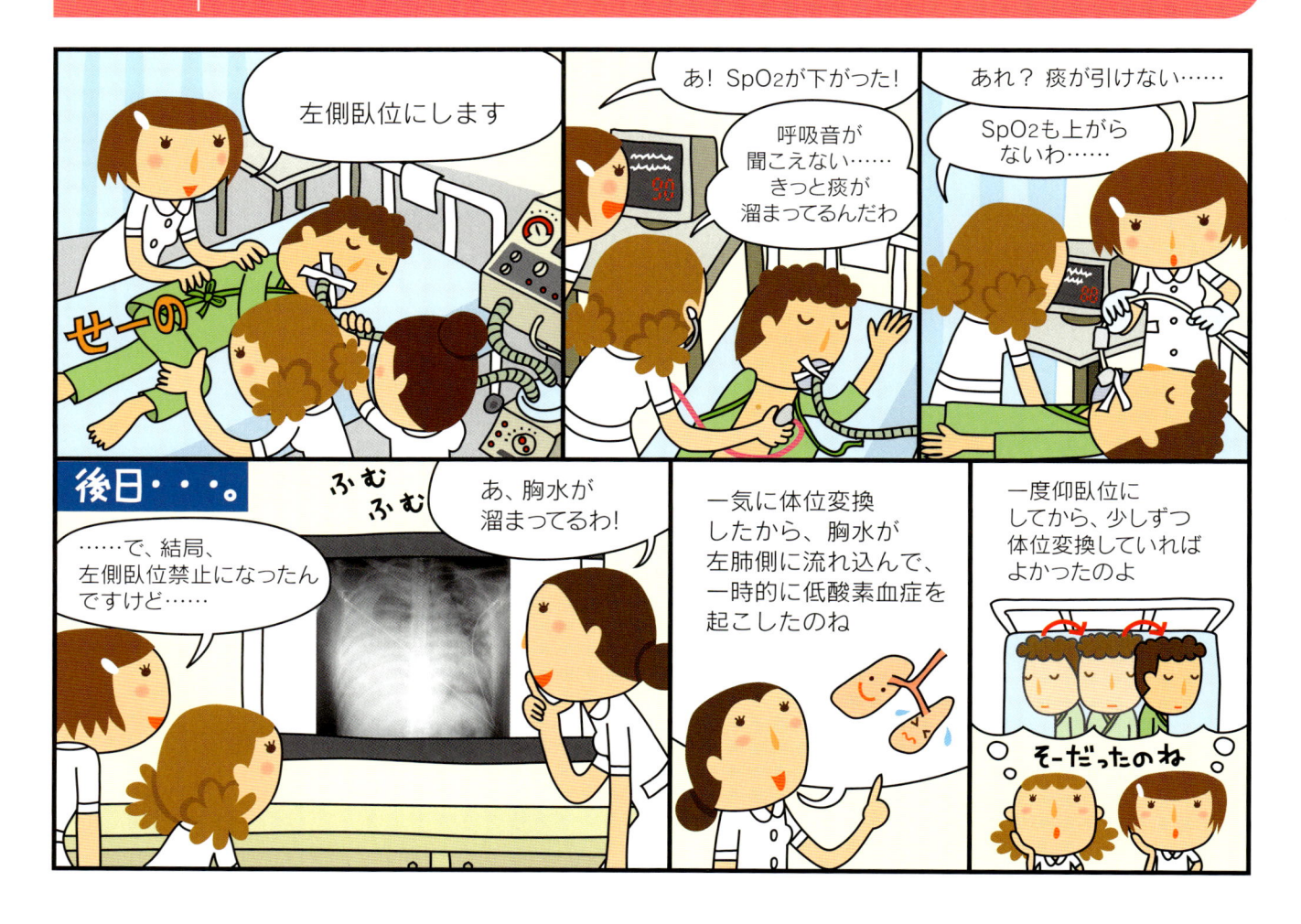

呼吸状態悪化の理由を X線で捉える

人工呼吸器装着中の右側臥位にある患者の体位変換を、ナース3人が行っていました。

下側肺障害*予防の目的で臥床状態（フラット）にはせず、そのまま左側臥位にしたのですが、突然、100％だったSpO₂が90％まで低下しました。人工呼吸器の作動状況は問題ありませんが、体位変換前に聴取できていた左肺野の呼吸音が消失していました。

痰の蓄積と考えたナースは、気管吸引を何度も試みます。しかし、泡沫状の痰が少量吸引できるのみでSpO₂は改善しません。

その後、患者を臥床状態のままでしばらく経過するとSpO₂が上昇したので、医師と相談のうえ、左側臥位は禁止となりました。

実はこのとき、胸部X線写真では、患者の両肺野に胸水を認めていました。右側臥位になっていた患者の体位を短時間で左側臥位にしたため、肺野にある胸水が左肺側に貯留し、一過性の低酸素血症になったのです。

左側臥位の禁止は、一時的な対応としてはよいかもしれませんが、今度は右肺野の酸素化能が低下し、より重篤な合併症を併発するおそれがあります。

患者の胸水貯留が胸部X線写真で確認できているなら、体位変換時にいったん臥床状態とし、呼吸状態を観察のうえ、5～10分程度の時間を要しながら、段階的に体位変換をすることで、SpO₂の低下は防げていたでしょう。

*荷重側肺障害：長時間にわたり仰臥位で患者を管理すると、重力の影響で肺の背側に血液や分泌物が集中し、換気血流比不均等や背側の無気肺などが生じること。

事例3 胃管挿入患者の腹痛の原因

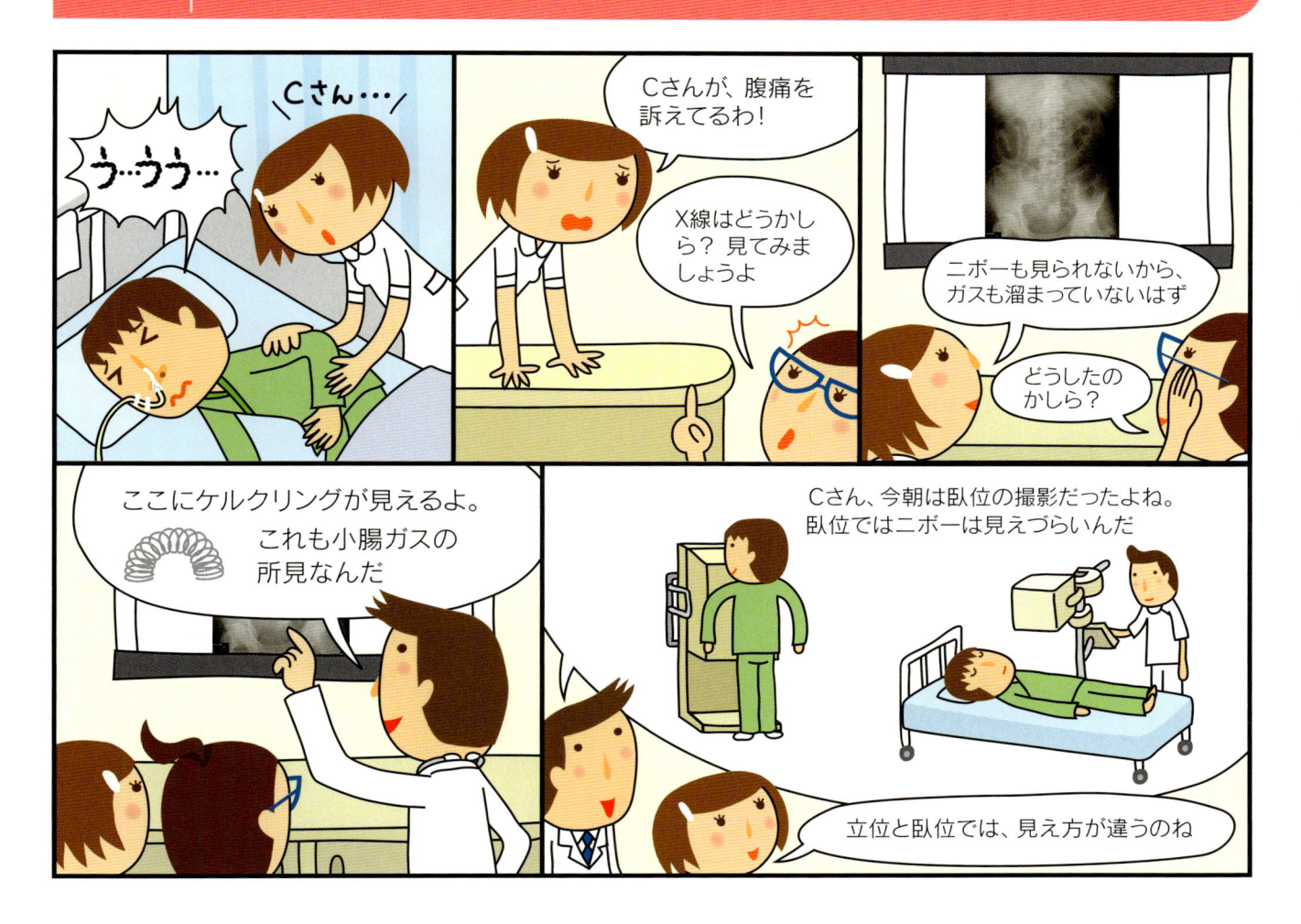

コマ1: う…うう… Cさん…

コマ2: Cさんが、腹痛を訴えてるわ！／X線はどうかしら？見てみましょうよ

コマ3: ニボーも見られないから、ガスも溜まっていないはず／どうしたのかしら？

コマ4: ここにケルクリングが見えるよ。これも小腸ガスの所見なんだ

コマ5: Cさん、今朝は臥位の撮影だったよね。臥位ではニボーは見えづらいんだ／立位と臥位では、見え方が違うのね

立位と臥位での画像は見え方が異なる

　少し難しい場面になりますが、腸閉塞の疑いがあり胃管カテーテルが挿入されている患者さんが腹痛を訴えてきたケースを考えてみます。

　医師の指示によりX線写真を撮影したのですが、患者さんの痛みが強かったこともあり、ベッド上臥位のまま、ポータブル器によって撮影を行いました。

　X線写真ができあがり、ナースはその画像を眺めましたが、腸閉塞などガスの貯留を表すニボー像（鏡面像）の所見はありません（p.89参照）。「ひどいガスなどはなさそうだ」と判断し、腹痛については別の理由だと考えました。

　しかし、その後、医師の読影で、腹痛の原因はやはりガスの貯留であることが指摘されました。本来、ガスの貯留はニボー像で示されるのですが、今回、撮影が臥位だったために、ガスはあってもその像が見えにくかったのです。その違いがわかっていれば、小腸ガスは違う表情（ケルクリング・p.88参照）で現れていることが読み取れます。医師はそれを診て判断したのです。

　つまり、胃管カテーテルの効果が不十分だったわけで、この後、胃管カテーテルの位置を確認したところ、挿入位置が悪く、十分なドレナージができていなかったことがわかりました。

事例4　CT画像の血腫から意識レベルの低下を予測する

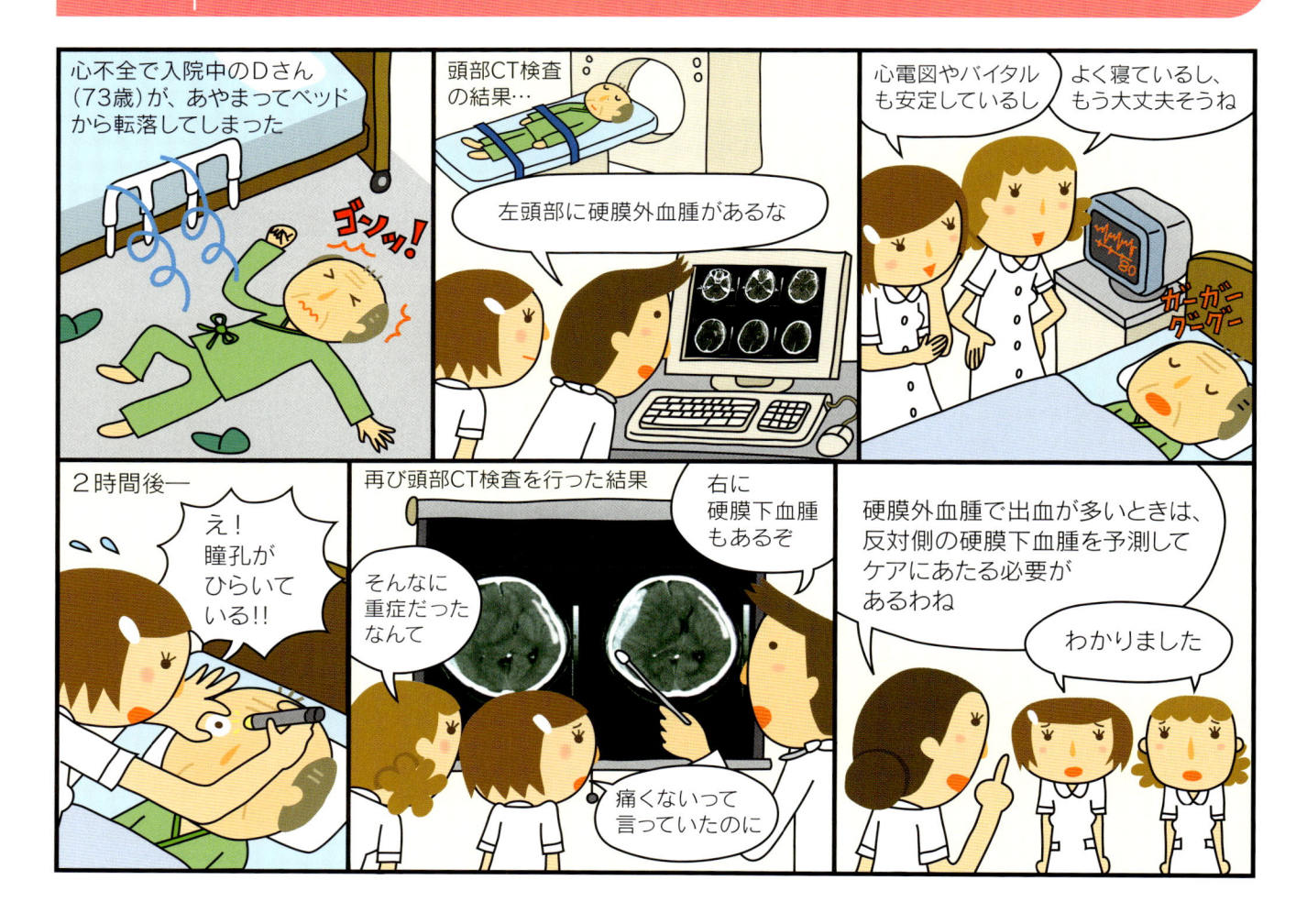

CTで急性硬膜外血腫を認めたら対側の急性硬膜下血腫に注意する

　高齢の心不全の患者さんがベッドから転落。外傷はなく、頭部CTで左側頭部に急性硬膜外血腫（たんこぶ）を認めたものの痛みはなく、意識レベルやバイタルサインも安定しています。医師の診察の結果、経過観察となり、患者さんも落ち着いて眠りにつき、いびきをかきはじめました。バイタルや心電図に異常はなく2時間が経過しています。

　スタッフの緊張が解けたそんな頃、患者さんは右の瞳孔が1mm程度拡大した瞳孔不同の状態で発見されました。緊急で頭部CT撮影が行われた結果、新たに右硬膜下血腫が認められ緊急手術となりました。一般的に急性硬膜外血腫は受傷（側）への出現が多いですが、数時間後にはその対側に急性硬膜下血腫が出現することがあるのです。

　こんな場面では、まず、CTで頭蓋骨より外側にある出血（血腫）が多く認められた際、内出血としての重症度を感じておくことが大切です。

　軽度の急性硬膜外血腫では、受傷直後より意識レベルが清明であるのが特徴的です。しかし本症例のように、最初は軽症に見えても、受傷の対側に急性硬膜下血腫をきたし、突然、意識レベルの低下を招くことがあります。

　その点から、「急性硬膜外血腫がある」と知り、CTで「出血が多い」と把握できた段階で、「対側の出血」と「意識レベル低下」の可能性は予測したいものです。そうすれば、バイタルサインに加え、「瞳孔所見」や「神経学的所見（対麻痺）」に対して「頻繁な観察を要する」と判断できます。

事例5 | 骨折時の痛みの理由を画像で捉える

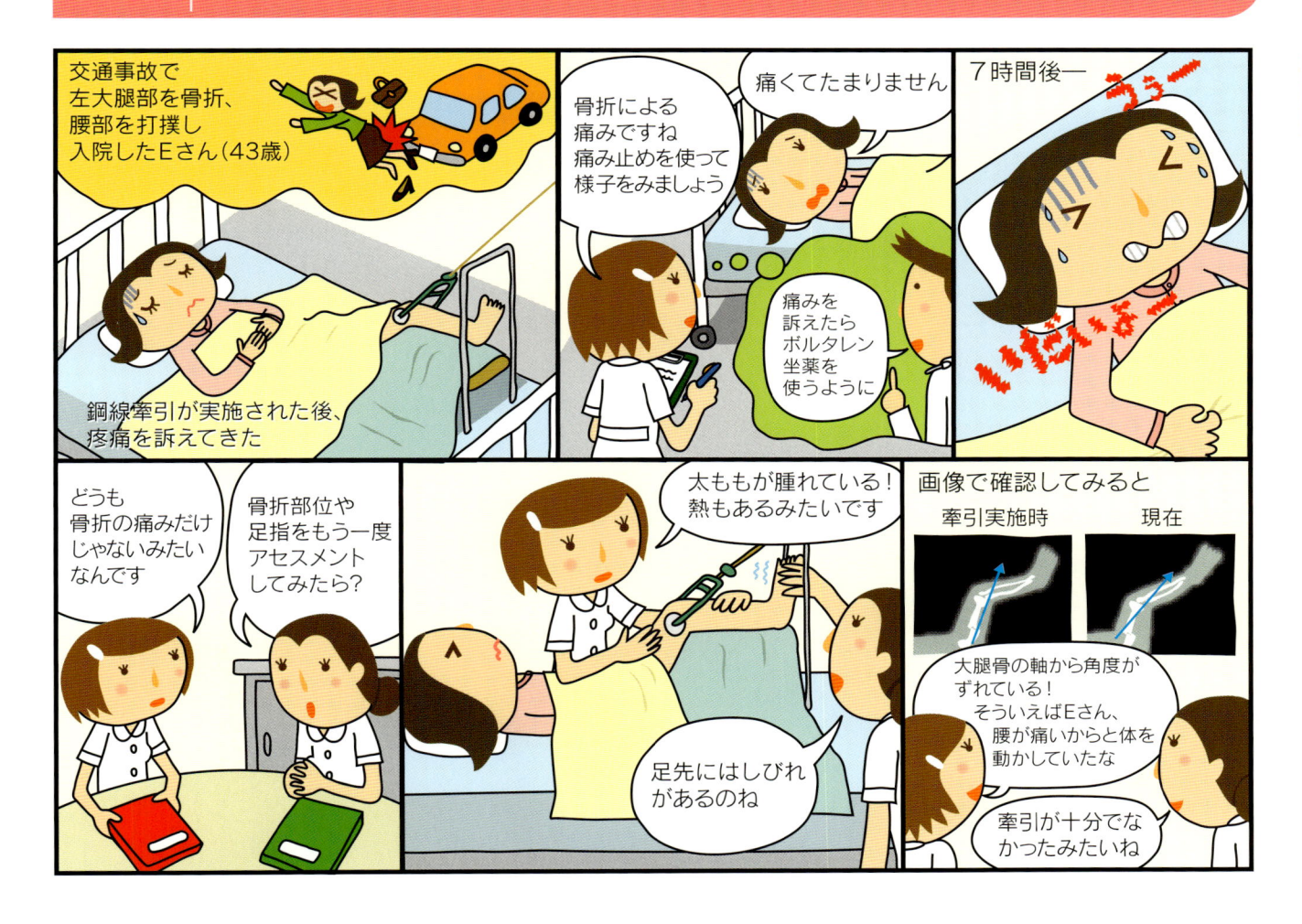

牽引実施時と現在の画像を比較し牽引の重量や角度を確認する

　交通事故による右大腿骨骨折と腰部打撲の女性患者さんに8kgの鋼線牽引*が実施されたあと、患者さんが大腿部の疼痛を訴えてきました。

　担当ナースは、「骨折の痛みですね。痛み止めを使いましょう」と話し、疼痛時の指示で出ていたボルタレン坐薬を使用して様子をみていたところ、薬の効果で痛みは緩和されたようです。

　しかし7時間後、患者さんは再び骨折部の痛みを訴えます。どうも、骨折の痛みだけではなさそうです。先輩ナースとカンファレンスを持つと、痛みや、骨折部位や足指のアセスメントを行うように指示が出ました。

　鋼線牽引では、牽引が十分でない場合、痛みや患部の炎症などが起こりやすくなります。牽引の重量や角度の確認が必要で、このとき、牽引実施時の画像と現在の画像との比較が役立ちます。実施時との「ずれ」や「角度の違い」がわかれば、問題は牽引方法だと言えそうです。

　担当ナースが痛みを訴えている患者の患部を観察し直すと、骨折部は腫張し、触れると熱もありました。さらに、足先には強いしびれも認められました。

　患者さんは腰部打撲の痛みから長時間同じ姿勢を保持しにくく、圧迫解除のために自分で身体を横に崩していることが多かったため、ブラウン架台の足が横に傾き、十分な牽引ができずにいたのでした。

*鋼線牽引：骨折部位に起こりやすい軟部組織、血管、神経の損傷、それによる炎症や腫張を回避することが1つの目的です。安静や除圧による疼痛の軽減にも役立ちます。

事例6 | 吸引しても、痰の貯留音がやまない

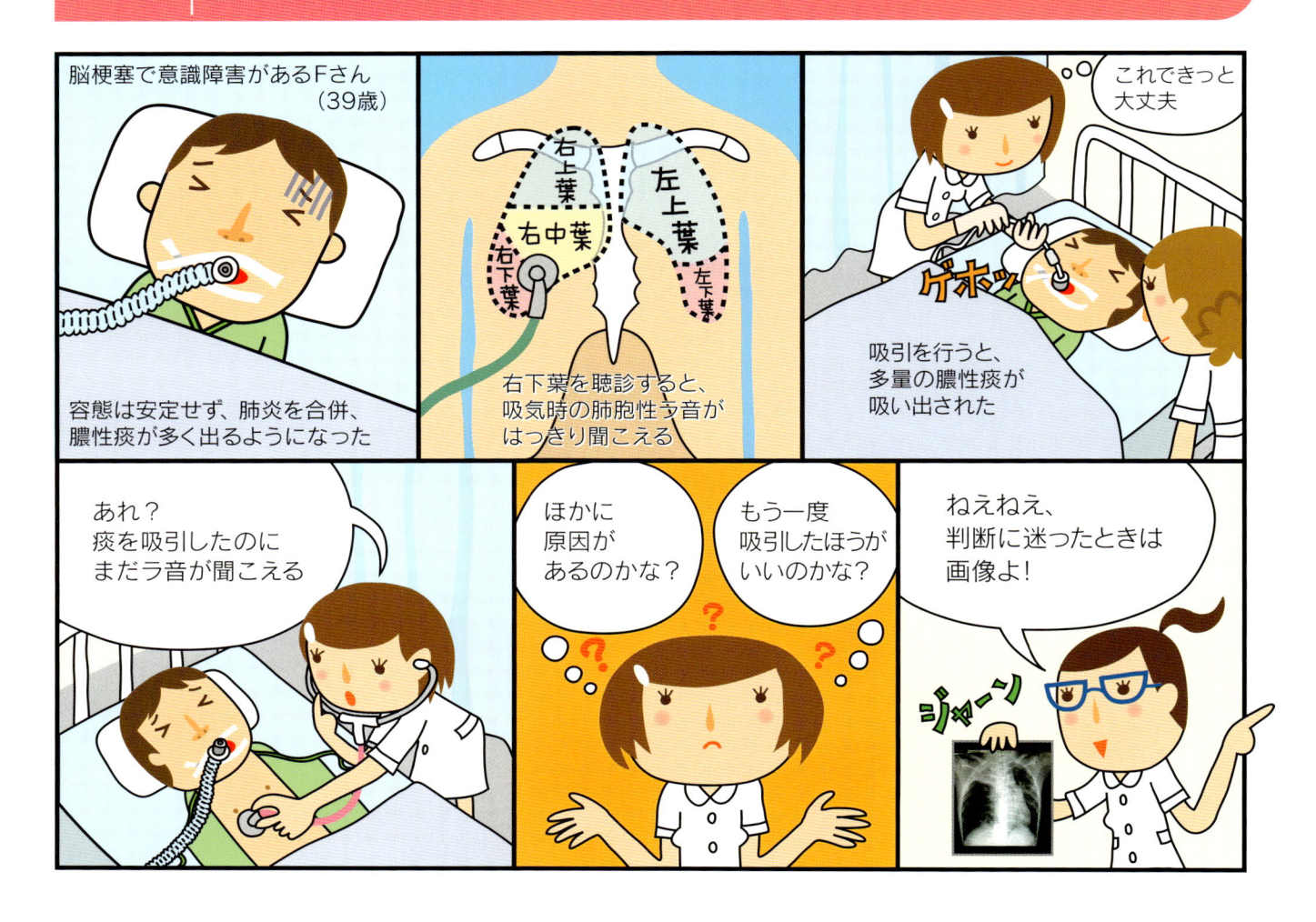

聴診と画像診断を組み合わせて確実に呼吸ケアを行う

　脳梗塞で意識障害をきたしている患者さんが、気道確保を目的に気管挿管され、人工呼吸管理が行われています。その後、患者さんは発熱を繰り返し肺炎を合併、喀痰の量も増え、今では膿性痰が多く出るようになっています。

　呼吸音を確認（聴診）すると、右の中葉から下肺野にかけて吸気時の肺胞性ラ音が著明です。患者はバッキングを繰り返しており、気管吸引の必要性が考えられます。そこでナースが吸引を行うと、多量の膿性痰が引けてきました。

　ところがです。気管吸引後、肺野の聴診を行うと、吸引して痰は取れたはずなのに、患者の吸気時における肺胞性ラ音は、いまだ顕著に聴取されています。もう一度、吸引したほうがよいのでしょうか？　それとも、ほかに原因があるのでしょうか？　ナースは判断に迷ってしまいました。

気管吸引の基本とコツ

　気管吸引を行うにあたって、呼吸音の聴診を行い、かつ胸郭の動きを観察し、さらに触診を加えるなどしてアセスメントすることは、とても大切なことです。効果的でない吸引は、患者さんを苦しませるだけになるからです。特に聴診においては、呼吸音の性質なども加え、できるだけ多くの情報を確認しながら、判断していくことが重要です。

　一例を挙げると、肺胞性ラ音などの異常呼吸音が、具体

図1　胸部X線写真を呼吸ケアに生かす

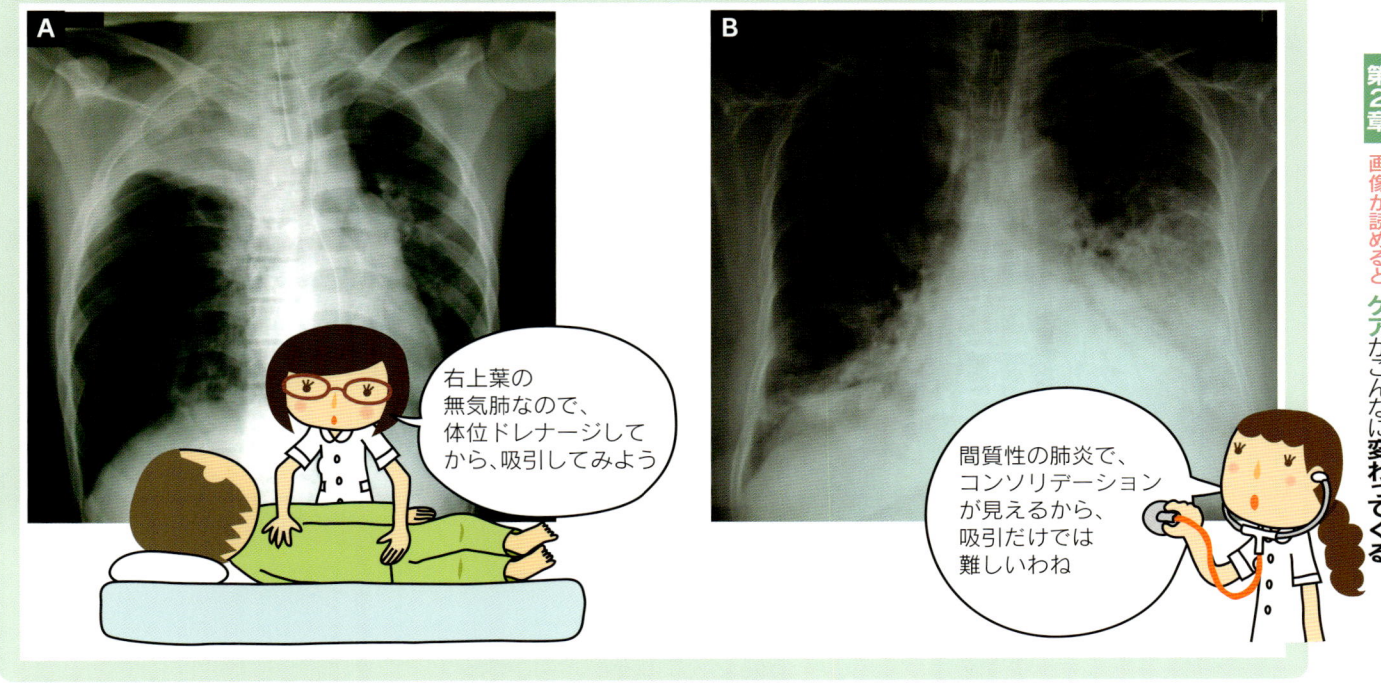

A　右上葉の無気肺なので、体位ドレナージしてから、吸引してみよう

B　間質性の肺炎で、コンソリデーションが見えるから、吸引だけでは難しいわね

的にどんな音なのか判断がつきにくい場合でも、「呼気時」に聴取されたか、「吸気時」に聴取されたかだけでもわかれば、その状況が見えてきます。

つまり、呼気時に聴取される呼吸肺雑音などでは、主に「気道内に貯留された喀痰＝吸引で引ける痰」であるのに対し、吸気時に聴取される場合、喀痰は末梢気道にあるため、痰を吸引することは難しいだろうと判断できます。

本当は吸気時にしか肺胞性ラ音が聞こえないのに、肺胞性ラ音が聞こえるからと、ひんぱんに気管吸引を行ってしまえば、気管を傷つけるばかりか、肺胞でのガス交換障害を招くことにもなりかねません。

画像を呼吸ケアにどう生かすか

では、たとえば無気肺で呼吸音が聴取しづらい、もしくはまったく聴取されない場合はどうでしょう。痰の有無だけでなく、肺の病態もなかなか捉えられない状況では、吸引のタイミングは、判断しにくくなります。

そこで行いたいのが、胸部単純X線写真による呼吸のアセスメントです。

図1-Aは、右上葉の無気肺を呈している状態です。呼吸音の聴診をしても、右上葉では聴取できないか、しづらいでしょう。

しかし、X線写真で無気肺とその場所がわかれば、患部を上にした左側臥位を取ることで、体位ドレナージにより、痰は患部から気道へと移動することが期待されます。

そして、その後、主気管支への聴診で呼気時に著明な捻髪性のラ音が聴取されれば、気管吸引を行います。その後にラ音がやまないのなら、単に喀痰の量が多く、1回では十分な吸引効果を期待できなかっただけと評価できます。気管吸引をもう一度行ってもよいでしょう。

いっぽう、**図1-B**は、左中葉から下葉にかけた間質性の肺炎を表しています。間質性の肺炎では画像上、コンソリデーション（雲がかかったような陰影像）が顕著です。

この病態では喀痰量は増しますが、その痰は肺胞などの炎症による結果であり、一度の気管吸引で肺の異常音が消失するということは珍しいでしょう。この場合、再度の吸引を考えるよりも、気管吸引を行うことで、どのように呼吸音が変化したかという評価のほうが大切になります。

このように、患者の病態を画像診断などで理解したうえで、聴診と合わせて呼吸管理を進めていくことは、画像をケアに生かす手段の1つです。

事例7 | 胃管を入れているのに腹部膨満が続く理由を知る

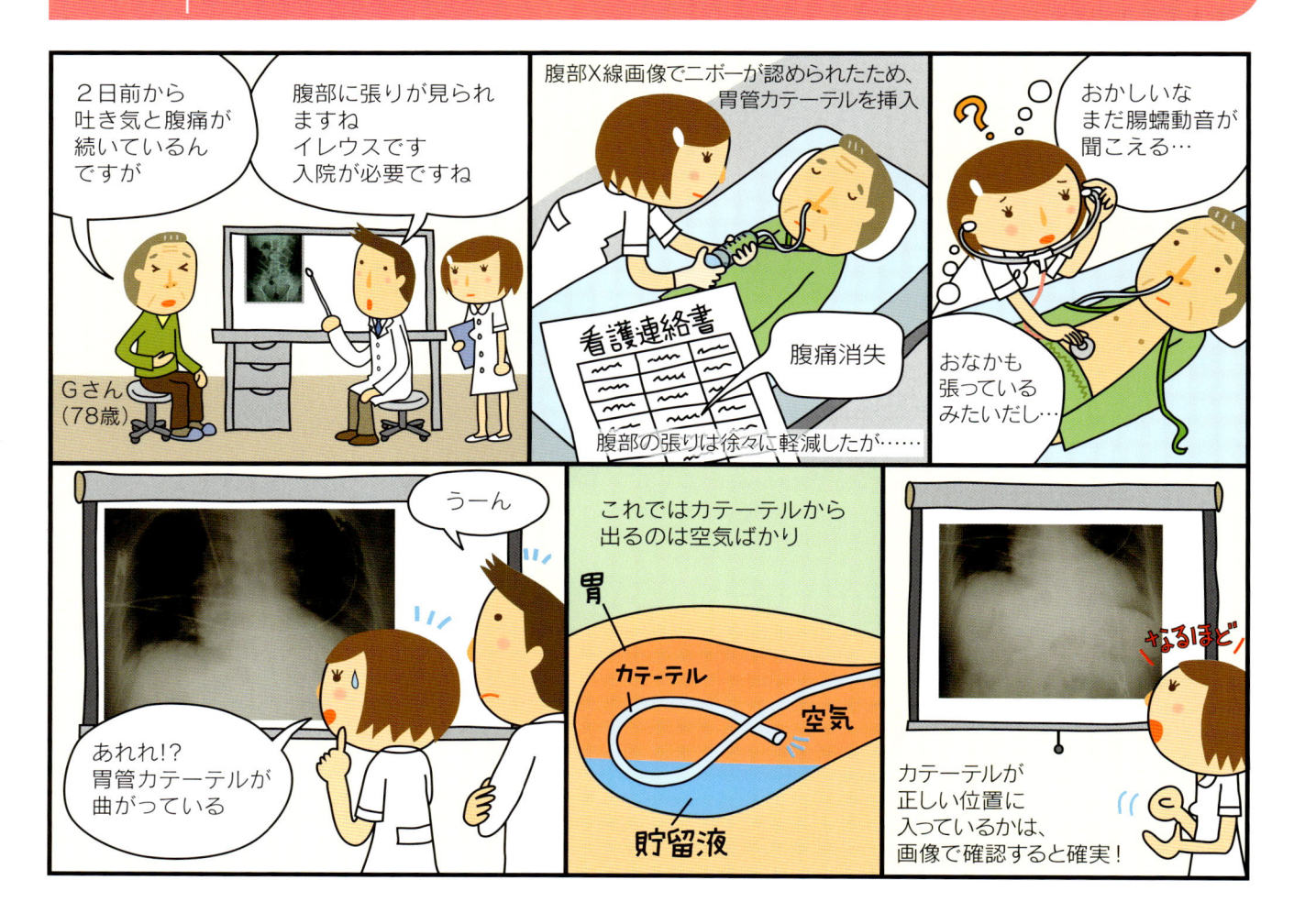

カテーテル挿入とその効果の判断にはX線写真による位置の確認が有用

　高齢の男性が、2日前より嘔気、嘔吐が続き、腹部が差し込むように痛むと受診。イレウス*という診断で、禁飲食とされ入院になりました。腹部X線画像ではニボー（鏡面像・p.89参照）が認められ、患者さんに胃管カテーテルを挿入し減圧を試みたところ、患者の腹部のはり（膨満）は、徐々に軽減していきました。

　申し送りでは「患者さんの腹痛は消失した」とあります。ただし、腹部では金属音の腸蠕動音が聴取され、まだ膨満感も残っている様子です。胃管カテーテルから30分ごとに注射シリンジで吸引を行うと、多量の空気（air）が引ける状態でした。

　その後も、胃管カテーテルから空気だけは引けるのですが、腹部膨満はあまり改善しません。そこで、腹部のX線写真を見てみると、胃管カテーテルが深く挿入されているものの胃体部で湾曲し、その先端が挙上していることがわかりました。

　つまり、胃内の空気は出せても、胃内に貯留した液体は吸引しにくい状況だったわけです。液体の貯留が多くなれば膨満感は続き、患者は再び嘔気・嘔吐の症状を訴えるでしょう。

　胃管カテーテルの挿入位置は、教科書にあるような「鼻からのカテーテルの長さ」だけで判断するのは難しいでしょう。また、この状況では、胃泡音の確認を行っても正常時となんら変わりはないはずです。

　胃管カテーテルの挿入と、その効果の判断には、X線写真による位置の確認が有用です。

*イレウス：腹腔内の炎症や腸管の麻痺などにより腸管の動きが緩慢、もしくは停滞しています。そのため、胃内は空気や消化管液が貯留しやすい環境であり、その対処として胃管カテーテルで空気と貯留液がドレナージされます。

事例8 | 前胸部を打ったのに、背中が痛い理由

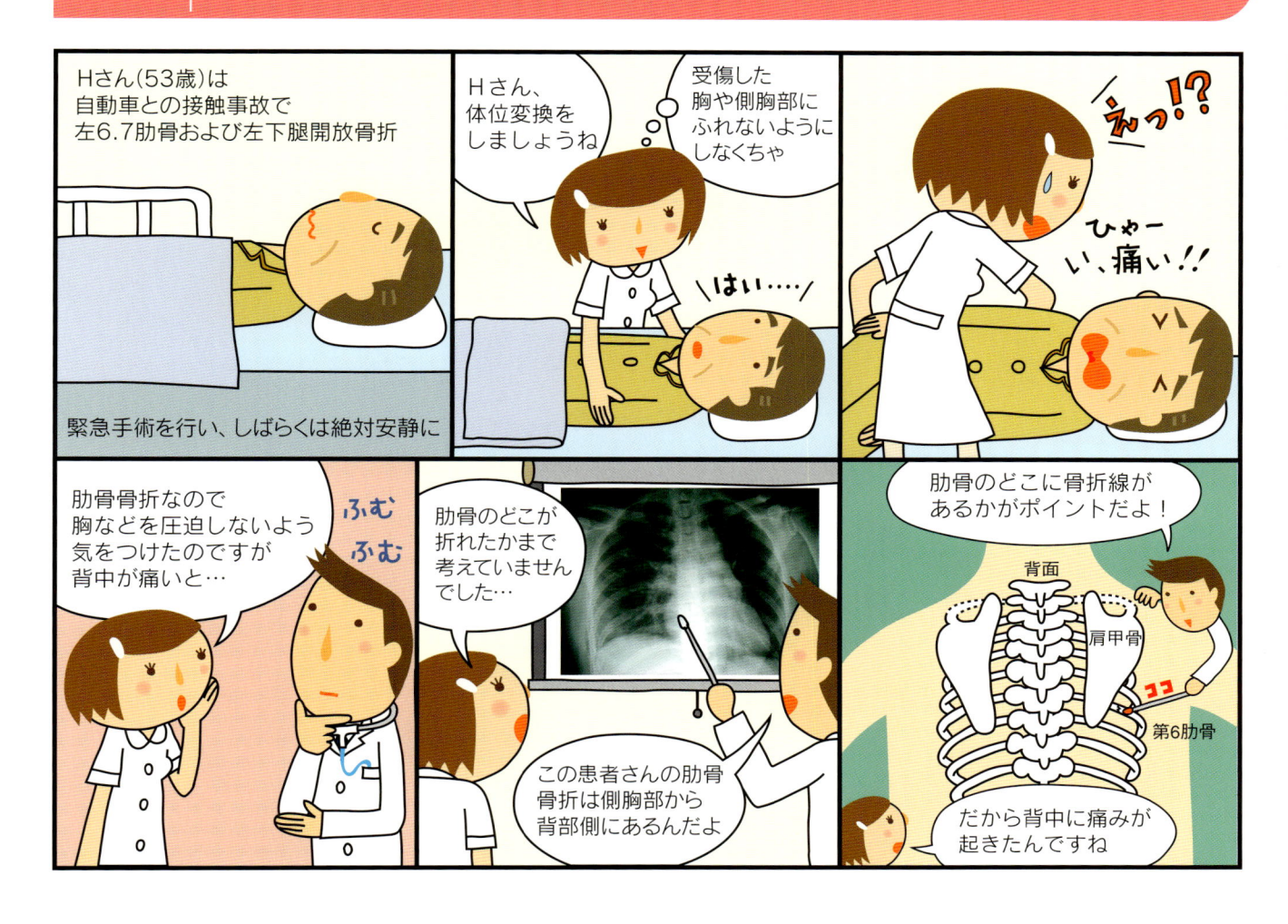

骨折患者さんの場合、画像を利用すれば避けるべき圧迫部位がよくわかる

50代の男性が自動車との接触事故で前胸部を受傷、左第6.7肋骨骨折、また左下腿開放骨折となり緊急手術を行いました。術後しばらくは安静を強いられ、さらに全身打撲により身体を横に向けることも苦痛であったため、ナースが体位変換を行っていました。

その際ナースは、左第6.7肋骨骨折ということを把握し、側臥位への体位変換時は、受傷部位の保護を心がけていました。ところが、数日後に看護師が患者の体位変換を行おうと、背に手をやったところ、患者さんは突然の激痛を訴えました。患者さんは肋骨を骨折しているため、胸や側胸部には手が触れないように心がけ、保護を入念にしていたナースは不思議に思いました。「肩甲骨や、別の場所の損傷があるのでは？」という疑いも持ちました。

そこで、主治医である整形外科医にやんわりと相談をしたところ、「この患者の肋骨骨折はね、側胸部から背部側にあるんだよ」と、X線写真を取り出しました。

「受傷した前胸部に骨折があるように思うかもしれないけど、肋骨のどこに骨折線があるかを見てごらん。力が加わったときの影響は、背側からのほうが大きいことがわかるでしょ。だから、患者さんの背側を押さえると患部を圧迫することになり、痛みを感じてしまうんだ」

骨折がある患者さんでは、受傷部の圧迫も避ける必要がありますが、そこに力が加わるような部位の圧迫も避けなければいけないことを、画像から確認できる例と言えるでしょう。

事例9 | 頭部CTで、いま起こっている急変の病態を捉える

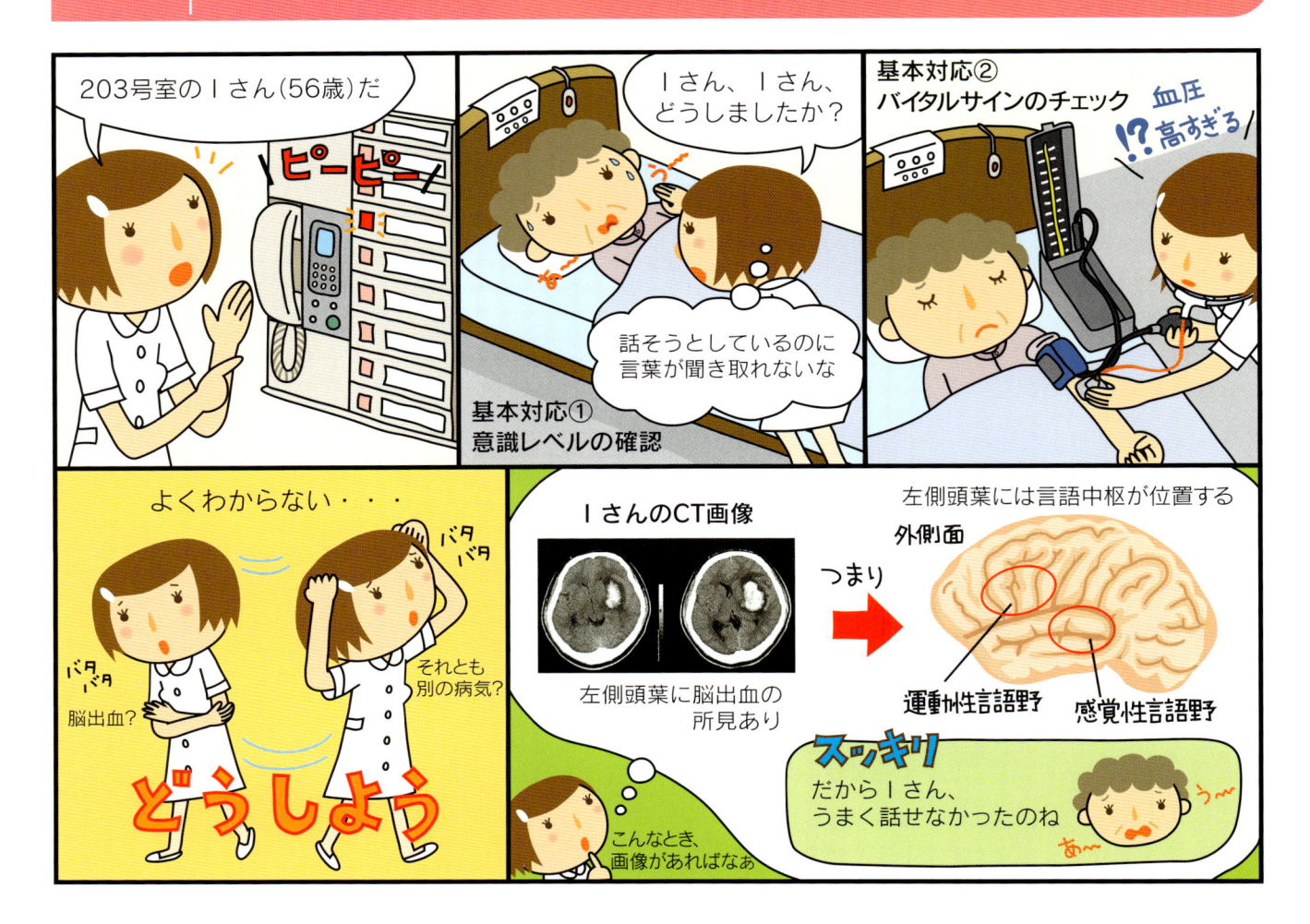

患者さんのアセスメントが難しい急変時、画像で確認する機会があったら…

　患者さんが言葉をうまく出せなくて困っている。さらに、左右どちらかの神経麻痺症状が現れている。こんなときは、まず脳梗塞や脳内出血などを疑うでしょう。

　ナースは患者さんの異常を察したとき、通常は、意識レベルの観察から行います。しかし、このような状況では十分に行えません。そして、言葉が出せずに焦る患者さんの様子に、ナースもあたふたしてしまいます。

　次に行うことは、患者さんのバイタルサインの測定です。脳卒中では、通常、血圧が高い値を示すことが多いでしょう。その異常値に、ナースはさらに焦りを感じてしまうはずです。

　そんな状況であっても、もし、最近の頭部CT画像を把握していたり、確認できる機会に恵まれたなら、その画像で、おおよその病態を確認することができます。

　臨床症状と照らし合わせての判断となりますが、言語中枢は左側頭葉に位置することが多く、その部位に梗塞や出血所見を認めたならば、いま、患者さんが示している症状と一致することになります。

　また、すでに頭部CTで脳卒中の診断を受けている患者さんであれば、突然、失語症に落ち入り、麻痺症状の進行を認めた際には、現在のCTでは、最初の画像よりも増悪した所見になることが多いでしょう。

　患者さんの画像所見を把握しておくことは、いま、患者さんの身に起こっていることの理解を助け、急変時には重要な情報源になってくれるでしょう。

事例10 踵骨骨折の受傷部が循環障害？

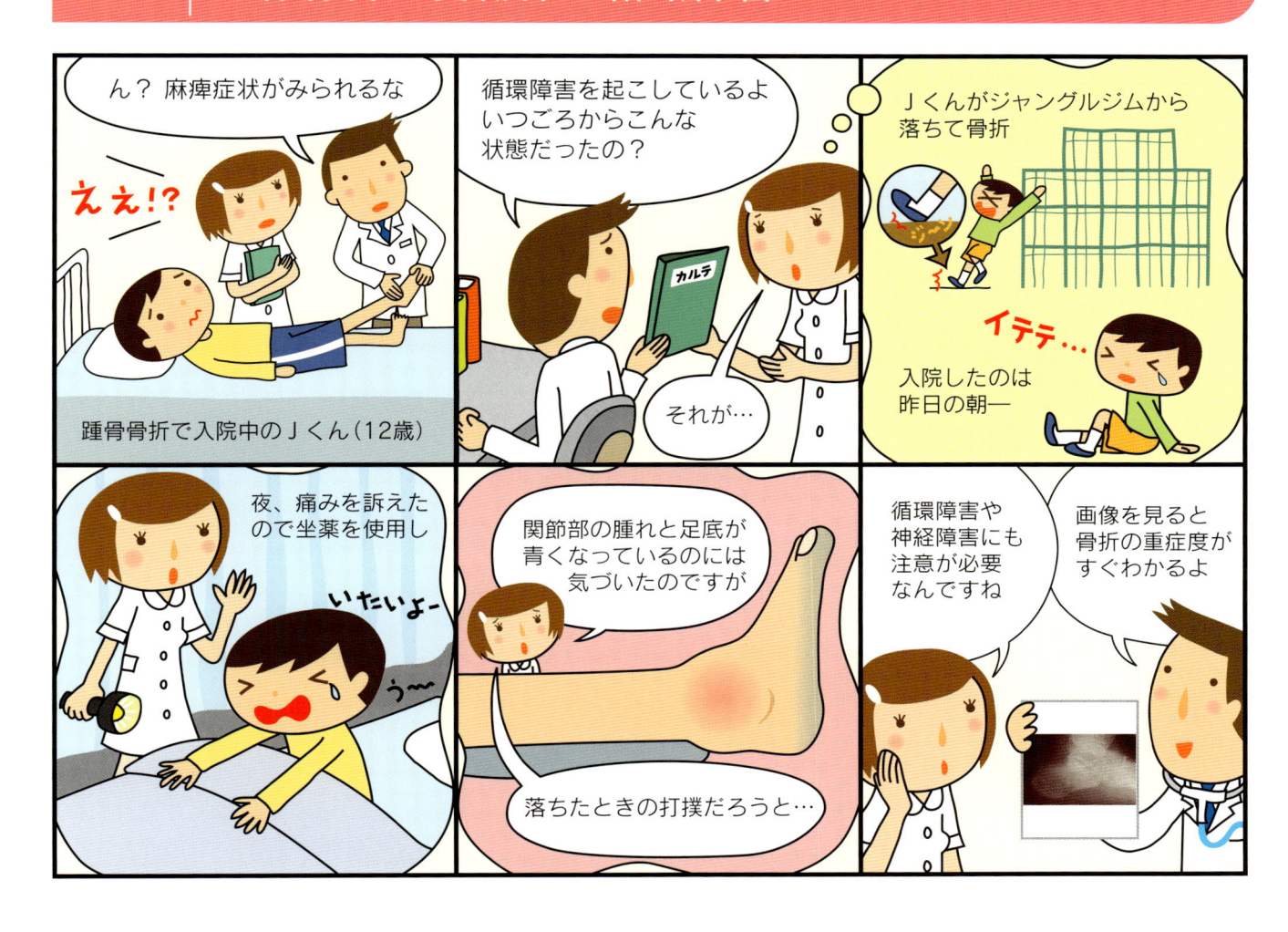

踵骨骨折の程度はアントンセン撮影で確認

　12歳の男の子が、公園のジャングルジムから飛び降りて受傷。受診時は、右の足底部が青ざめている状態でした。整形外科医の診断は踵骨骨折。関節部の腫張もあり、入院加療となりました。

　患部の観察としては、3時間ごとに痛みや腫張の確認を行い、夜勤時に患者さんが患部の痛みを訴えたため、担当ナースは疼痛時の指示薬である痛み止めの坐薬を入れました。

　その際ナースは関節部が腫れているのに気づき、負担を少しでも軽くしようと、布団を重ねて足を挙上しました。

また、足底部が青ざめていることにも気づきましたが"飛び降りたときの打撲だろう"と考え、特に気には止めませんでした。患者さんは痛みが落ち着いたようで、そのまま眠りにつきました。

　ところがその翌朝、主治医の診察時に、患者さんの第4趾から第5趾にかけて動きが鈍く、さらに麻痺症状もあることがわかりました。

　医師から「いつごろからこのような状態にあったのか」と尋ねられたナースは、「夜2時ごろから痛みが強く、腫れも増強してきたため、毛布を使って足を挙上した」と医師に説明しました。

　しかしその時点で受傷部の周囲は、腫張により圧迫されて循環障害を起こしており、早急に対応が必要な状態だったようです。足底が青くなっていたのは打撲ではありませ

図1　踵骨アントンセン撮影

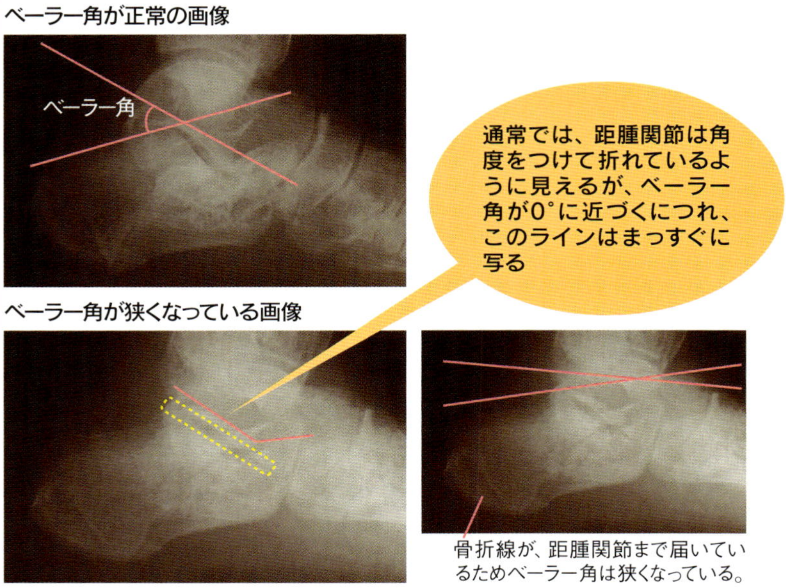

ベーラー角が正常の画像

ベーラー角が狭くなっている画像

通常では、距踵関節は角度をつけて折れているように見えるが、ベーラー角が0°に近づくにつれ、このラインはまっすぐに写る

骨折線が、距踵関節まで届いているためベーラー角は狭くなっている。

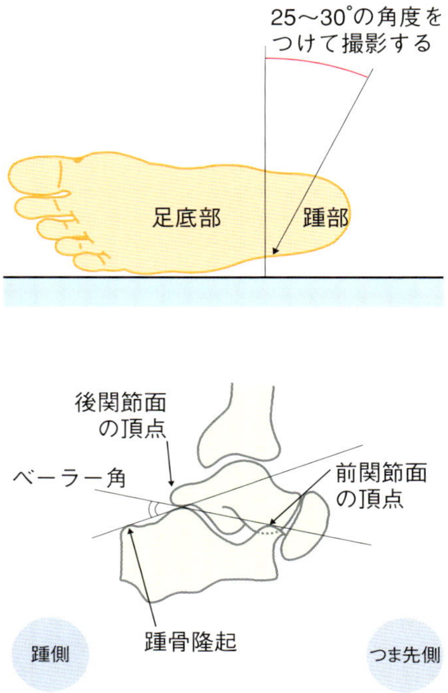

25～30°の角度をつけて撮影する

足底部　踵部

後関節面の頂点
ベーラー角
前関節面の頂点
踵側　踵骨隆起　つま先側

アントンセン撮影：
踵骨の場合に、正面、側面のほかにも側面25°上方および30°後方から単純X線撮影をする方法。前関節面の頂点と後関節面を結んだ直線踵骨隆起を結んだ直線が交わる角度をベーラー角といい、正常20～40°より小さくなっていたら踵骨骨折と診断する。

んでした。一連の経過の中で、何か別の対応策はあったのでしょうか？

　さて、踵骨骨折では、踵骨に骨折線が確認できる程度の場合と、距踵関節の変形が現れるほどの重症例があります。重症かどうかの判断は、ふつうに撮影したX線写真では難しいことがあります。その場合は、「アントンセン撮影」を行った画像があれば、確認は容易です。重症であれば、手術へと進むことが多いでしょう（図1）。

　今回のケースで患者の足底部が青ざめていたのは、飛び降りたときの打撲痕ともとれるでしょうが、強い関節部の腫張があるような場合は循環障害を疑うことも必要です。

　さらに、このような関節部にかかる軽症とはいえない骨折が画像で見られていたとしたら、アセスメントの注意事項として、疼痛や打撲部の観察だけでなく、循環障害や神経障害などにも十分に気を配ることが加わったでしょう。その点をふまえ、患部に触れ、皮膚温や足指の動きを確認すれば、もっと早い段階で医師への報告ができたと思われます。

もし、画像のことがわかっていたら

　さて、10例の具体的なケースを見てきましたが、もし最初から、これらの患者さんの看護計画の客観的な情報の中に画像という項目があったなら、結果はどうなっていたでしょう。

　事例1では、便秘の原因や対応法を知る手だてとして便の位置を確認できていれば、治療やケアの選択が変わったはずです。

　事例2では、「胸水」「体位変換」「呼吸への影響」という3つの関連性を理解できれば、画像の結果から、呼吸状

態に配慮した望ましい体位変換ができたことでしょう。患者さんのSpO₂の低下は防げたかもしれません。

事例3は少し難しく、まず、臥位と立位で画像が違い、臥位ではニボー像が見えにくいことを理解する必要があります。そのうえで、立位で特徴的なガスの所見を知っておけば、とまどいはなかったはずです。

事例4の「脳のCT画像」には、少し難しいイメージがあるかもしれませんが、いくつかの所見は馴染みやすいものです。このケースの外傷に伴う出血（たんこぶ）も理解しやすい画像でしょう。出血が明らかであることを医師と確認し、その出血量をふまえて、対側への再出血の可能性と、それに伴う身体所見を把握できれば、素早い急変対応ができたはずです。

事例5では骨折の診断ではなく、牽引の評価に画像を利用しています。画像の理解ができていれば、「痛み」の部位確認と原因を把握できたでしょう。なぜ痛みがあるのかを画像データで確認することは、患者さんに説明するうえでも重要です。そして、大事なポイントは、牽引療法を行った直後の適切な画像所見を把握しておくことです。比較できれば、異常も明らかになりやすいでしょう。

事例6にあるような「胸部X線」から呼吸病態を見抜く技術は、難しい領域かもしれません。しかし、白い部分、黒い部分、まだらな部分が何を意味しているかは、おおよそ理解できるはずです。そこに解剖学的な知識をつなげて根拠を導けたなら、自信をもって看護ケアを行うことができるでしょう。

事例7の胃管カテーテルは、腹部ドレーンの一種と捉えます。であれば、留置されているカテーテルの長さ、挿入位置、管からの排液、そして正常に働いているかどうかの確認は欠かせません。そして、見えない部分を確認できるのはX線写真です。そこに気づけば、挿入位置の問題は、すぐにわかるはずです。

事例8は、ケアを行ううえで見えていなかったことを画像が教えてくれる例です。受傷部が前胸部と言われたら、受傷部をかばうケアをするのはごく当たり前でしょう。しかし、慎重にケアを行っているのに、患者さんは痛みを訴える。明らかにおかしいですね。

そんなとき、X線写真で骨折部の位置を確認すれば、痛みの理由がすっきりわかります。後側が骨折しているのですから、背中を押したら痛いはずです。障害部位を確実にしてケアに生かすことは、とても大事なことなのです。

なお、胸部のレントゲンでは背に板を置き正面から照射しているため、肋骨部位の判断は簡単とはいえません。勘違いが起こりやすいため注意が必要です。

事例9からはCTによって病巣の特徴、すなわち出血の位置、大きさ、量などを把握できたら、患者さんにいま起こっていること、今後どのようなことが起こりそうかという判断を大きく助けてくれることがわかります。

もちろん、それを"ナースが診断できなければならない"ということではありません。担当の医師が、必ずそれらの情報を把握しているはずなので、その所見を共有することが重要なのです。予測ができていれば、患者さんの今後の観察には欠かせない情報になりますね。

事例10で言えることは、骨折に伴う内出血や腫張は、必ずしもその部位に生じるとは限らない、ということです。

この症例のように、踵骨・足関節の骨折の診断を受けた患者さんでも、その下方、すなわち、かかと部に腫張を伴うことがあります。受傷部位と骨折部、さらには患部の保持状況をふまえた観察を行うことで、受傷部以外に起こっている何か、たとえば「循環障害」や「神経障害」を予測していくことができると思います。

さまざまな場面を見てきましたが、これ以外にも、画像がケアに生かせることは少なくありません。つまり、画像が読めたら、日々の「ケアの質」を高めるための大きな力になると言えるでしょう。

画像をどう学べばいい?

画像の見かた、ケアへの生かし方を学ぶには、画像が何を意味しているのかを、どこにどのような臓器があるのかという解剖学的な基礎を考えながら、繰り返し見ていくことになります。

ただ、臨床では画像を見る機会があったとしても、異常を示した画像であることが多いかもしれません。そこで、正常な画像を意識するクセを身につけておきましょう。

患者さんのこれまでの画像を並べ、過去のものと比較をすることで、どこがどのように変化をきたしたかを見ていくのが近道です。"ちょっとおかしい""これが原因かもしれない"、そう考えることができたらしめたものです。

第 3 章

わかっておきたい基本画像
正常と異常画像のここが違う

画像のどこが異常なのかを知るポイントを、正常画像との比較で見ていきます。異常がどのように見えるのか、時間経過でどのように変化していくのか、見かたを変えるとどう写るのかを解説します。

久志本成樹

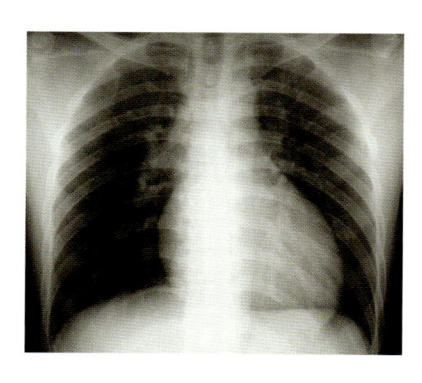

① 頭部CT　　p59
- 脳梗塞　　● クモ膜下出血　　● 視床出血・被殻出血
- 小脳出血・橋出血
- 外傷（急性硬膜下血腫/急性硬膜外血腫/脳挫傷/慢性硬膜下血腫）

② 胸部X線　　p73
- 心臓（うっ血性心不全/急性動脈解離）　● 気胸　● 無気肺
- 肺炎　● 胸水　● 皮下気腫・縦隔気腫

③ 腹部X線　　p85
- 消化器（胃泡/小腸ガス/大腸ガス/ニボー像/消化管穿孔）

④ 骨折や軟部組織のX線　　p92
- 骨折（下腿骨折/大腿骨折/大腿骨顆上骨折/手指の基節骨骨折/膝蓋骨骨折/腓骨骨折/大腿骨頸部骨折/鎖骨骨折/肋骨骨折/骨折の治癒）

⑤ 腹部エコー　　p104
- 胆嚢（胆石/急性胆嚢炎/胆嚢ポリープ）
- 肝臓（脂肪肝/肝硬変/肝嚢胞・腎嚢胞/肝腫瘍）
- その他の腹部エコー像（腹水/水腎症/FAST）

⑥ MRI　　p117
- 脳梗塞　● 椎間板ヘルニア　● 脊髄損傷
- MRCP（MRIによる胆管膵管造影）
- MR血管造影（MR angiography）

❶ 頭部CT

正常な頭部CT画像の例

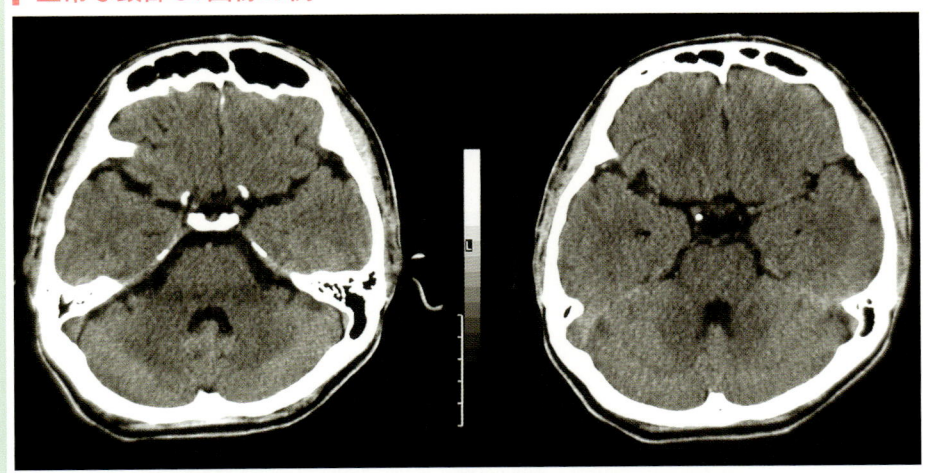

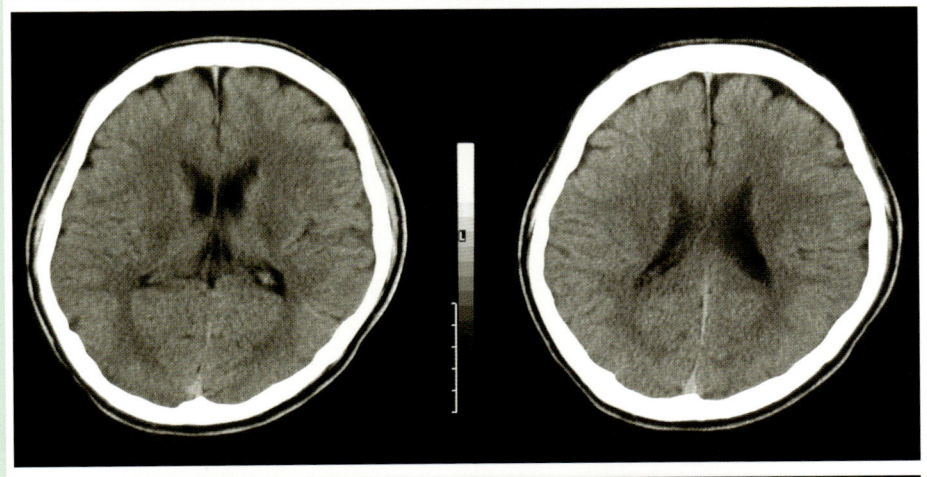

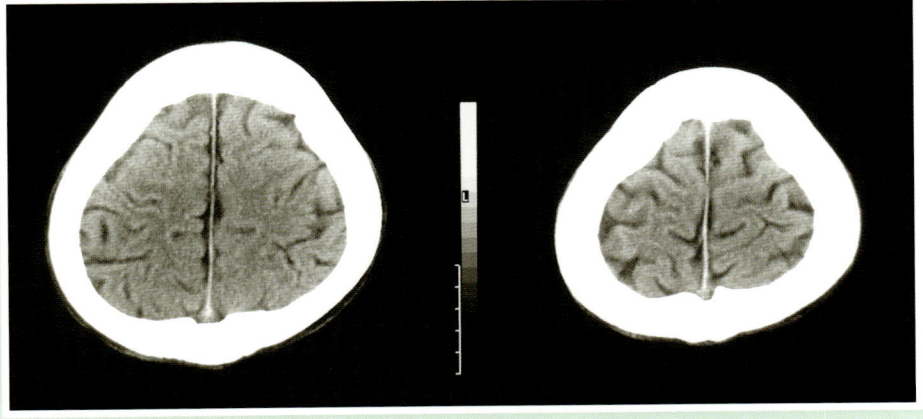

項目一覧
- 脳梗塞
- クモ膜下出血
- 視床出血・被殻出血
- 小脳出血・橋出血
- 外傷
  - 急性硬膜下出血
  - 急性硬膜外出血
  - 脳挫傷
  - 慢性硬膜下出血

● まずは、左右がほぼ対称な、正常脳をなんとなく理解してください。見え方は骨が「白」、髄液のある脳室が「黒」です。なお、出血は「白」、梗塞や浮腫は「黒」になります。

脳梗塞の見かた

脳梗塞の急性期の画像変化

●脳出血では、発作直後にCTで指摘できる異常が出現するのに対して、脳梗塞では、直後にはCT上に明らかな所見は認められません。1〜2時間程度で、早期の所見が出始めます*。

●発症後6時間程度経過すると、明らかな脳浮腫が認められます。その結果、CTでも、浮腫の部分が周囲の正常な脳よりも黒く認められます。また、脳の表面のしわ（脳溝(のうこう)）がはっきりとしなくなるので、左右差を見るのが一番よいと思います。その後は、2〜3週間以降に萎縮が生じます。

●脳梗塞では、正常な脳の血流が障害されることになり、その部分がむくみ、腫れてきます。これがCT上の"まわりより黒く見える""脳のしわがわかりにくくなる"という所見につながります。

●脳梗塞は発症からの時間経過とともに、CTでの見え方が変化します。ここでは、急性期のみに限定して、代表的なCT像を呈示します（図1、2）。左右差と脳の表面のしわの見えかたに注目してください。図3は練習です。ちょっと眺めてみてください。

> **脳梗塞のCT画像 まとめポイント**
> ●画像はすぐに変化しません。1〜2時間後に早期所見が出始めます。
> ●発症後、6時間程度の経過で浮腫が起こり、その部分が黒くなり、脳のしわは見えにくくなります。
> ●左右差、表面のしわの見え方に注目します。

図1　左片麻痺にて脳梗塞を発症したケース「6時間後のCT所見」

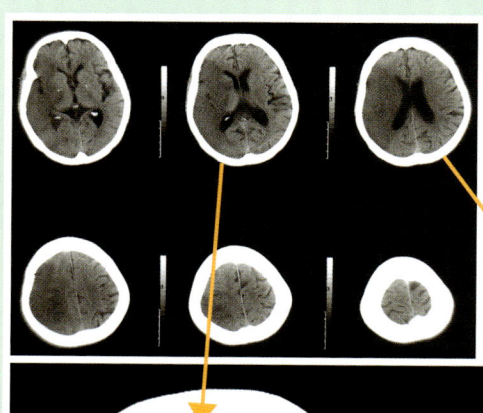

●左片麻痺にて発症、6時間後のCTです。
●左のCTの上段の真中、右の画像を下の画像で大きく示しています。

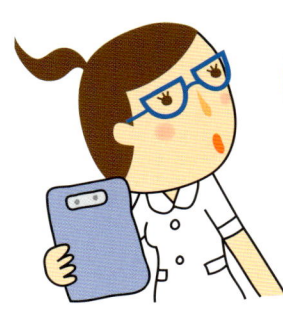

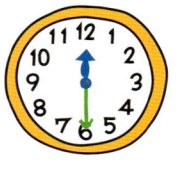

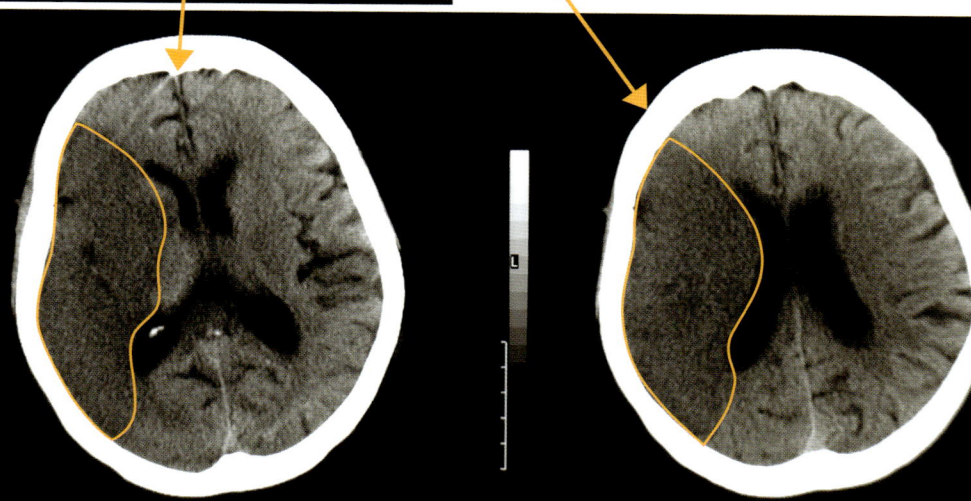

●各CTの左右を比較して見ると、右大脳が大きくさびのように黒く写り、その表面のしわを観察すると、はっきりしなくなっていることがわかります。
●中大脳動脈領域の脳梗塞によって、むくみが始まっている所見です。
●CTは断面像を頭のほうからではなく、足のほうから見ていますので、写真の左が右脳となります

*脳梗塞の初期虚血変化を勉強したい方は、超急性期脳梗塞に対する血栓溶解療法の臨床試験（MELT JAPAN）に関するウェブサイトhttp://melt.umin.ac.jp/index.htmを参考にしてください

図2　左片麻痺にて脳梗塞を発症したケース「発症後3日目のCT所見」

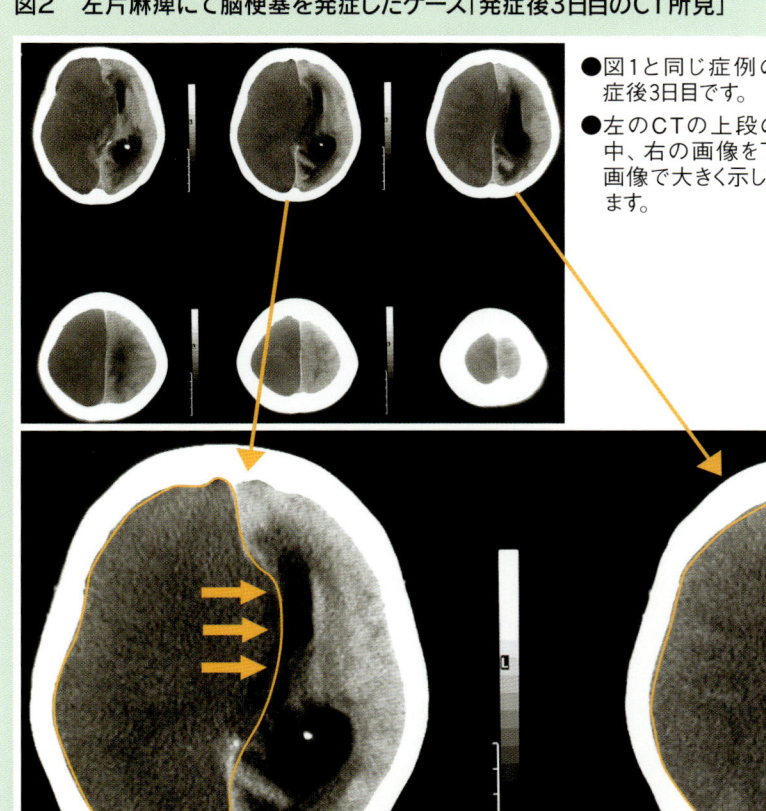

- 図1と同じ症例の発症後3日目です。
- 左のCTの上段の真ん中、右の画像を下の画像で大きく示しています。

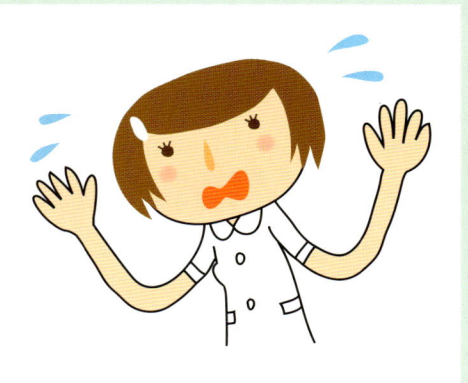

- 発症後3日目に施行した頭部CTでは右大脳が全体に黒くなり、中大脳動脈領域だけでなく、前大脳動脈と後大脳動脈の領域も梗塞となっています。
- 非常に強い脳のむくみが生じているため、脳のしわがはっきりと見えないだけでなく、反対側の脳そのものを圧迫しているのがわかります(→部分)。

図3　左片麻痺にて脳梗塞を発症したケース「3時間後のCT」

左右は同じ画像。右で見え方を示しています

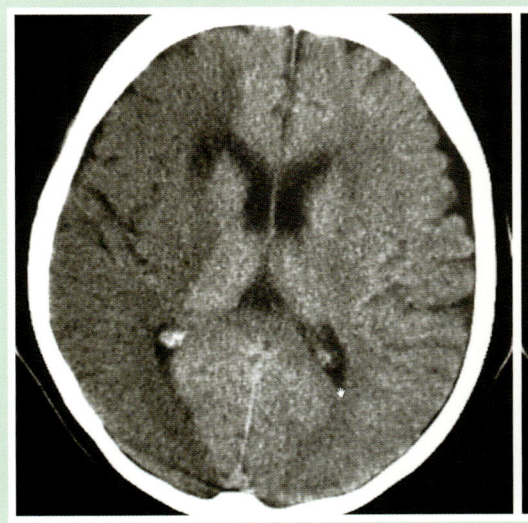

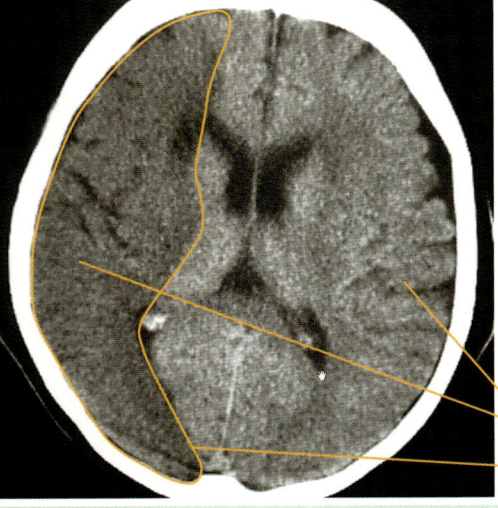

- 図1、2とは別の症例です。
- 左大脳と右大脳を比較してみると、右大脳に淡く黒く写る範囲があります。
- その表面のしわを観察すると、脳の黒く見える部分は、しわがはっきりしなくなっていることが読み取れるでしょう。これも中大脳動脈領域の脳梗塞です。

しわの見え方が違う
淡く黒く見える範囲

第3章　わかっておきたい基本画像　頭部CT

クモ膜下出血の見かた

クモ膜下出血とは

- クモ膜下出血は、突然の頭痛、特に後頭部痛や意識障害で発症することが多く、頭痛は"今までに経験したことがない痛み"とか、"後頭部をなぐられたような痛み"などと表現されることもあります。
- 脳の表面の膜の構造を覚えていますか？ 脳そのものを覆っているのが軟膜です。頭蓋骨の直下に硬膜があり、その下にクモ膜があります（図1）。この3枚の膜のうち、クモ膜の下に出血が起きると、脳溝の表面に入り込みます。

白い血腫が特徴

- クモ膜下出血の原因としてもっとも多いのは、脳動脈瘤の破裂です。クモ膜下出血のCTでは脳底部のクモ膜下腔、シルビウス裂に白い血腫として描出されます。正常なCTと見比べると、その違いがよくわかります（図2）。

クモ膜下出血のCT画像　まとめポイント

- クモ膜下出血では、脳のしわの中に血液が入り込みます。
- CTでは、脳底部のクモ膜下腔、シルビウス裂に入り込んだ血腫が白く見られます。
- 橋の前方の部分のクモ膜下出血では白い5角形が見られます。

- 橋の前方の部分のクモ膜下出血が白い5角形に見えるので、この部分は「ペンタゴン」や「ヒトデのような形」と表現されます。CTのどの部分に出血が認められるかを目で覚えると、クモ膜下出血が見えるようになるでしょう（図3）。
- 頭部CTでは、血液は血腫として固まりになっていれば白く写りますが、固まっていなければ黒くなります。ですから、血管の中を流れる血液が白く見えることはありません。クモ膜下出血が少量の時には、その診断は容易ではないこともあります。

図1　脳をカバーする3枚の膜

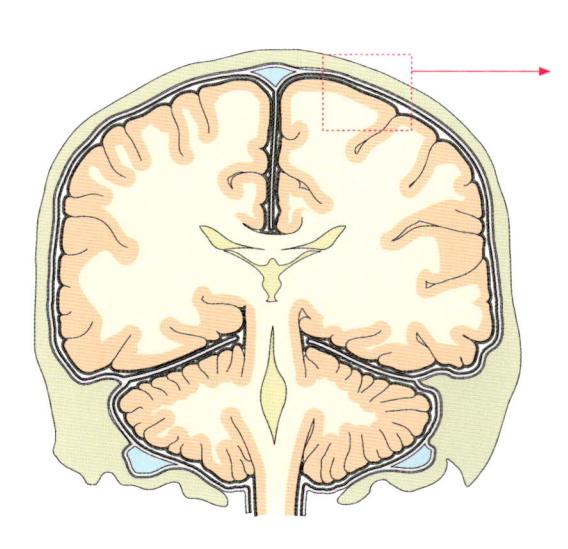

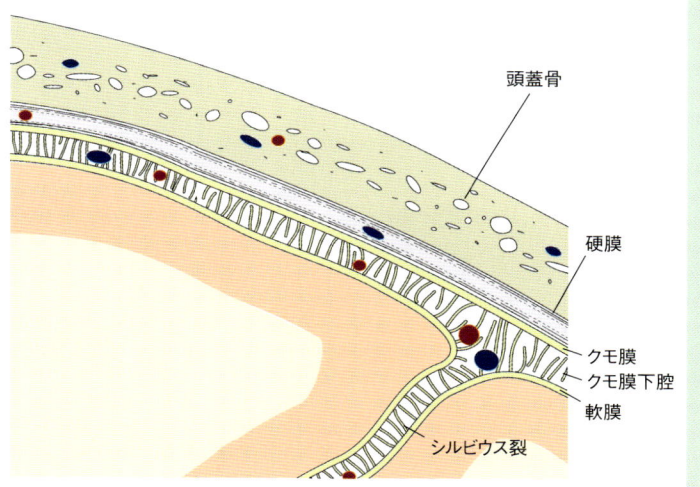

（頭蓋骨、硬膜、クモ膜、クモ膜下腔、軟膜、シルビウス裂）

- 頭蓋骨の下で脳は3枚の膜によってカバーされています。
- 脳そのものを覆っているのが軟膜です。頭蓋骨の直下に硬膜があり、その下にクモ膜があります。
- クモ膜下出血では、出血は脳のしわの中に入り込みますが、硬膜下血腫や硬膜外血腫では脳の表面のしわの中に血液が入り込むことはありません。

図2 クモ膜下出血のCTと正常像の比較

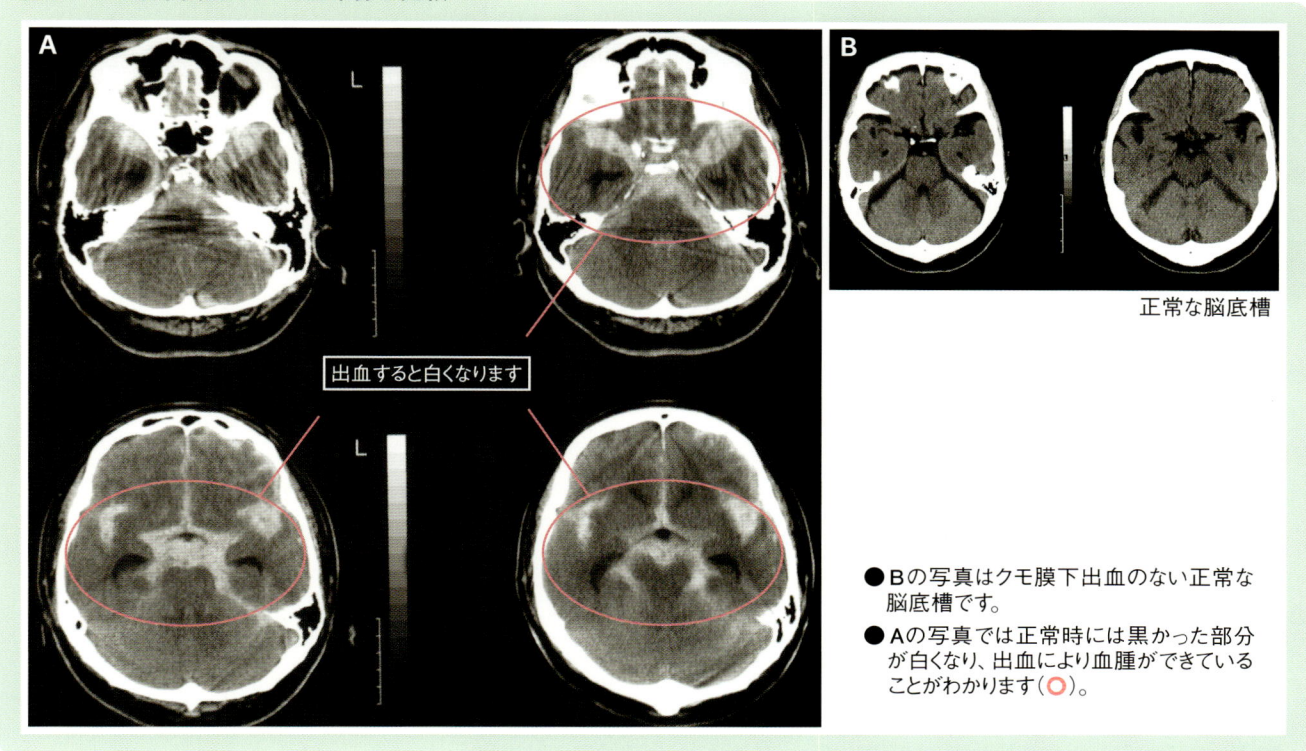

出血すると白くなります

正常な脳底槽

- Bの写真はクモ膜下出血のない正常な脳底槽です。
- Aの写真では正常時には黒かった部分が白くなり、出血により血腫ができていることがわかります（〇）。

図3 クモ膜下出血のCT所見

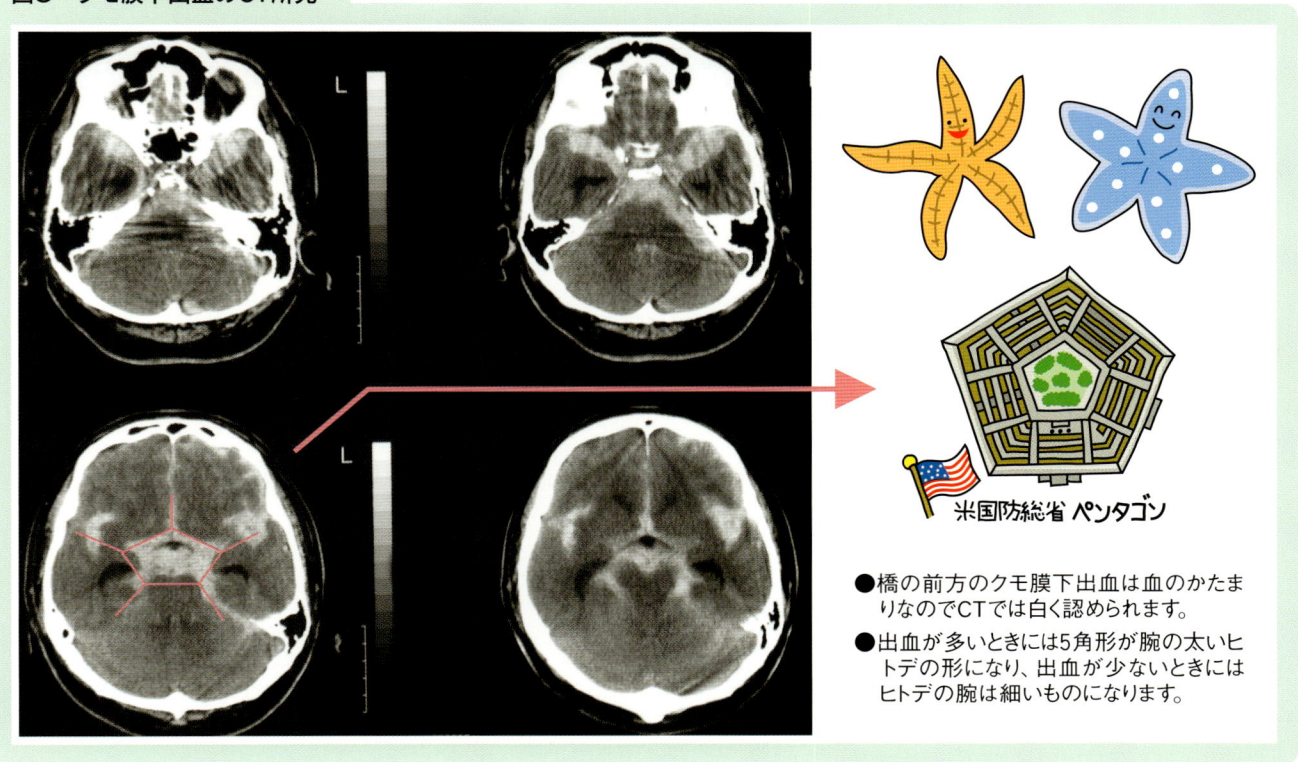

米国防総省 ペンタゴン

- 橋の前方のクモ膜下出血は血のかたまりなのでCTでは白く認められます。
- 出血が多いときには5角形が腕の太いヒトデの形になり、出血が少ないときにはヒトデの腕は細いものになります。

視床出血・被殻出血の見かた

視床と被殻の出血

- 高血圧性脳内出血の好発部位として「被殻」「視床」と次項の「小脳」「橋」、さらに「大脳皮質下」があげられます。繰り返しになりますが、頭部のCTで白く写るのは血腫で、断面を足のほうから見ているので、画像上の左が実際の右側、右に写っているものが左側になります。
- 脳内出血部位はscheme（画像をもとにした下絵）と見比べれば、イメージしやすいかもしれません。内包という太い線維束の内側が視床、外側が被殻です。実際に大きな出血例では、どちらとも区別がつかないことが少なくありません（図1）。

血腫量を推定できる

- CT画像から、どのくらいの血腫量なのかを推定することが可能です。推定式は、血腫が球体（回転楕円体）という仮定で、長径×短径×高さ÷2 として計算します。
- 例えば、もっとも血腫が大きく見える部分に縦30mm×横40mmの血腫があるとき、CTで何スライス写っているかをもとに計算できます。高さが5cmならば3cm×4cm×5cm÷2＝30mLとなります。

視床出血・被殻出血のCT画像　まとめポイント

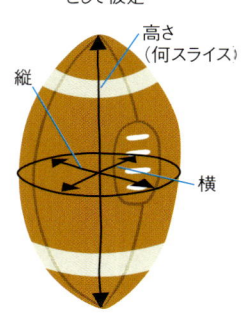

- 白く写る部分が、血腫です。
- 内包という太い線維束の内側が視床で、外側が被殻です。大きな出血例での区別は困難です。
- 白く写った部分から、血腫量の推定ができます。

図1　視床出血・被殻出血

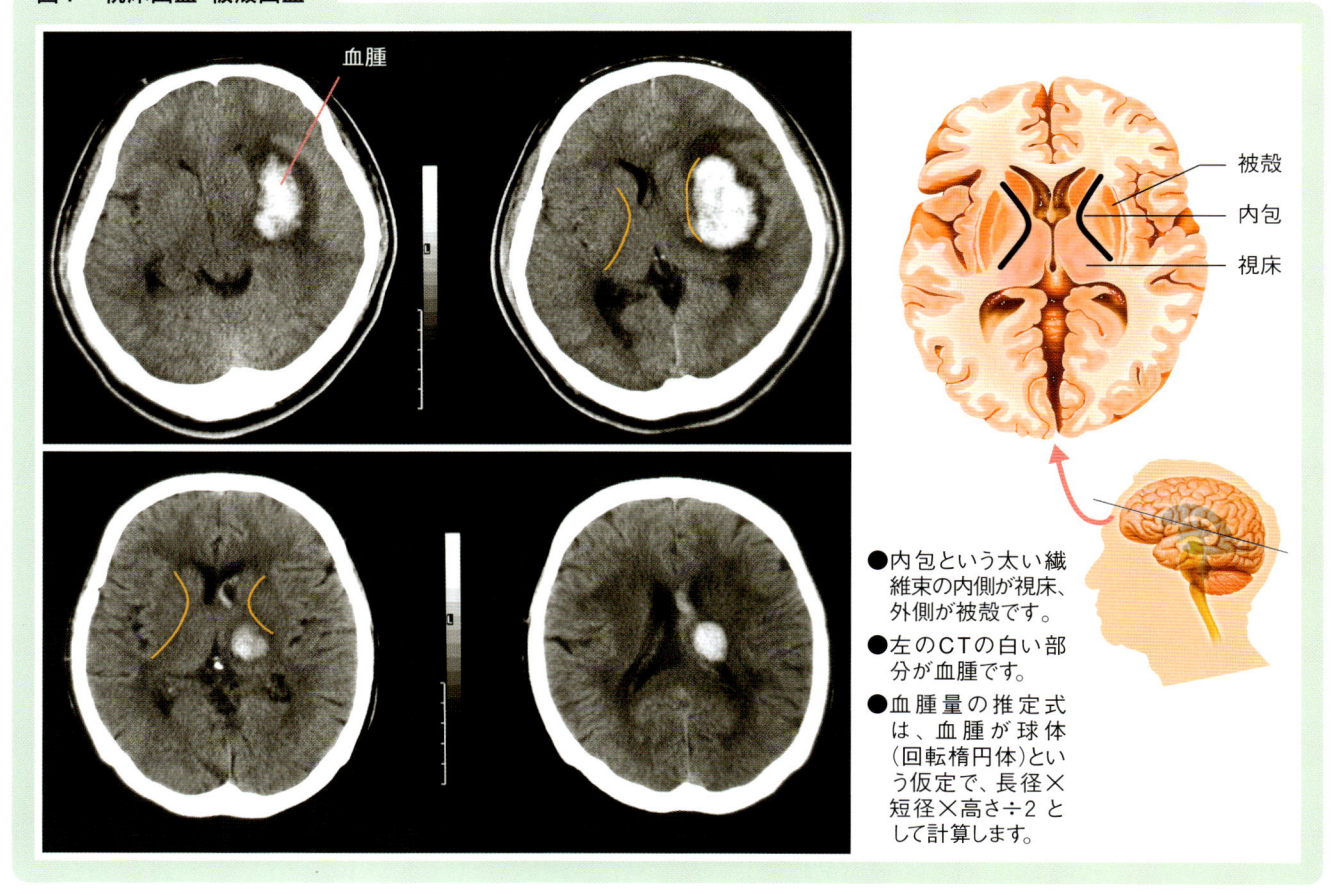

- 内包という太い繊維束の内側が視床、外側が被殻です。
- 左のCTの白い部分が血腫です。
- 血腫量の推定式は、血腫が球体（回転楕円体）という仮定で、長径×短径×高さ÷2 として計算します。

小脳出血・橋出血の見かた

小脳出血・橋出血のCT画像　まとめポイント
- 白く写る部分が、出血です。
- 小脳、橋、脳室の位置関係をイメージして、画像を見ないと出血部がわかりにくいでしょう。

出血位置をイメージする

- CTで白く見えるものが出血であることはいままでに解説をしてきましたので、図1を見ると出血している場所が、はっきりとわかるはずです。
- 小脳、橋の出血は、見慣れないと区別がつきにくいかもしれません。特に小脳虫部と橋は、その位置関係のイメージがはっきりとしないと混乱します。図1では小脳と橋、脳室との位置関係も示しています。位置関係がわかれば、出血部が理解できるでしょう。

図1　小脳と橋、脳室との位置関係

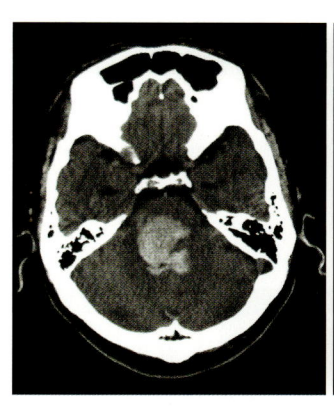

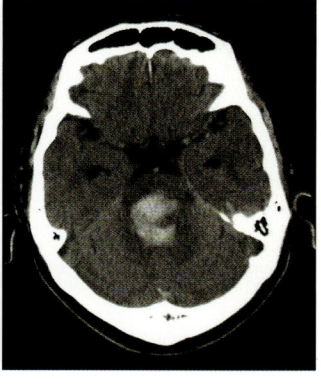

- 立体的なモデルからイメージしてみてください。
- 白い部分が出血であることはすぐにわかると思いますが、頭部のCT写真の中で、小脳や橋がどこに写るのかがわかれば、どこの出血なのか読むことができるはずです。

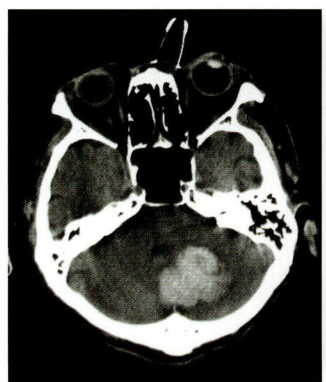

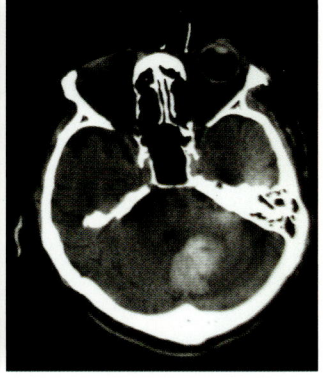

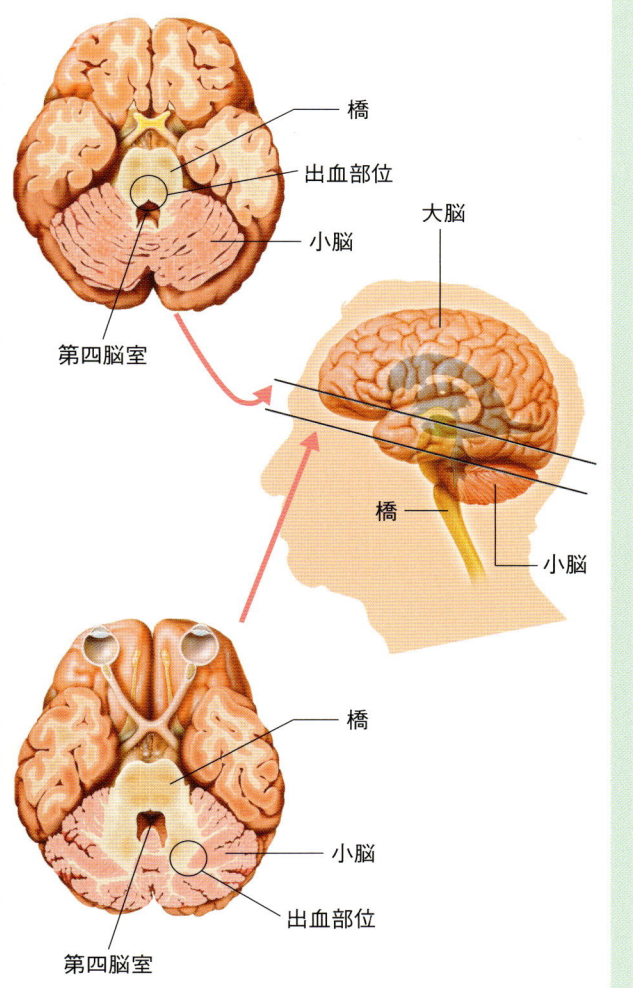

外傷：急性硬膜下血腫と急性硬膜外血腫の見かた

頭部外傷の代表的所見

●頭部外傷でみる代表的なCT所見は、頭蓋骨や頭蓋底の骨折、皮下血腫、急性硬膜外血腫、急性硬膜下血腫（図1）、脳挫傷や外傷性クモ膜下出血などです。
●脳出血や脳梗塞でも、出血や梗塞が起こった部位の周辺では浮腫が生じますが、外傷でも、受傷部位あるいは脳全体の浮腫が認められることがあります。ここでは、急性硬膜下血腫と硬膜外血腫だけをとりあげてみます。

出血の位置で見え方が異なる

●クモ膜下出血のところで、脳を覆う膜のことをお話ししましたが、骨とすぐその内側にある硬膜の間に溜まったものを硬膜外血腫、硬膜の内側に出血したものを硬膜下血腫といいます。
●骨と硬膜の間は比較的結合が強いために、ここへの出血はあまりひろがることなく閉じこめられたような形になり、凸レンズ型になります（図2-A）。
●これに対して、硬膜とその下のクモ膜との結合は粗なため、三日月型になりひろがりやすくなります（図2-B）。
●急性の硬膜下血腫では、血腫によって脳そのものの損傷の合併を多く認めます。

> **急性硬膜下血腫と急性硬膜外血腫のCT画像 まとめポイント**
>
> ● 骨とすぐその内側にある硬膜の間に溜まったものを硬膜外血腫、硬膜の内側に出血したものを硬膜下血腫といいます。
>
> ● 骨と硬膜の間の出血は、凸レンズ型になります。
>
> ● 硬膜とクモ膜との結合は粗なため、硬膜下血腫は三日月型になりひろがりやすくなります。

図1　急性硬膜下血腫

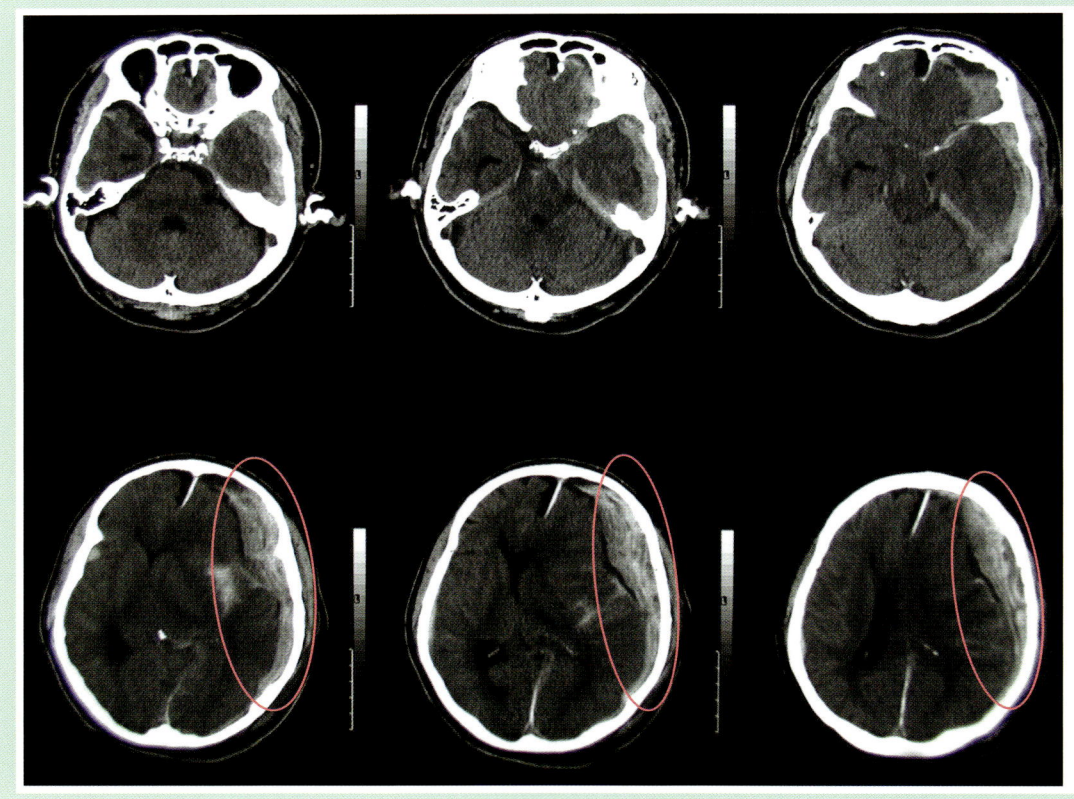

●真っ白く見える頭蓋骨の内側に、血腫が白く三日月型に認められます（〇）。
●脳の表面のしわに沿って入り込んでいる白い出血は外傷によるクモ膜下出血です。

図2　急性硬膜外血腫（A）と急性硬膜下血腫（B）

急性硬膜外血腫

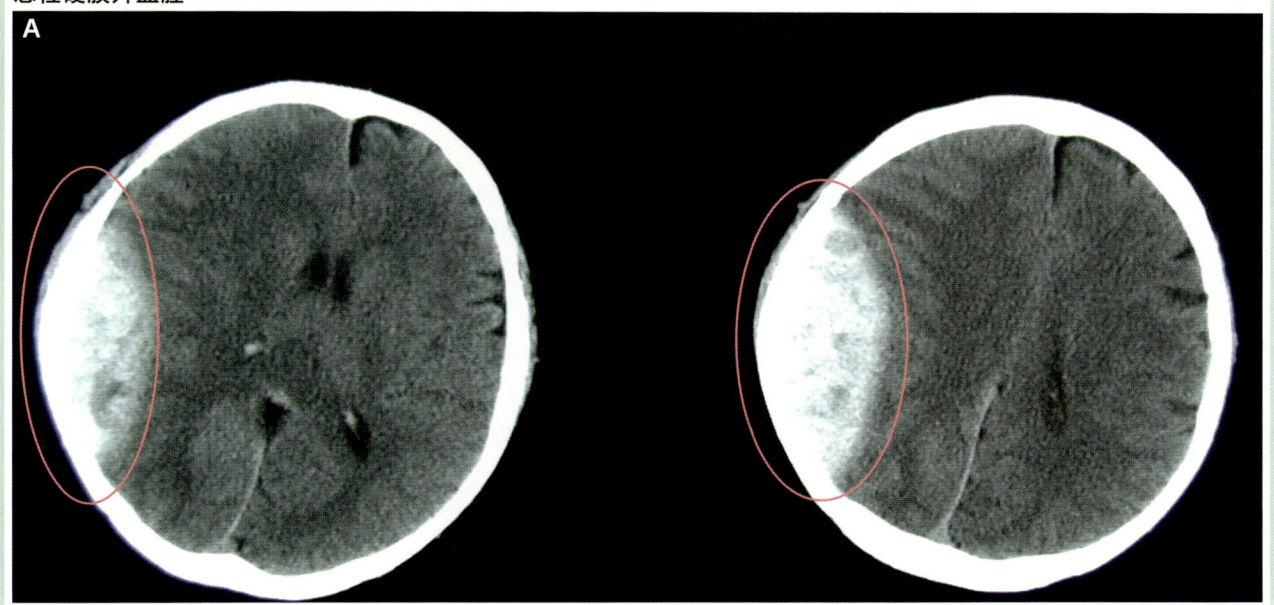

A

急性硬膜下血腫

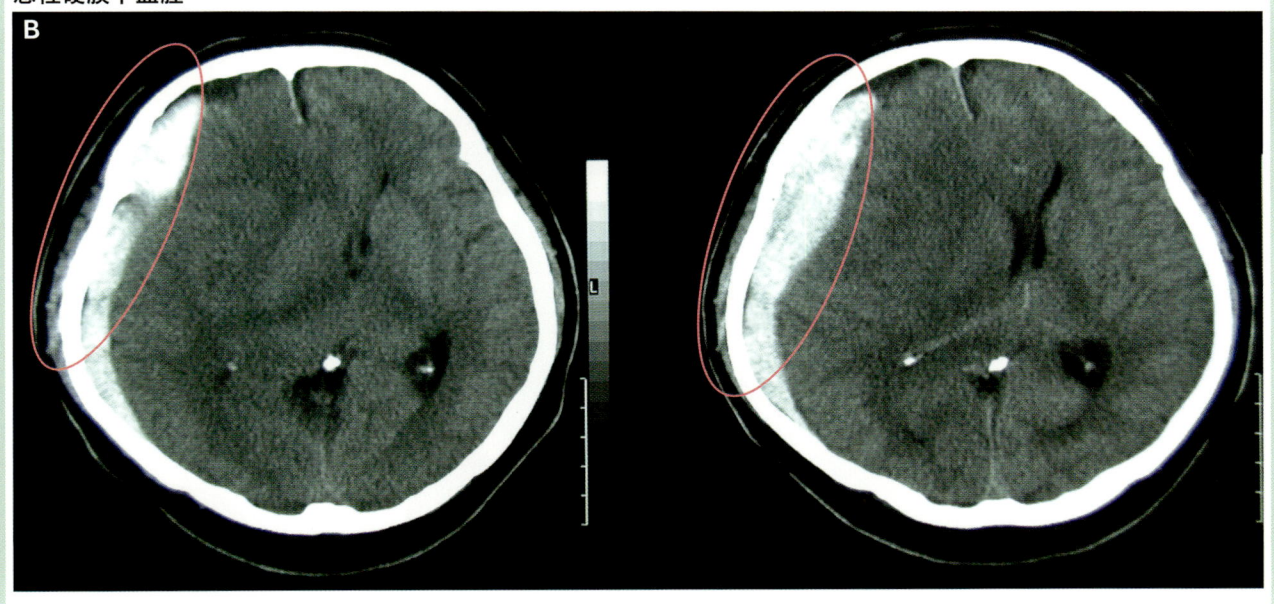

B

- Aの急性硬膜外血腫は、「凸レンズ型」の白い高吸収域として見られます。
- Bの「三日月型」をした急性硬膜下血腫とはずいぶんと違います。
- 急性硬膜外血腫では多くの場合は、頭蓋骨骨折を伴います。

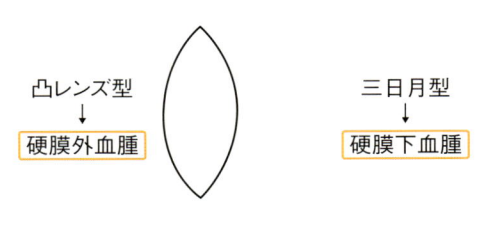

凸レンズ型
↓
硬膜外血腫

三日月型
↓
硬膜下血腫

外傷：脳挫傷の見かた

脳挫傷の代表的所見

- 脳挫傷のCT所見は、英語でsalt & pepperとかmottled（まだらの、斑紋のある）などと表現されます。salt & pepperは"霜降りの"とか、"ごま塩の"という意味です。
- 脳挫傷は、脳実質の強い打撲による内出血とその周囲の腫れ、むくみ、組織の壊死などの混在した病態で、血腫が白、浮腫や壊死の範囲が黒としてCTでは描出されます（図1、2）。ベッドの角にぶつけた太ももが、腫れて内出血を起こしているのと同じです。
- 頭部外傷直後には、所見がはっきりとしないこともしばしばで、時間とともに明らかになります（図3）。
- 挫傷による点状の出血が増大・融合すれば外傷性脳内血腫になり、また、出血の周囲の浮腫は2〜3日は増強するのが一般的です。
- 脳挫傷は、後頭部をぶつけたときにその対側の前頭葉に、また、側頭部をぶつけたときには対側の側頭葉などに見られることが多いですが、1か所のみとは限りません。たいていの脳挫傷は、急性硬膜下血腫などの脳実質外の血腫を伴います。
- 頭部外傷で、白黒のまだらな状態が脳実質にあれば脳挫傷です。salt & pepperは塩とこしょうであり、また"ごま塩"も、脳挫傷の白黒混在のイメージとは直結しにくいような気もしますが、日本人の感覚だからでしょうか。

脳挫傷のCT画像 まとめポイント

- 脳挫傷のCT画像では、血腫が白、浮腫や壊死の範囲が黒になります。
- 頭部外傷後、すぐには所見がはっきりしないことが多く、時間経過とともに明らかになります。
- 頭部外傷のCT画像で、脳実質に白黒のまだら状態があれば、脳挫傷だと言えるでしょう。

図1　脳挫傷のCT　上下は同じ画像。下で見え方を示しています

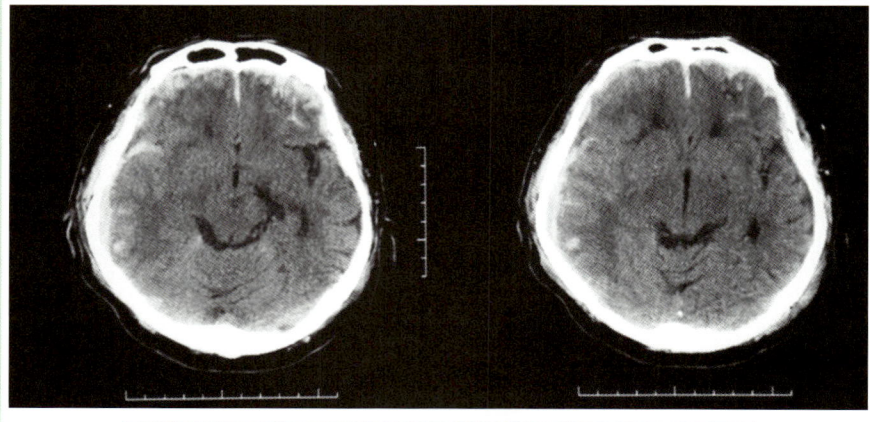

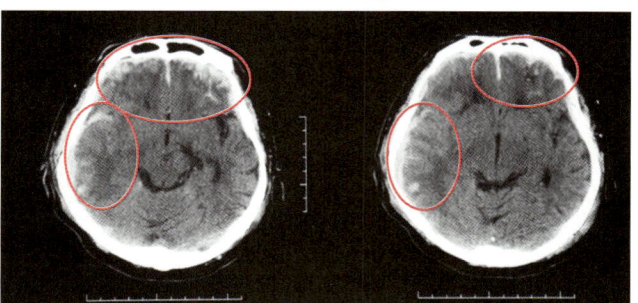

- 脳挫傷部位（下の○）は、salt & pepper（"霜降りの"とか、"ごま塩の"）と表現されます。
- 脳実質の強い打撲による内出血とその周囲の腫れ、むくみ、組織の壊死などの混在した病態です。
- CT画像では、血腫が白、浮腫や壊死の範囲が黒として描出されます。挫傷部位を見てみてください。

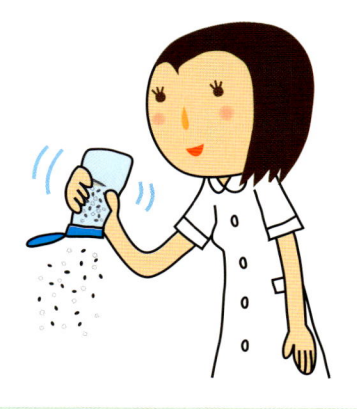

図2　脳挫傷のCT　左右は同じ画像。右で見え方を示しています

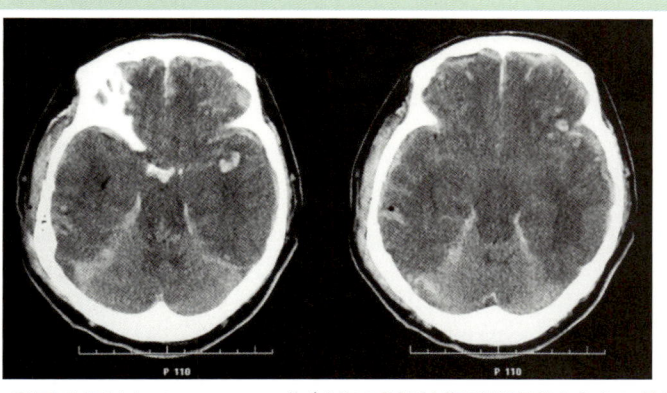

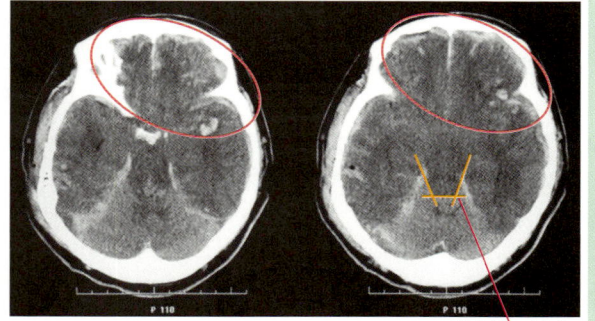

脳底槽の消失

- 図1と同じくsalt & pepper、"ごま塩の"脳挫傷が前頭葉を中心に見られます（○）。
- 図1との違いは──で示す脳底槽が消失していることであり、頭蓋内圧が亢進していることを示しています。

図3　脳挫傷の時間的経過

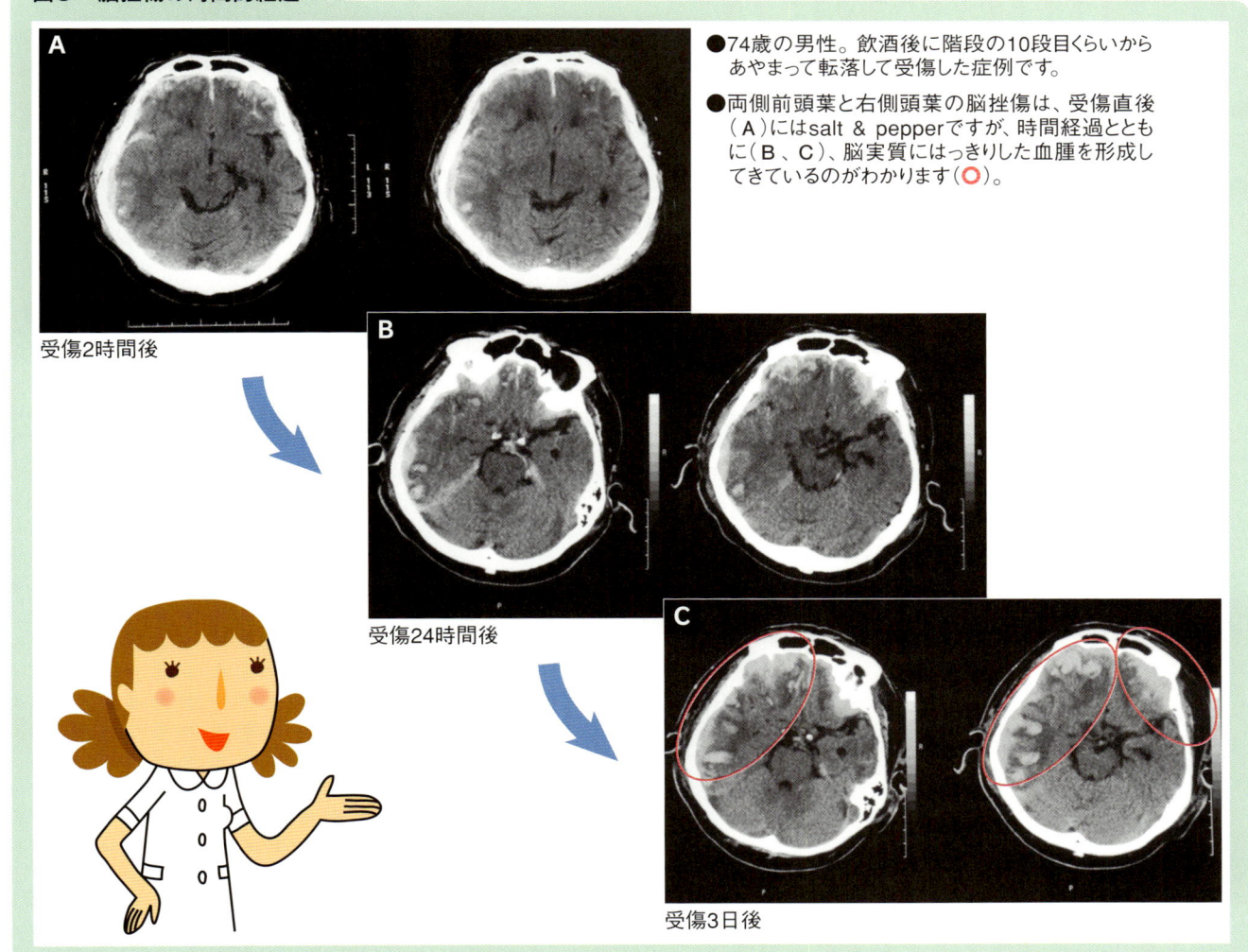

A　受傷2時間後

B　受傷24時間後

C　受傷3日後

- 74歳の男性。飲酒後に階段の10段目くらいからあやまって転落して受傷した症例です。
- 両側前頭葉と右側頭葉の脳挫傷は、受傷直後（A）にはsalt & pepperですが、時間経過とともに（B、C）、脳実質にはっきりした血腫を形成してきているのがわかります（○）。

外傷：慢性硬膜下血腫の見かた

慢性硬膜下血腫の症状とメカニズム

- 慢性硬膜下血腫は、比較的軽微な頭部の外傷後、多くは3～4週間以降に、症状が出てくる硬膜下血腫です。
- 比較的高齢の男性が、「1か月前に転んで頭をぶつけた。意識障害もなく入院もせず、CTでもなんともないと言われていたのに、このところ、どうもぼけたようで（治療可能な認知症）、うまく歩けなかったり、箸や茶碗が持てなかったりする（片麻痺）」といった症状で来院するパターンが典型的だと思います。外傷の既往がはっきりとしないことも少なくありません。
- 硬膜と脳をつなぐ細い静脈が傷ついて、ここから出血した血液と髄液が混ざって、徐々に被膜を作りながら血腫として大きくなるものとされていますが、詳細なメカニズムはわかっていません。両側性が10～20％あります。
- 急性硬膜下血腫が三日月型にひろがることはすでに書きましたが、慢性でもその形態は同じです。
- CT上の違いですが、まず、急性の血腫はCTで高吸収域としてはっきりと見えます。それに対して慢性では、その血腫の性状により、脳実質より低吸収域となるものから、高吸収域となるもの、さらに、黒白や灰色などが混在したり、鏡面像を呈したりするものがあります（図1、2）。
- 色調がなぜ異なるのかというと、貧血のない血液の凝血塊は白く、血腫の溶解した状態では灰色になり、また、ずっと同じ姿勢でいれば濃い部分（CTで白っぽく見えるところ）が下に、薄い部分（CTで黒っぽく見えるところ）が上に分離することもあるからです。

慢性硬膜下血腫のCT画像 まとめポイント

- 外傷後、多くは3～4週間以降にゆっくり症状が出てきます。
- CT画像では、急性硬膜下血腫と同じく血腫が三日月型にひろがります。
- 慢性硬膜下血腫のCT画像は、その色調が急性硬膜下血腫とは異なり、黒白の混在や灰色、鏡面像などさまざまです。

図1　慢性硬膜下血腫の例①

- 慢性硬膜下血腫は、以下のいくつかのパターンに分類されています。
  ・高吸収域型　・等吸収域型　・低吸収域型　・混合型（鏡面形成型）　・両側性

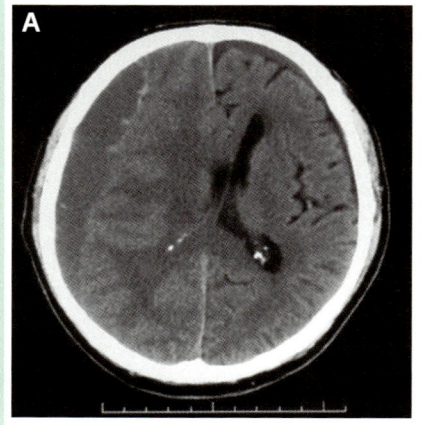

A：右の低吸収域型のCTです。脳表の吸収値と比較してより黒ければ低吸収域型とします。

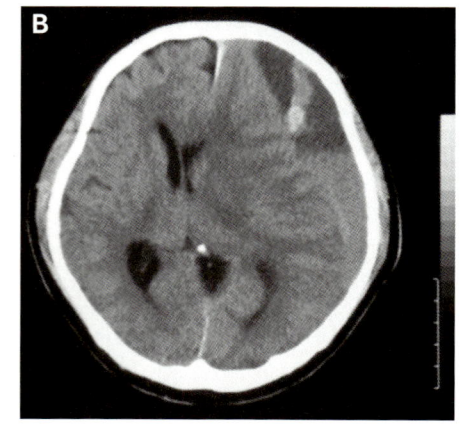

B：左の混合型（鏡面形成型）です。背側では脳表より高吸収域となり、腹側では低吸収域となって鏡面を形成しています。

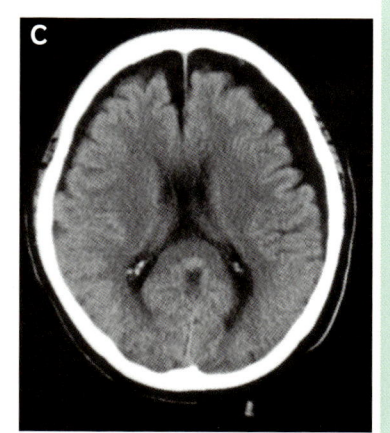

C：脳が萎縮しているだけで、慢性硬膜下血腫ではありません。脳表面の脳溝には圧されて苦しそうな感じがありません。実際の慢性硬膜下血腫では、血腫を取り囲む膜があります。

図2　慢性硬膜下血腫の例②

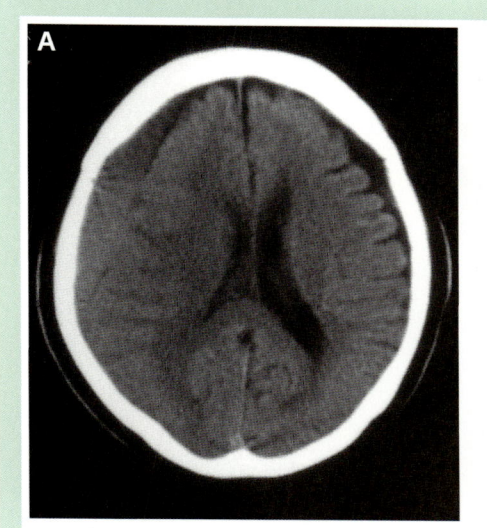

A：右の混合型（鏡面形成型）ですが、ほとんど脳表の脳実質と吸収値が同じであり、等吸収域型に近いものとなっています。

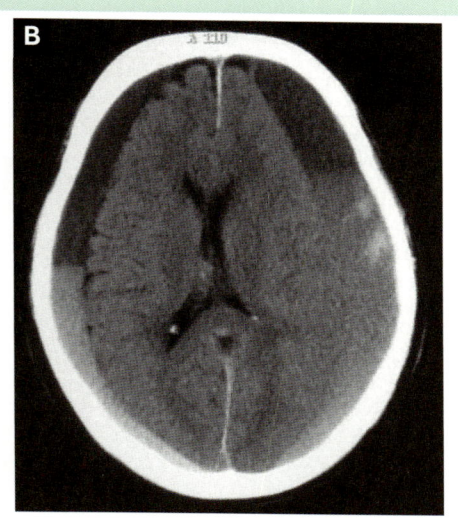

B：両側性の混合型です。両側に鏡面形成をしていますが、右は高吸収域の上に低吸収域、左は等吸収域の上に低吸収域となっています。

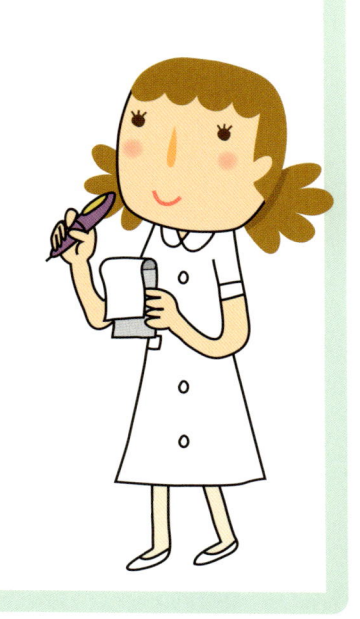

---

column

新しい画像診断①　CTの3D画像（脳血管）

いままで見てきたCT画像は、平面の、それも横断像がほとんどでしたが、CTで解析したものを立体的に構築し直すだけで、画像検査がとても身近に感じられるのではないでしょうか。

いちいち平面からフィルムに影絵として投影したものから読み取らなくても一目瞭然だからです。数枚の画像を呈示しますが、今後まだまだ展開される領域です。

図1　3D-CTによる脳血管撮影

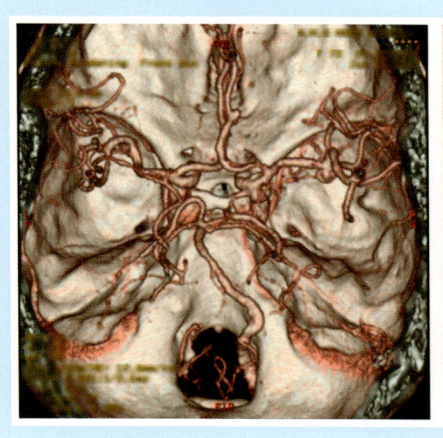

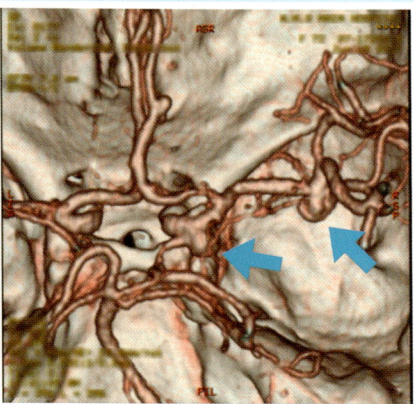

● 頭蓋内の血管が立体的に描き出されています。矢印で示しているのが、脳動脈瘤です。

次ページへつづく

column

新しい画像診断② CTの3D画像（冠動脈、頸部〜肋骨、腹部〜骨盤）

図2　冠動脈の3D-CT

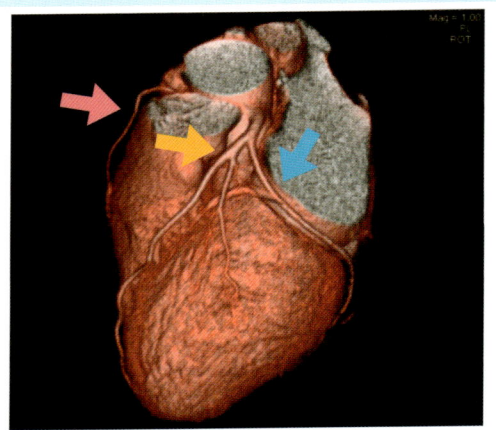

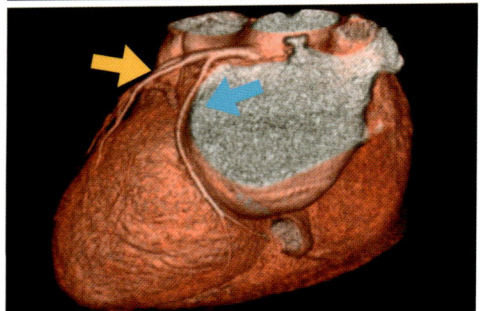

- 決して模型ではなく、冠動脈の評価をCTで行ったものです。狭心症や心筋梗塞をきたすおそれのあるような病変は見られていません。
- ⇒：右冠動脈　⇒：左冠動脈前下行枝
- ⇒：左冠動脈回旋枝

図3　頸部〜肋骨までの3D-CT

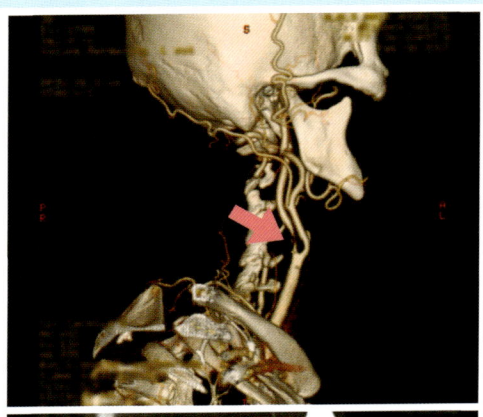

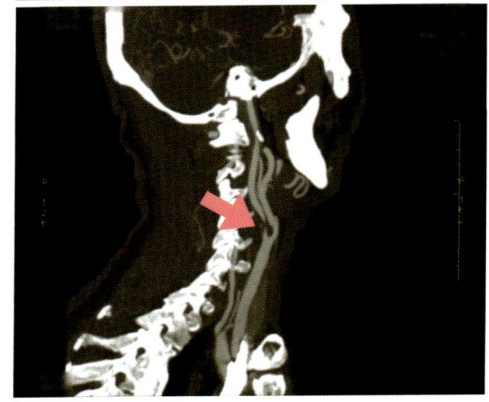

- 頸部の血管、頭蓋骨頸椎、肋骨までをCTで立体画像にしました。
- 右内頸動脈の狭窄（⇒）があるのがわかりますか？

図4　腹部〜骨盤までの3D-CT

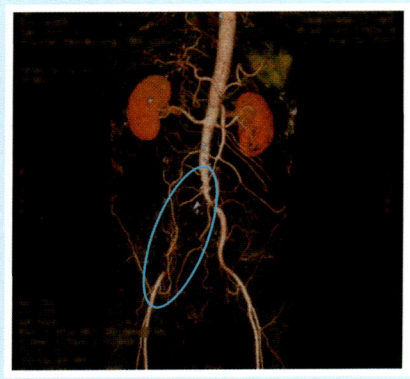

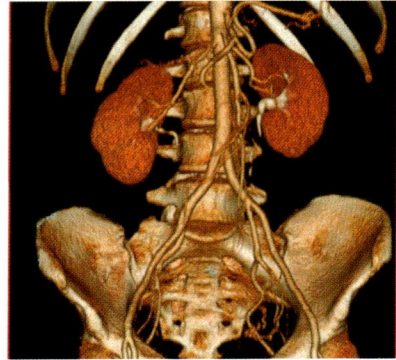

- 腹部から骨盤の血管も一気に評価することができます。
- 左の写真では、右総腸骨動脈から外腸骨動脈が造影されておらず、閉塞しているのがわかりますか（○の部分）。

p91へつづく

❷ 胸部X線

正常な胸部X線写真の例

項目一覧
- 心臓
  - うっ血性心不全
  - 急性動脈解離
- 気胸
- 無気肺
- 肺炎
- 胸水
- 皮下気腫・縦隔気腫

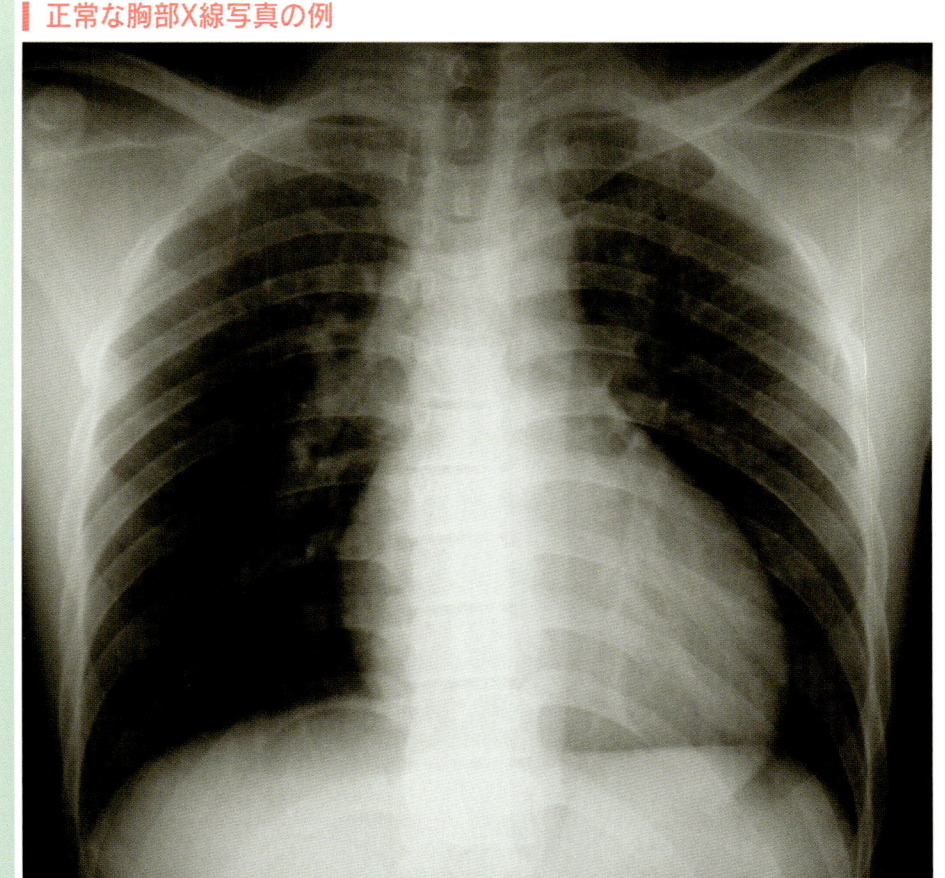

●左右の胸郭や肺がほぼ対象となり、中央下に心臓が白く見えます。骨は白で、正常な肺は空気を含んでいるので黒くなります。

心臓：うっ血性心不全と急性動脈解離の見かた

うっ血性心不全と急性動脈解離のX線写真まとめポイント

- 心臓の異常を胸部X線で見る際は、大きさに注目します。
- うっ血性心不全では、心臓が大きく、肺動脈が太くなり、バタフライ（蝶）の形の肺水腫が見られます。
- 急性動脈解離では、上縦隔の拡大を見ることが多いですが、心タンポナーデになっても、心拡大ははっきりしません。

大きさに注目

●胸部X線で目につく心臓の異常は「大きさ」と「形」ですが、特に「大きさ」に注目します。

うっ血性心不全の所見

●うっ血性心不全では、心臓、肺血管に血液がうっ滞し、

図1　うっ血性心不全による肺水腫

上下は同じ画像。下で見え方を示しています

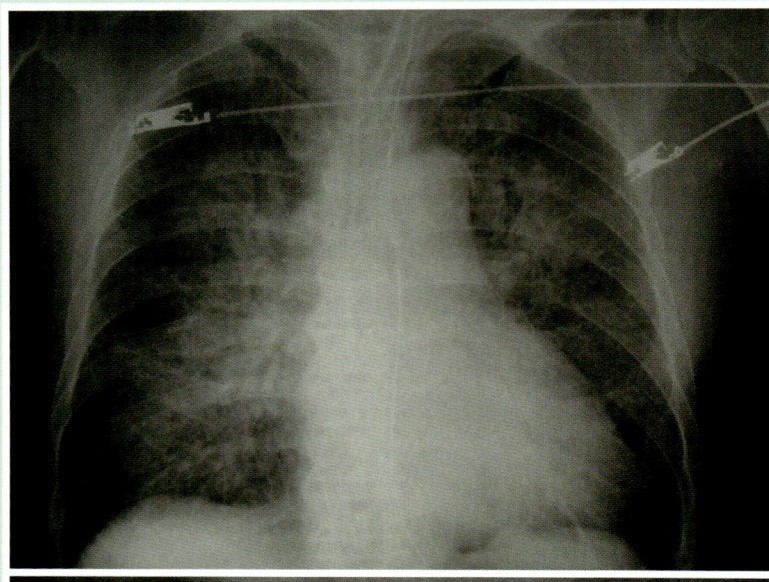

- うっ血の結果として心陰影は拡大し、肺動脈の拡張が見られ、その陰影がぼけてきます。
- 典型的には、バタフライ様と表現される肺門を中心とした肺野の透過性低下（黒が白くぼける）が見られます。
- 心陰影の拡大と肺動脈の拡張は、血管内に水分が過剰となった結果です。
- 肺門の不明瞭なぼやけやButterfly shadowは、血管から水分がしみ出してしまっていることを示します。

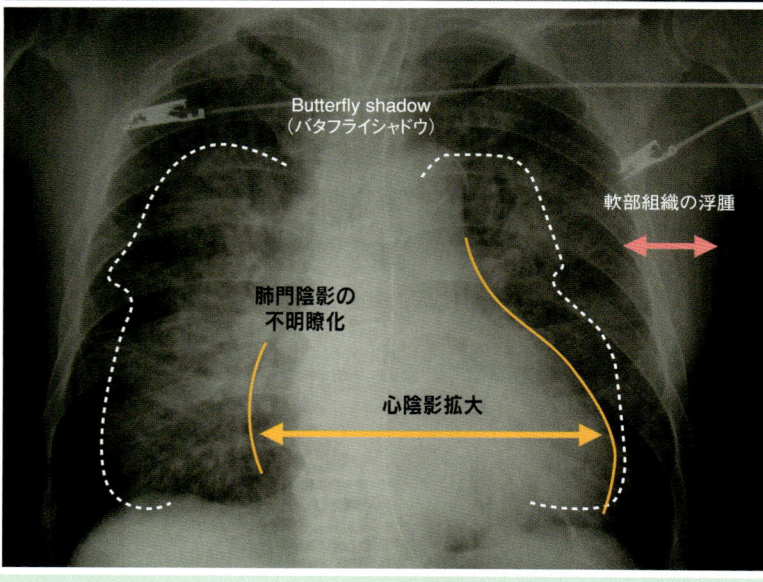

Butterfly shadow（バタフライシャドウ）
軟部組織の浮腫
肺門陰影の不明瞭化
心陰影拡大

- 心陰影の拡大とCTR

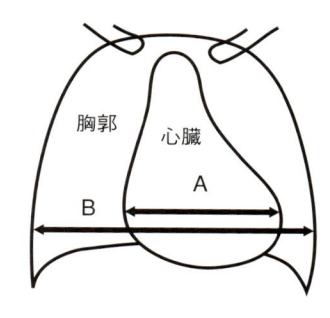

胸郭　心臓　A　B

CTR（cardio-thoracic ratio、心胸郭比）とは上図のA/Bであり、心陰影の拡大を定量的に表すものです。

肺動脈の圧が高くなって、肺水腫になります。
- 健常時と比較して心臓が大きくなり、肺動脈が太くなり、最終的に肺門部を中心としたバタフライ（蝶）の形をした肺水腫が出現することになります（図1、2）。

急性動脈解離の場合

- 上行大動脈の急性解離による心タンポナーデでは、心陰影（心臓を表す白い部分）はあまり大きくなりません。心膜はゴムのように柔らかいわけではなく、比較的堅い膜であるために、急激に血液などが溜まっても伸びないからです。
- 心膜に炎症が起こってゆっくりと心嚢液が増えるときには心陰影は非常に大きくなります。しかし、急速に血液などが貯留したときには心膜腔の容量に大きな変化がないために、心臓が膨らむことができないという症状が出やすくなります。これが心タンポナーデです。
- 心嚢内に始まる典型的な急性上行大動脈解離では、上縦隔の拡大は目につく所見になりますが、心陰影の拡大は、あまりはっきりしないことが少なくありません（図3、図4）。

図2　心不全による肺水腫

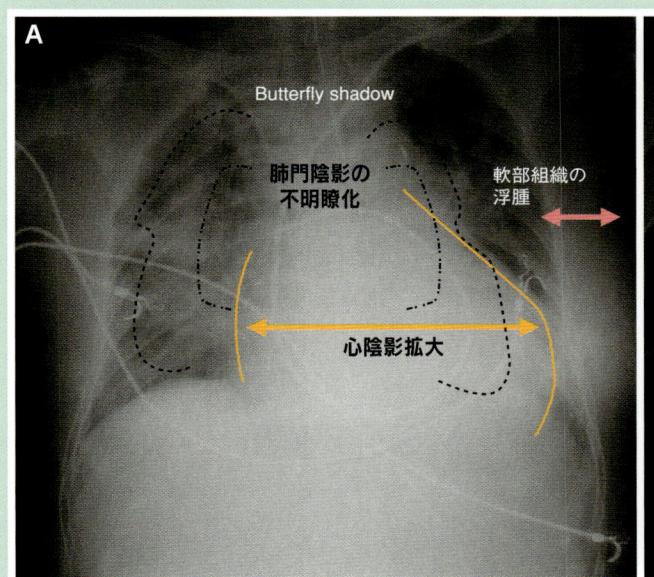

A：うっ血の結果として心陰影は拡大し、肺動脈の拡張とその陰影が不明瞭にぼやけ、Butterfly shadowがあり、心不全による肺水腫であることがわかります。

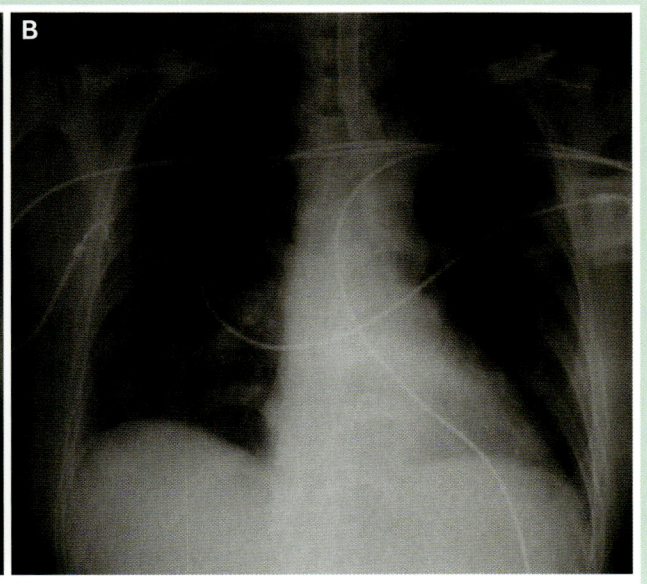

（画像内ラベル：Butterfly shadow／肺門陰影の不明瞭化／軟部組織の浮腫／心陰影拡大）

B：血管拡張剤と利尿剤により、肺のうっ血と心陰影の拡大が改善しています。

図3　動脈の構造と大動脈解離

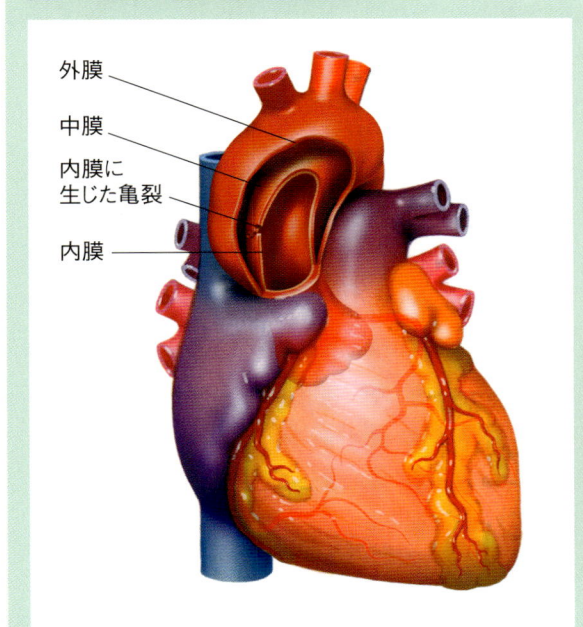

（画像内ラベル：外膜／中膜／内膜に生じた亀裂／内膜）

- 動脈の壁は3層（内膜・中膜・外膜）構造になっています。
- 大動脈解離は、内膜に生じた亀裂から血液が中膜に流れ込んだ状態。血液が中膜を割くようにひろがっていきます。

図4　上行大動脈の急性解離による心タンポナーデ

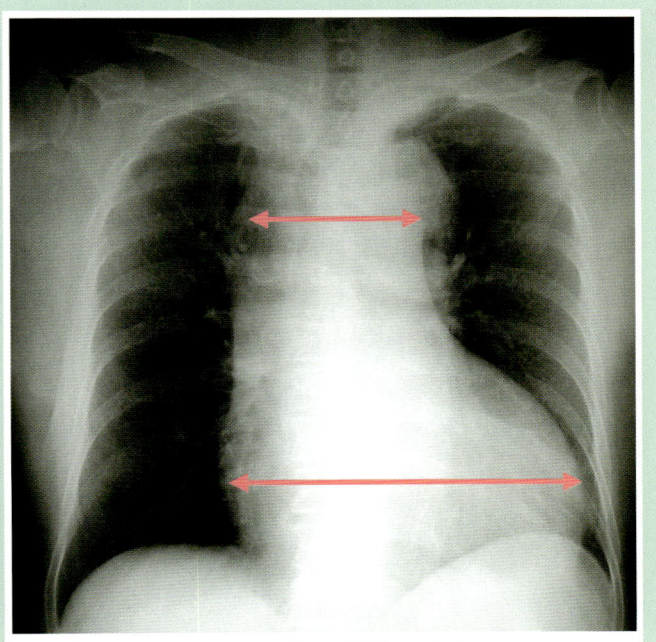

- 大動脈の解離の結果、上縦隔が開大し、心嚢内に血液が貯留するために心陰影も大きくなります。
- ただし、ゆっくりと心嚢液が貯留するうっ血性心不全とは異なり、心陰影は著しい拡大はしません。

気胸の見かた

気胸の確実な把握

- 生理的な状態では、肺は胸腔のなかでめいっぱい膨らんでいるはずです。しかし、胸腔内に空気が貯留すると、肺の十分な膨張が妨げられてしまいます。この状態が気胸です。
- 気胸を胸部X線で確実に証明するには、気胸腔と、縮んでしまっている虚脱した肺をきちんと指摘することです（図1）。

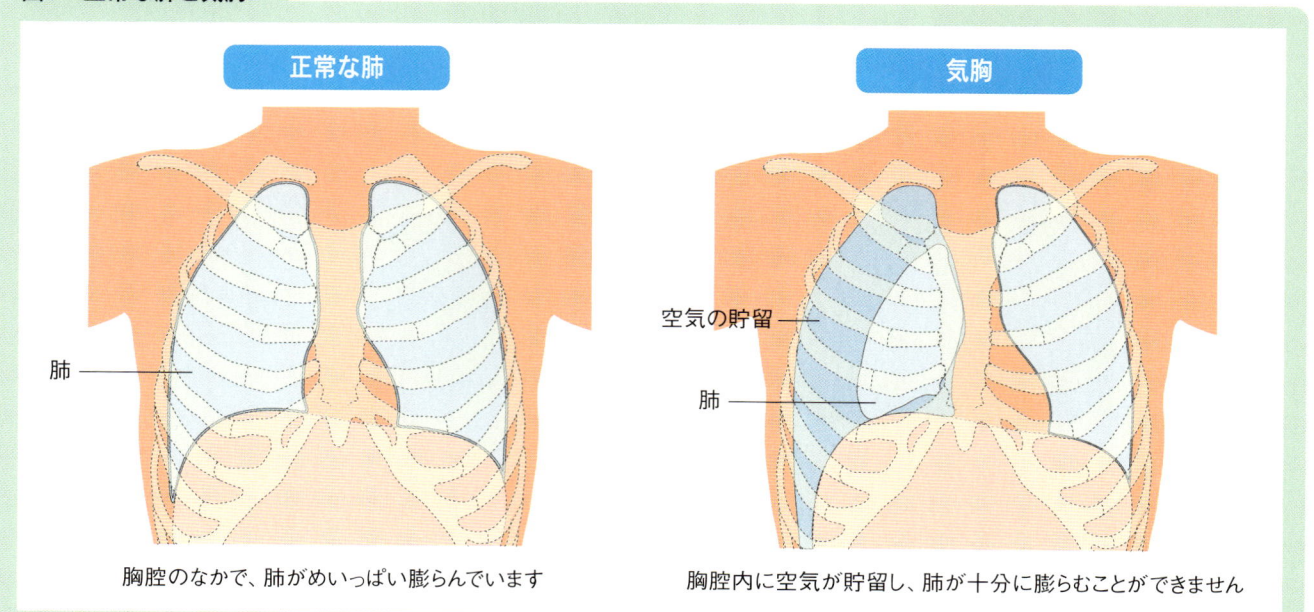

立位と臥位の違いと特徴

- 気胸のX線写真は、気胸の程度によって見え方が異なります。また、立位で撮ったものか、臥位で撮ったものかでも見るべきポイントが変わってしまいます。図2に気胸のX線写真を並べてあります。明らかに気胸と言えるものですので、目をならしてください。
- 入院中の患者さんや救急外来では、ポータブル装置で臥位のX線撮影もしばしば行われます。ごく少量の気胸は、臥位のX線写真では指摘できないこともまれではありませんが、立位のものとは違う所見がはっきりと出ていることもあります。

> **気胸のX線写真 まとめポイント**
> - 気胸の証明は、胸腔内で肺のない空間（気胸腔）と、これに伴ってしぼんでしまっている肺を見つけることです。
> - 「臥位」と「立位」では、同じ気胸でも見え方が違うことに注意。空気は軽いため、立位では頭側に気胸を認めやすくなります。
> - 横隔膜が深く切れ込んで見える画像は臥位のX線での気胸のサイン。見逃しやすいので、注意します。

横隔膜の切れ込みに注目

- 図3-Bに示すような、横隔膜が深く切れ込んだ写真は臥位での気胸の所見でdeep sulcus signと言います（深い溝、あるいは深い切れ込みサインとも訳せます）。
- わずかな気胸の見落としでも、人工呼吸器をつなげて陽圧呼吸を行っている場合には、緊張性気胸に進展する危険性があるので注意が求められます。
- この深い切れ込みのことを知っていれば注意できますので、気がつかなかったために、"緊張性気胸になってはじめて気胸の存在を認識する"という事態は避けたいものです。大切な所見ですが、ドクターの中でも知らない人が少なくありません。

図1　正常な肺と気胸

正常な肺
肺
胸腔のなかで、肺がめいっぱい膨らんでいます

気胸
空気の貯留
肺
胸腔内に空気が貯留し、肺が十分に膨らむことができません

図2 立位と臥位で見た気胸のX線写真
上下は同じ画像。下で虚脱した肺を示しています

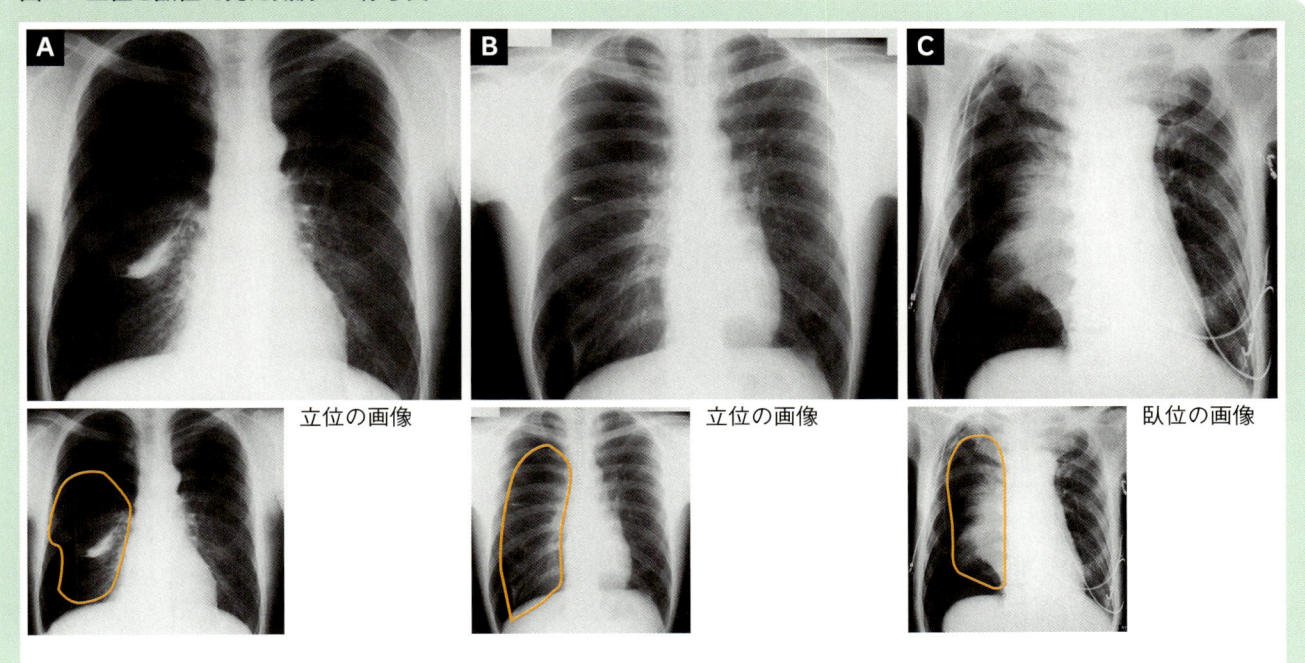

A 立位の画像　　B 立位の画像　　C 臥位の画像

- AとBは立位撮影、Cは臥位での撮影写真です。
- ○でマークしたように虚脱した肺があり、その外側が気胸腔です。
- 肺には血流があり、空気よりも重いため、立位では頭側に気胸を認めやすくなります。

図3 横隔膜の切れ込みが深いときは気胸のサイン

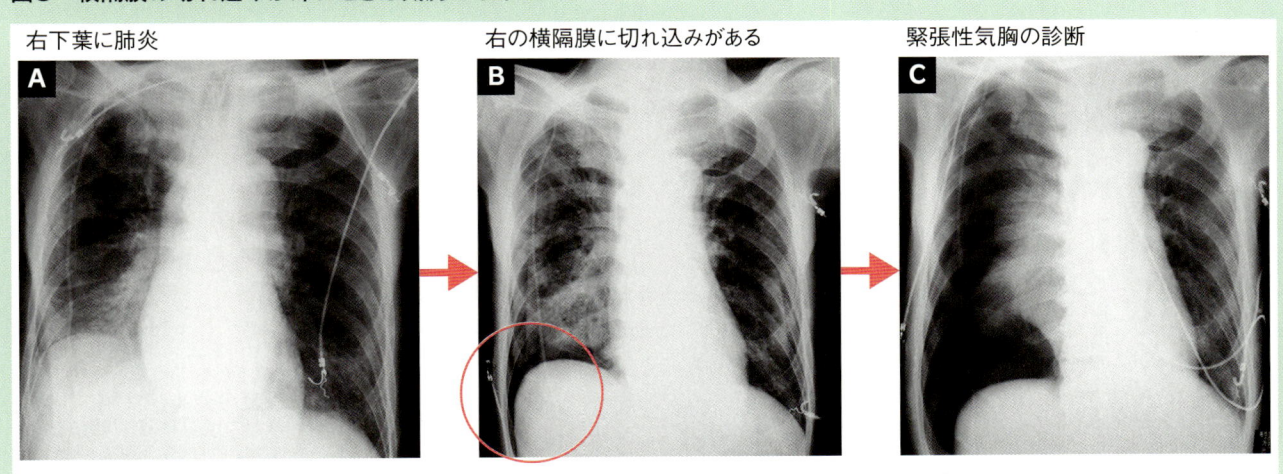

A 右下葉に肺炎　　B 右の横隔膜に切れ込みがある　　C 緊張性気胸の診断

- 72歳の男性。クモ膜下出血術後に意識障害が遷延して、入院加療に肺炎を合併して、紹介入院となった患者さんの胸部X線写真です。
- 右下葉に肺炎があり（A）、嘔吐を繰り返していたために、右鎖骨下静脈より中心静脈カテーテルを挿入しました（B）。
- ポータブルによる仰臥位X線でカテーテル先端の位置確認を行い人工呼吸管理を行っていたところ、血圧の低下と右呼吸音の消失がありました。
- 再度X線撮影を行ったところ、右の気胸があり、血圧の低下を伴うことから緊張性気胸に陥っていたものと診断できます（C）。
- Bで、右の横隔膜の切れ込みが異常に深くなっていること（○の部分）に気がつけば、もっと早く気胸という診断ができたはずです。

● 無気肺の見かた

無気肺では肺は小さく

- 肺の中で肺胞がブドウの房のようになり、空気で膨らんだ状態になっているのが生理的な状態です。
- 肺胞の含気が失われて虚脱した（しぼんだ）状態が無気肺です。含気のなくなった肺の部分の容積は小さくなります。

肺炎では容積は変わらない

- 無気肺に対して、肺炎などで肺胞に含気がなくなった状態を、"コンソリデーション"と表現します。コンソリデーションは、もともと病理組織学的な言葉で、含気のあるべき空間（この場合は肺胞）が、液体や組織で置換された状態のことを表現します。
- つまり、空気があってしかるべき肺胞に、水や痰などがいっぱいに詰まっている状態になります。ですから、無気肺とは異なり、肺の容積はあまり変わっていないはずです。肺炎のときなどに見られる所見です。

シルエットサインについて

- もう1つ、無気肺を見るときに、とても大切なサインがあります。それが、シルエットサインです。
- 水と同じ濃度の組織が隣り合っていると、その境界線がわからなくなります。これを「シルエットサイン陽性」と言います（図1）。胸腔内で水と同じ濃度の組織を見ると、心臓が前のほうにあり、大動脈は脊椎の脇、後方にあります。
- たとえば、肺の含気が低下して水と同じ濃度になったとき（見え方は黒から白へ）、心臓の輪郭が不鮮明になれば、その無気肺は心臓の隣にあることを、また大動脈の輪郭がはっきりとしなくなれば、大動脈に隣接する肺の含気が低下していることを示します。
- いっぽう、境界線が鮮明に見えるときには「シルエットサイン陰性」といい、その組織は隣り合っていないことになります。
- 無気肺では、虚脱した部分の肺が水の濃度になり、容積が縮小するため、①透過性が低下し白く写り、②肺が小さくなり、③隣にある水濃度の組織との境界線が不鮮明になります（図2、3）。

> **無気肺のX線写真 まとめポイント**
> - 無気肺では、肺胞がしぼんだ状態になるため、肺の容積が小さくなって見えます。
> - 含気がなくなり、水の濃度になるため、無気肺の部分は透過性が低下し、黒→白となります。
> - どこが無気肺なのかを、「シルエットサイン」が陽性か陰性かで見分けることができます。

図1　シルエットサインとは

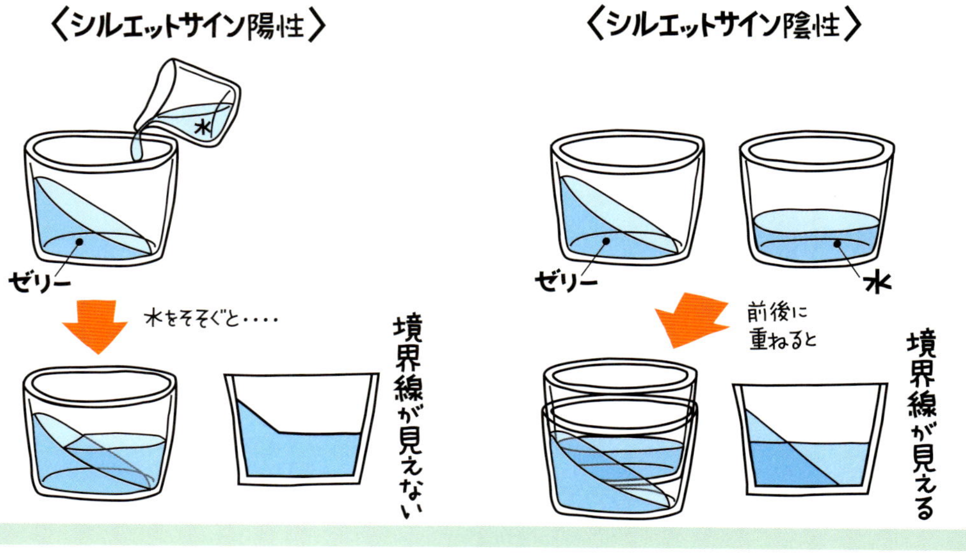

〈シルエットサイン陽性〉　〈シルエットサイン陰性〉

- ゼリーを三角形に固めた容器に水を入れると、X線吸収度の変わらないゼリーと水との境界は不鮮明になります。これを「シルエットサイン陽性」と言います。
- これに対して、ゼリーを固めた容器とは別の容器に水を入れ、この2つの容器を重ねてX線撮影するとゼリーと水の境界線は鮮明に見えます。これを「シルエットサイン陰性」と言います。

図2 無気肺とシルエットサイン①

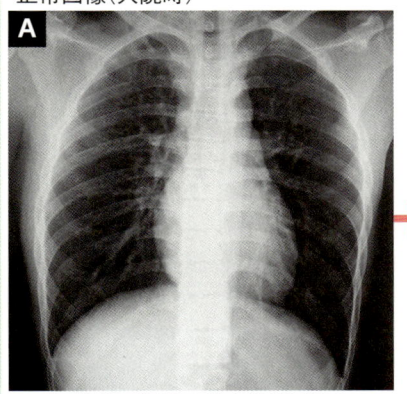

A 正常画像（入院時）

B 右上葉無気肺

C 右下葉無気肺

- 22歳の頸髄損傷の患者さんで、肋間筋の麻痺のために腹式呼吸しかできない状態で入院となっています。
- Aは入院時の胸部X線写真で正常ですが、入院1週間目より無気肺を繰り返しました。

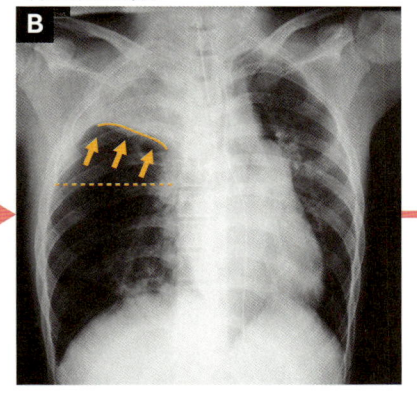

- Bは右上葉の無気肺で、透過性の低下と、本来は----部分まであるはずの上葉の容量の減少が認められます。

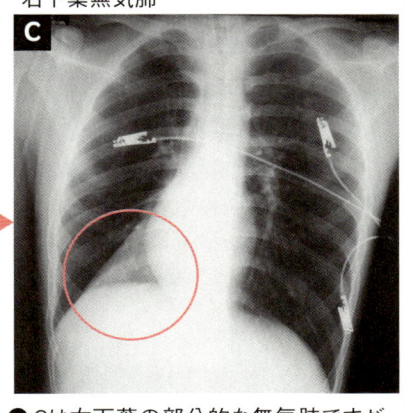

- Cは右下葉の部分的な無気肺ですが、下葉は心臓や横隔膜よりも後ろにあるため、心臓も横隔膜も、無気肺部とのシルエットをはっきりと見ることができます（○シルエットサイン陰性）。

図3 無気肺とシルエットサイン②

上下は同じ画像。下で見え方を示しています

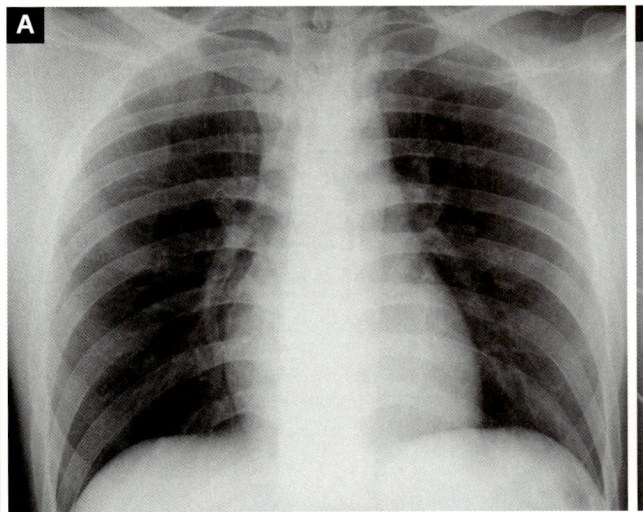

A

B

- 左下葉無気肺のAでは、下行大動脈と左横隔膜の輪郭がはっきりと見えます。
- よく見ると、心臓の後ろにも肺の血管影があります（シルエットサイン陰性）。

――輪郭あり

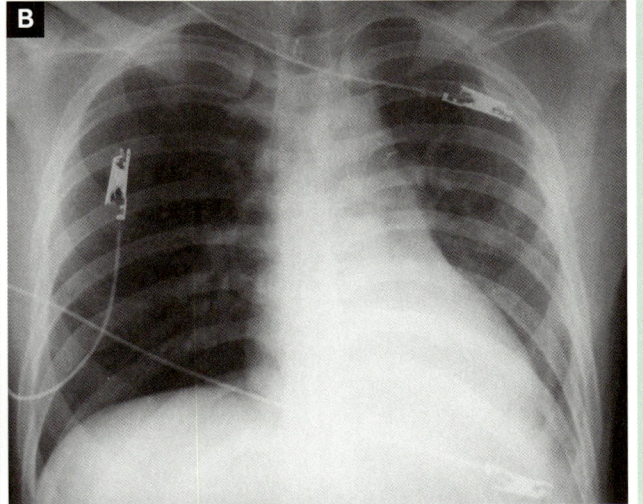

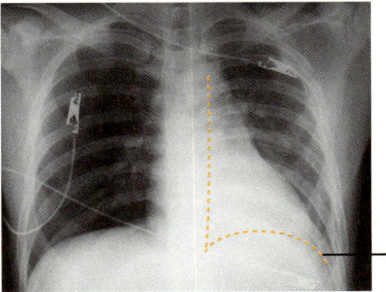

- ところがBでは、下行大動脈と左横隔膜の輪郭のいずれもが不鮮明になっているのがわかります（シルエットサイン陽性）。

――輪郭不鮮明

肺炎の見かた

肺炎の画像の特徴

- 肺炎には、肺炎球菌などによる「肺胞性の肺炎」と「間質性の肺炎」があり、画像所見は異なります。本書の目的は、ナースに画像を見る・読むためのきっかけを作り、なじんでもらうことですから、よく見る「肺胞性の肺炎」だけを見てみます。
- 正常な肺では、肺胞が空気で膨らみ十分な含気があり、X線の透過性が高いためにフィルム上には黒く写ります。
- 肺炎になると、炎症の結果、肺がむくんだり、肺胞の中に浸出液が貯留することにより水分が増え、X線画像では白く写ります。

エア・ブロンコグラムとは

- エア・ブロンコグラムという言葉を聞いたことがありますか？ 気管支透亮像とか、気管支含気像と訳されます。気管支内の空気（X線では黒）が、周囲の水の濃度の陰影（X線では白）に囲まれて浮かび上がって見えることです（図1）。
- 肺胞が空気で膨らんでいれば、気管支内も空気ですから、

肺炎のX線写真 まとめポイント

- 肺炎では、肺胞の中に浸出液が貯留することで水分が増え、白く写るようになります。
- 肺胞が水分で満たされ、かつ気管支内に空気があるときに、エア・ブロンコグラム（気管支透亮像）という気管支内の空気が浮かび上がるような見え方をします。
- 肺胞が炎症の主体とならない間質性の肺炎の場合は、スリガラス状となります。

X線写真で気管支は浮かび上がらないはずです。ですから、肺胞が肺水腫の水や肺炎の痰などによって満たされてしまい、かつ気管支内の空気が保たれているときに見ることができます。肺胞性の病変を示すときに使われる表現です。
- 肺炎の多くは左右非対称に透過性が低下し（白くなります）、よく見るとエア・ブロンコグラムを確認できることが多いと思います（図2～4）。
- ウイルスや他の原因による肺炎では、肺胞が炎症の主体とならないものもあり、この場合にはエア・ブロンコグラムははっきりせず、スリガラス状の陰影などとなります。

図1　エア・ブロンコグラム

正常な肺の状態／肺胞が液体で満たされている

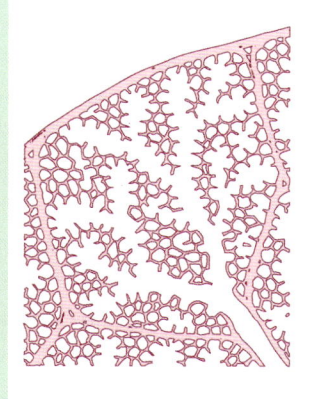

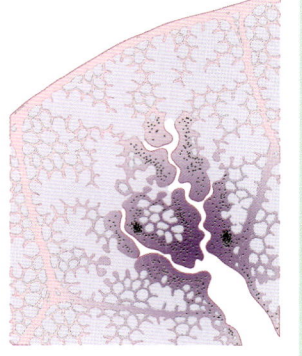

- 気管支周囲の肺胞腔の含気が消失し、気管支が透亮像として見えることを、エア・ブロンコグラムと言います。

図2　右下葉肺炎

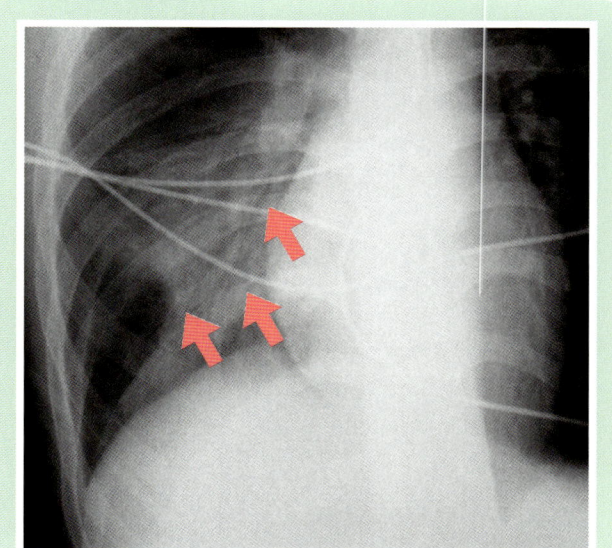

- 心臓の右縁のシルエットがはっきりと見えるため（シルエットサイン陰性）、心臓よりも背側の病変であることが考えられます。
- 肺炎は右の下葉であり、エア・ブロンコグラム（↑）を見ることができます。

図3　両側下葉肺炎の胸部X線写真
左右は同じ写真。右は左の○部分を拡大したものです

エア・ブロンコグラム

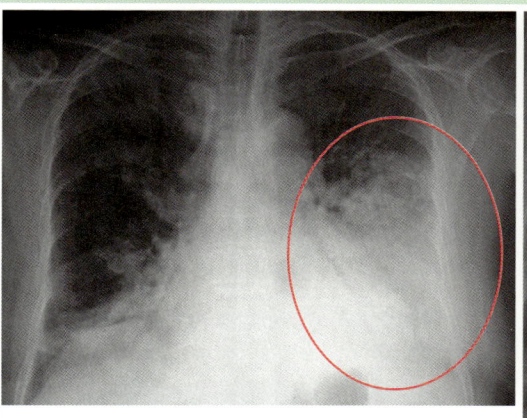

- 左下肺野に、特に強い浸潤影が見られます。
- よく見ると、木の枝のように黒く抜けた陰影があります。これがエア・ブロンコグラムです（○）。肺胞性の肺炎を疑わせる所見です。

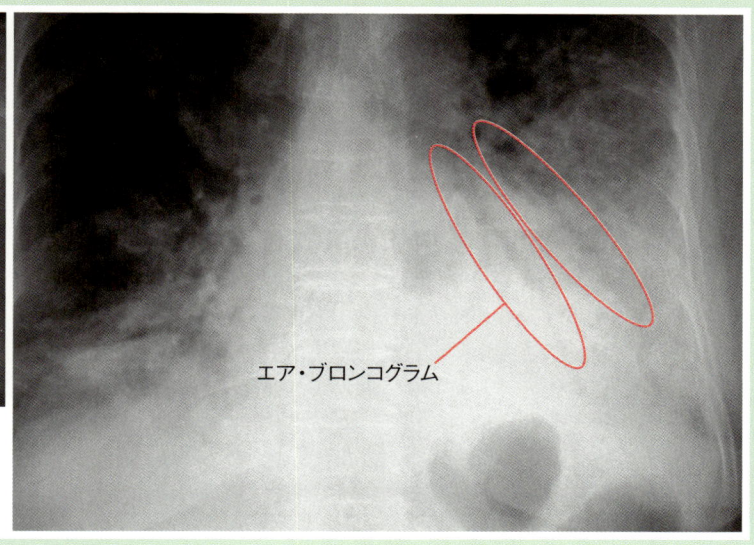

図4　肺炎の胸部CT

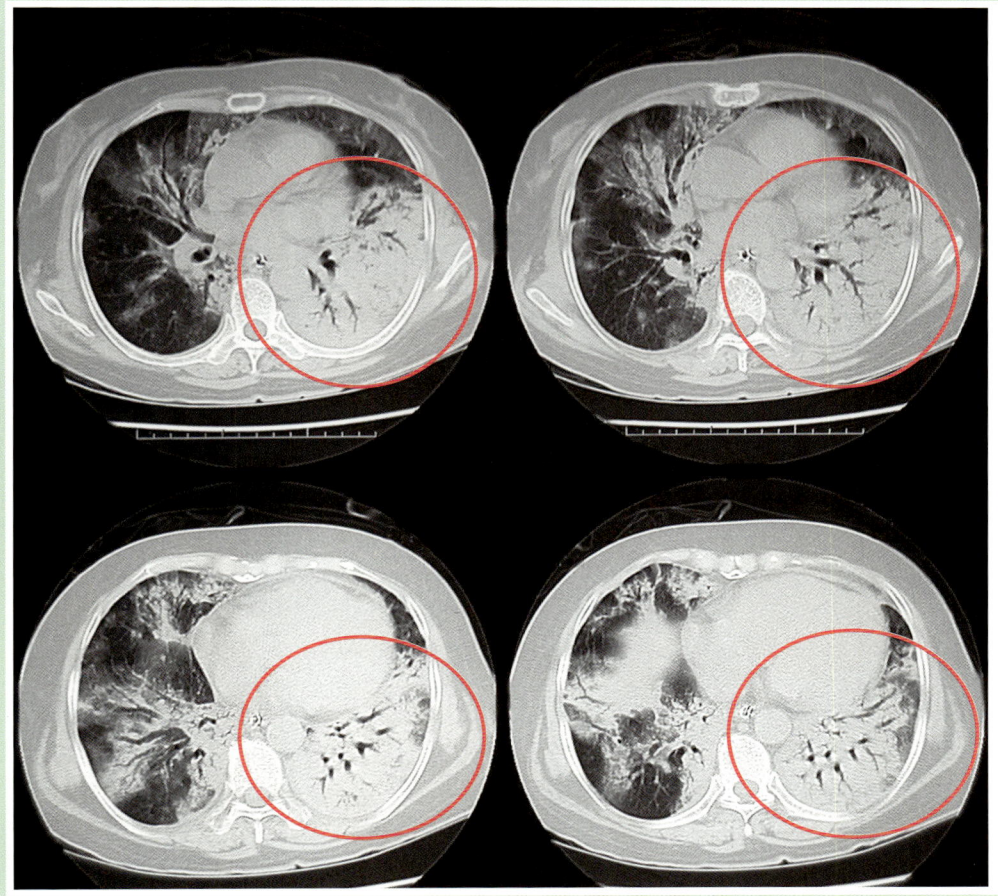

- 図3と同一症例です。単純X線写真で見えたエア・ブロンコグラムは、CTでは、よりはっきりとわかります。
- 含気がなくなり白く見える左下葉の中に、気管支が「スズメの足跡」のように黒く認められます（○）。

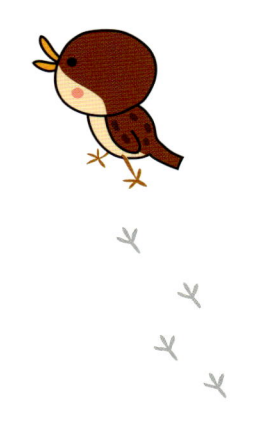

● 胸水の見かた

大量の胸水の場合

- 胸膜で囲まれた胸腔内で、肺はめいっぱい膨らんでいるものと考えられます。そして、胸腔は呼吸運動によって、大気圧よりもわずかに陰圧が形成されています。この中に溜まって入るのが胸水です。
- 胸腔の形と、そこに柔らかい風船が入った様子、さらにこの胸腔という器の中に水を入れた状態を考えてください（図1）。大量に胸水が貯留したとき、肺は完全に胸水で圧排され含気がなくなり、胸腔全体が胸水で満たされるので、肺野全体が真っ白の写真になります。

大量でない場合：立位と臥位で違う

- そこまで胸水が大量でないときには、立位で撮影したX線写真（図2）と、臥位で撮影したX線写真（図3）では

胸水のX線写真 まとめポイント

- 大量の胸水貯留時は、胸腔全体が胸水で満たされるため、肺野全体が真っ白に写ります。
- 胸水が大量でないときには、立位と臥位では胸水の見え方が異なります。水は肺より重いので、低いところに溜まって見えます。立位では、胸水を鏡面像として見ることができ、臥位では背中側に胸水が貯留した様子がみられます。
- 撮影体位を把握していれば注目すべきところの違いがわかります。

異なった見え方になることを理解してください。
- ポイントは、水は肺よりも重いので、胸水が下のほうに溜まることです。癒着がない限り、どのように撮影したかということを知っていれば、注目すべきところの違いがわかると思います。

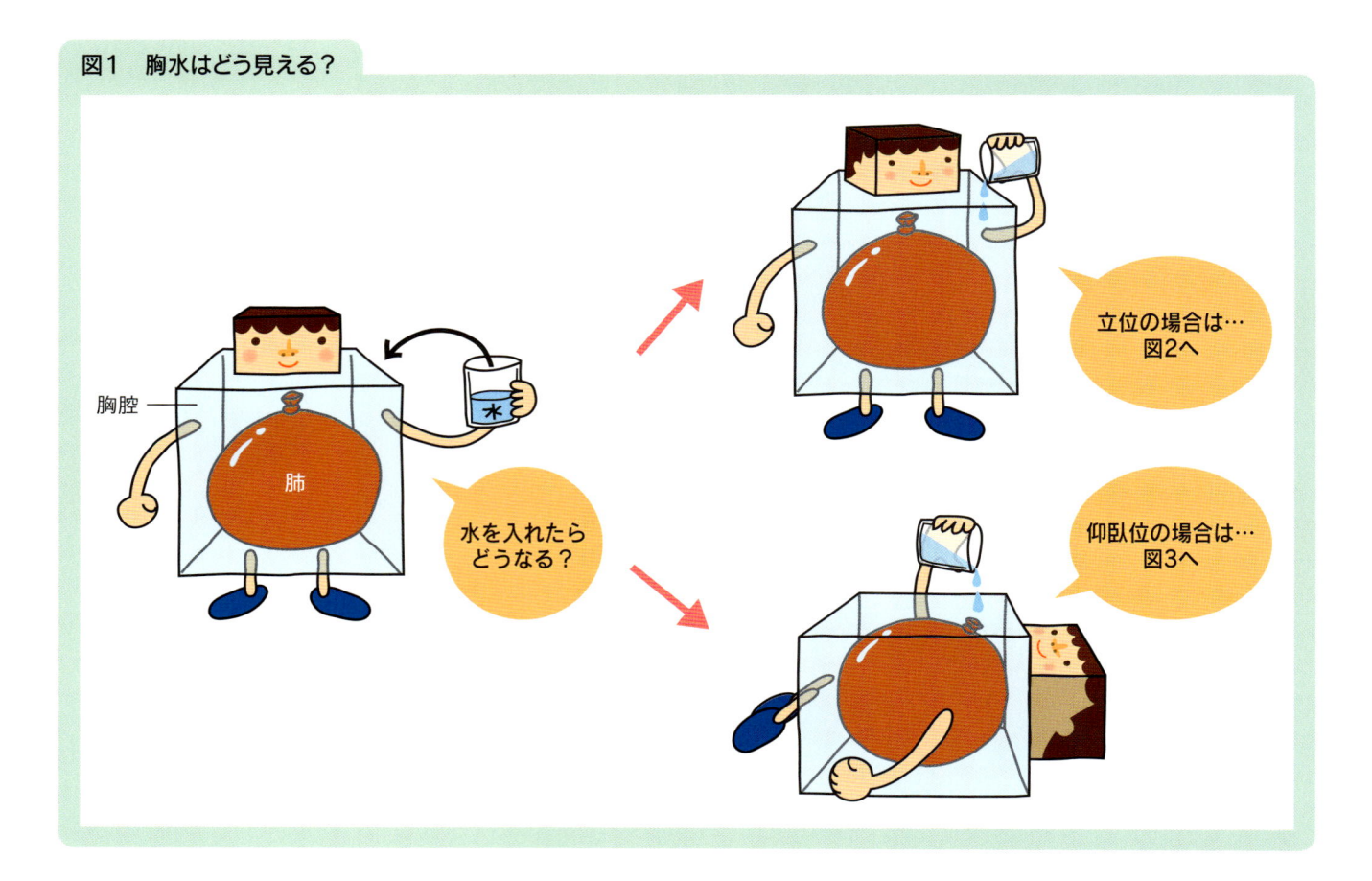

図1 胸水はどう見える？

図2 胸水貯留の立位胸部X線所見

- 水は肺よりも重いので、低いところから溜まります。
- 立位X線写真では鏡面像として見ることができます。

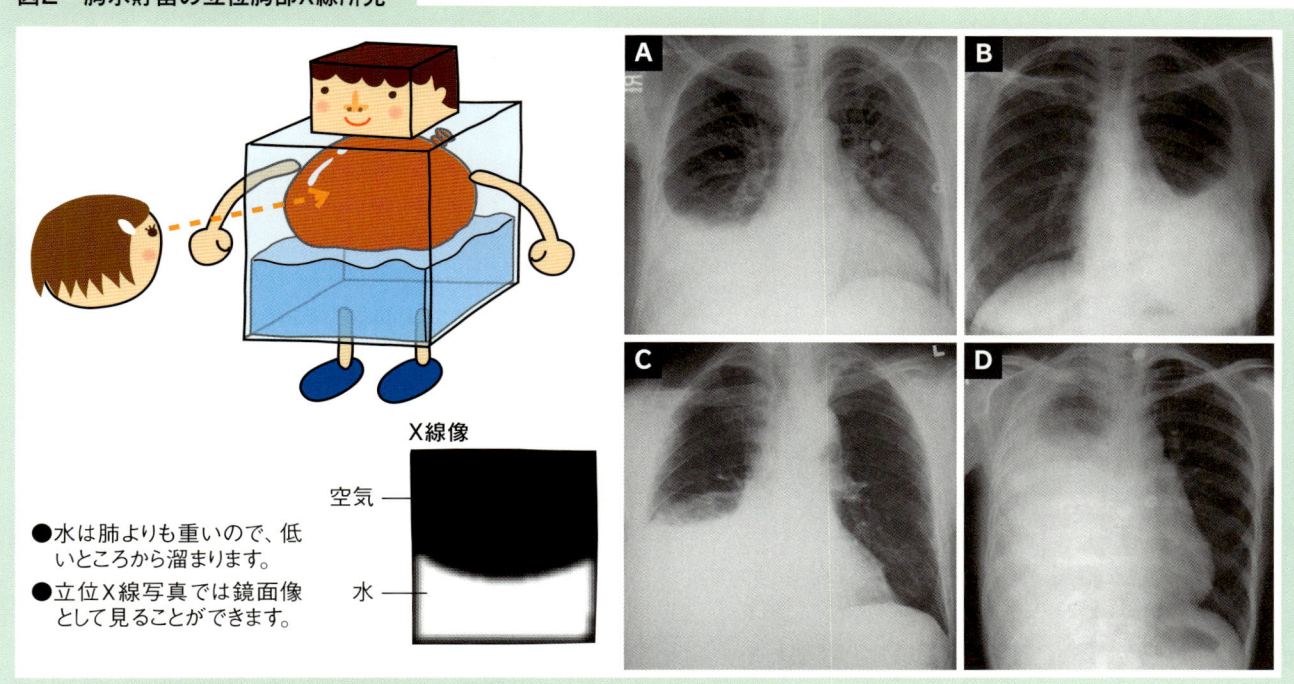

X線像
空気
水

図3 胸水貯留の仰臥位胸部X線所見

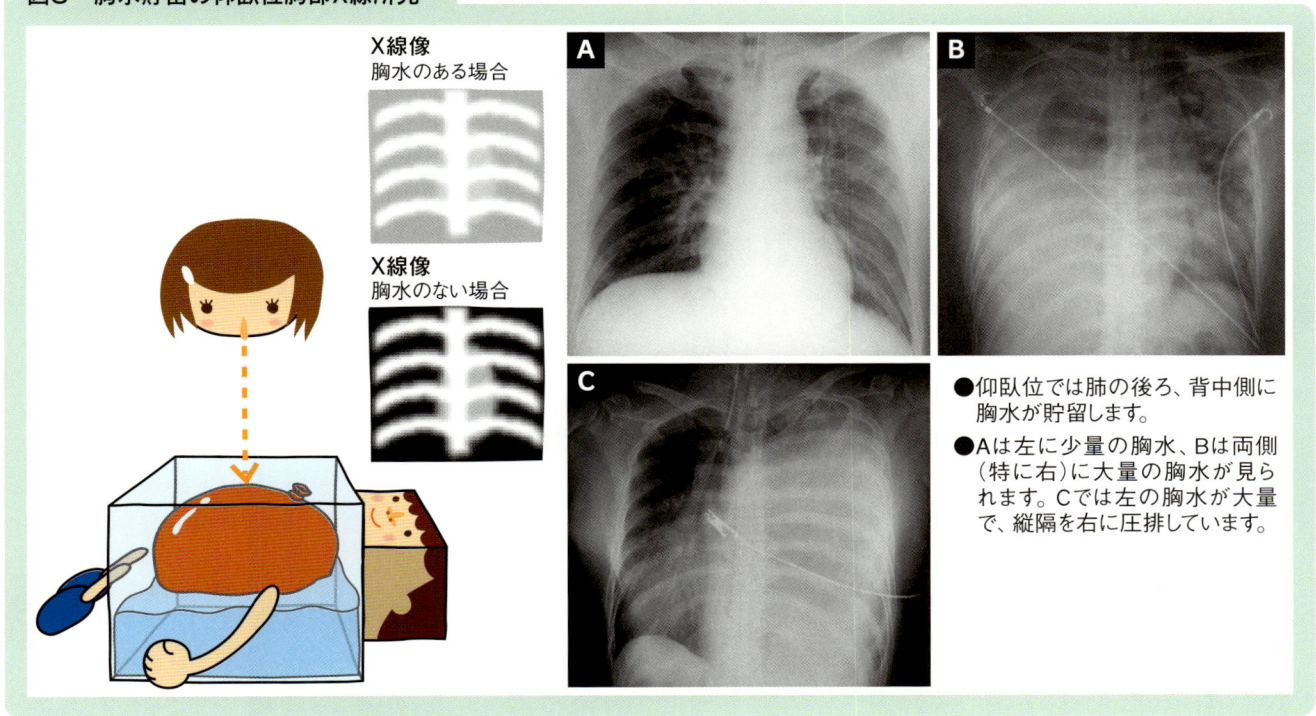

X線像 胸水のある場合
X線像 胸水のない場合

- 仰臥位では肺の後ろ、背中側に胸水が貯留します。
- Aは左に少量の胸水、Bは両側（特に右）に大量の胸水が見られます。Cでは左の胸水が大量で、縦隔を右に圧排しています。

第3章 わかっておきたい基本画像 胸部X線

わかっておきたい基本画像

皮下気腫・縦隔気腫の見かた

皮下気腫の原因（図1）

●皮下気腫は、皮膚の下の組織に入り込んだ気腫像をすべて総括する言葉です。その原因としては、以下などが考えられます。

①開放創から入ったもの
②気胸の空気が胸膜の連続性のないところから入り込んだもの
③気管から生じて縦隔を経由したもの
④食道から生じて縦隔を経由したもの
⑤肺の中で肺胞が破れて、気管支や血管系を伝わって縦隔経由で生じたもの（喘息の発作時）

●もっともよく見る原因は、外傷などで肺の表面に傷がつき、肺の損傷部から気胸となり、さらに胸膜の損傷部から皮下に至るものです。

●空気は粗な結合織の中にひろがりやすく、身体所見からは、皮膚に近い部分にある皮下気腫のほうが、プチプチとした握雪感として容易に認識できますが、深い筋層内の皮下気腫では握雪感を感じにくいことがあります。

部位別の気腫像の違い

●胸部X線写真では、脂肪織内の気腫像は線状、索状、粒状などの透亮所見として見られます。筋層内に広範にひろがった場合には、筋肉の線維が浮かび上がり、縮緬じわのように見えます。

●縦隔気腫は縦隔の脂肪織内の空気で、心臓辺縁から頸部にかけての縦方向に走る空気の黒い線として見られます。あるかもしれないと疑って見て、かつ見なれないとわかりにくいかもしれません（図2）。

皮下気腫・縦隔気腫のX線写真 まとめポイント

● 皮膚に近い部分の皮下気腫は、胸部のアセスメント時に握雪感としても感じとれます。

● 脂肪織内の気腫は線状、索状、粒状などの透亮所見として見られ、筋層内に広範にひろがった場合には、縮緬じわのように見えます。

● 縦隔気腫は縦方向に走る空気の線となりますが、見なれないとわかりにくいでしょう。

図1 皮下気腫の発生源

①開放創から
③気管から
⑤肺の中で肺胞が破れて、気管支や血管系を伝わって縦隔経由
②気胸の空気が胸膜の連続性のないところから
④食道から
横隔膜　胃

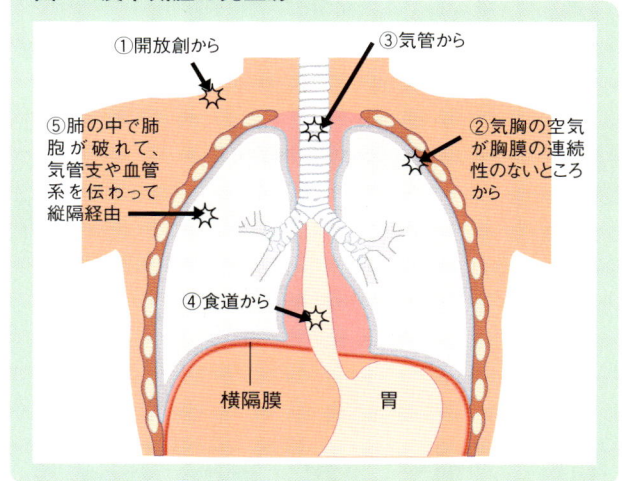

図2 皮下気腫と縦隔気腫

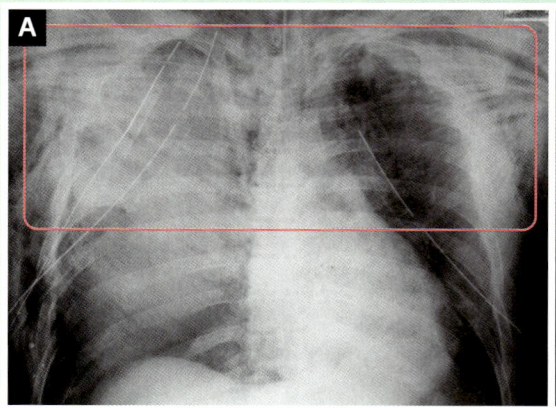

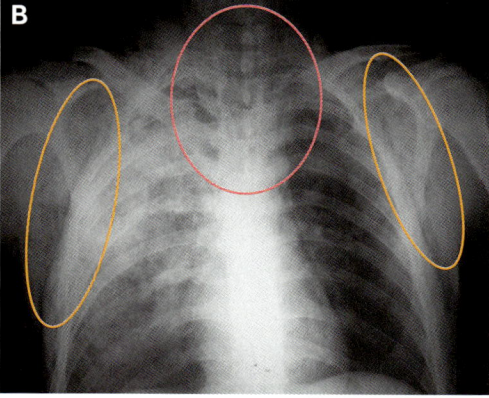

A
B

●Aでは広範囲の縦隔気腫が認められ、筋肉の線維が浮かび上がって見えています。
●Bでは中心の○の皮下気腫だけでなく、左右の○では頸部から上縦隔に垂直方向に走る線上の縦隔気腫を見ることができます。

③ 腹部X線

正常な腹部X線写真の例

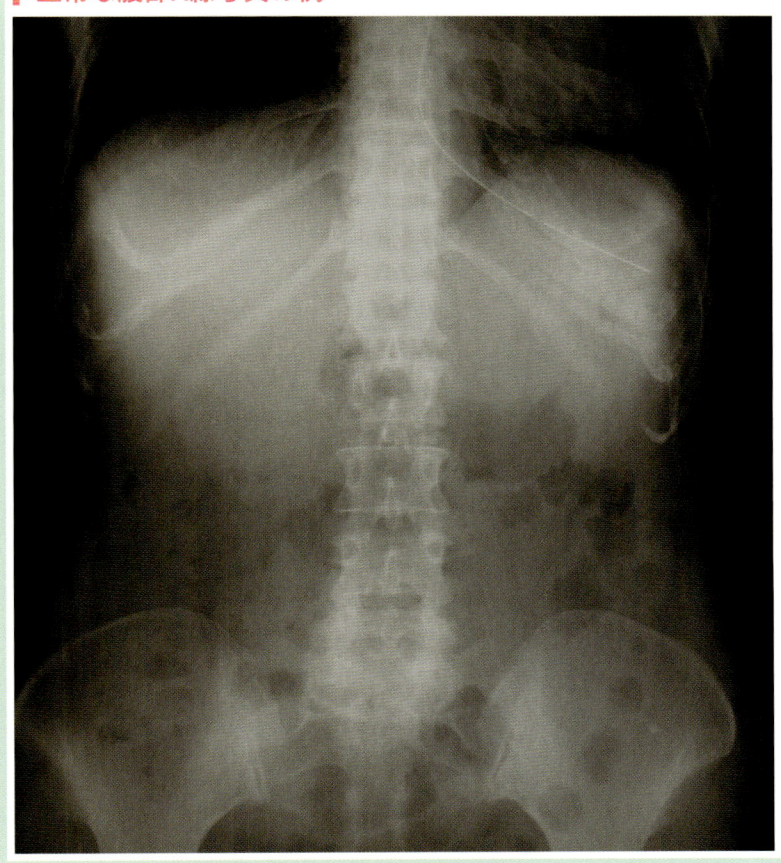

●腹部の臓器は水分を多く含むため、白い部分が多めになります。ガスは空気と同じで黒く見えます。

項目一覧
- 消化器
  - 胃泡
  - 小腸ガス
  - 大腸ガス
  - ニボー（鏡面）像
  - 消化管穿孔

消化器：胃泡、小腸ガス、大腸ガス、ニボー（鏡面）像、消化管穿孔の見かた

腹部X線写真とガス像

- 健康な人の腹部X線写真を撮ると、胃泡と大腸ガス像を認めます（p.86図1）。小腸に少量のガスを認めることもありますが、連続して見えたり、拡張のあるものは異常です。
- 腹部単純X線写真から読めるものはガス像だけではありませんが、ほかの異常所見を見るのはあまり簡単ではないので、本書ではガス像の見分け方を取りあげます。

消化器のX線写真 まとめポイント

- 正常な胃は長軸方向に沿ったひだが特徴。胃泡などで拡張すると、ひだは消え、胃の形が見えやすくなります。
- 小腸は内腔にあるひだ（ケルクリングひだ）が、スプリングのおもちゃのように写ります。
- 大腸は、小さな袋がいくつも連なったような、バルーンアートの「でこぼこの風船」のように写ります。
- ニボー像は、拡張した小腸の中に空気と液体があるときに、立位で見られます。その写り方は、小腸の通過障害のめやすになります。

胃、小腸、大腸の違い

- 胃内のガスは、その存在位置から見当がつきやすいですが、小腸や大腸では長軸に直行するひだがあるのに対して、胃では長軸方向になみなみのひだが見られることが相違点です。
- 胃は拡張が強くなるとひだは消失し、よく見る胃のモデルのように見えます（図2）。ガス像が凸型にふくらんでいなければ正常範囲でしょう。
- 正常小腸の構造（図3）を思い出してみましょう。小腸の内腔には、細いケルクリングひだ（小腸粘膜ひだ）が長軸と直行する方向にあります。
- 外側の漿膜はのっぺりとしていて拡張を妨げるようなものがないため、内腔にあるケルクリングひだだけが目立ちます。
- これに対して、大腸の内腔では、粘膜ひだは目立ちません。むしろ、拡張していない大腸を外から見ると、団子状の、小さな空気袋がつながっているような形をしています（図4）。
- 小腸と大腸の違いは形やイメージとして覚えているのが一番だと思います。

小腸、大腸の大きさのめやす

- 小腸に関しては通称"3の法則"があります。壁の厚さは3mm以下、粘膜ひだの厚さは3mm以下、直径は3cm以下が正常のめやすです。
- 大腸では盲腸径は9cm以下、その他の大腸では6cm以下の径が正常と考えられます。
- 特に、小腸径の3cm、大腸径の6cmは異常な拡張のめやすになりますので、覚えておくと役に立つかもしれません（図5、6）。

ニボーとは

- ニボー（niveau）は、鏡面像とも言います。容器の中に水を入れ、そこにできる水平面を指します。コップに水を入れたとき、横からならば鏡面像を見ることができますが、上から眺めたのでは見えません。横から見ているのが立位の写真であり、上から見ているのが臥位の写真です。
- 通常、大腸の中では有形便となっているので、鏡面像は形成されません。拡張した小腸の中に空気と液体があり、立位で撮影したときに認められます。
- たくさんの鏡面像があれば、大腸に近い小腸の通過障害

図1　正常な仰臥位腹部X線写真

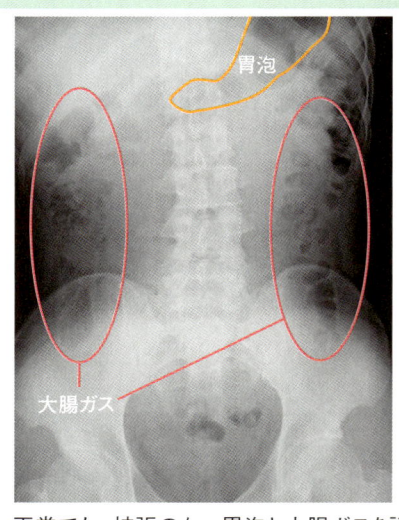

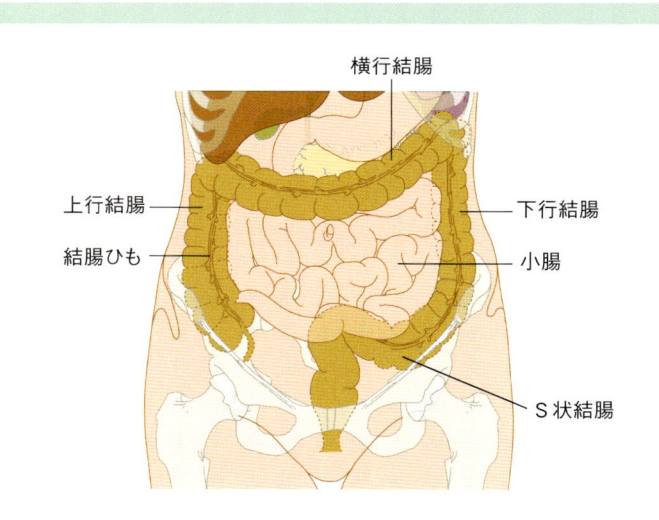

- 腹部は、正常でも、拡張のない胃泡と大腸ガスを認めます。
- 胃の粘膜は長軸に沿ってひだが見られます。
- 大腸には結腸ひもがあるため縦方向には伸展が制限され、小さな袋がつながっているように膨らみます。この膨らみを結腸膨起（ハウストラ）といい、X線でも空気が入った小さな袋がいくつも連なっているように見えます。

が、少数の鏡面像では比較的十二指腸に近い小腸での通過障害が予想されます（図7、8）。

> 異常ガスと立位、臥位

●腹部単純X線写真での異常ガスといえば、腹腔内遊離ガス像が浮かぶと思います。ところが、消化管穿孔のときに見られることがある腹腔内遊離ガス像は、一般には胸部単純X線写真を立位で撮影したとき、横隔膜下に認められるものです。気胸のときと同じで、空気は他の臓器よりも軽いために上のほうに集まりやすくなるからです。

●臥位の写真では、腹側に遊離ガスが貯留するため、ガスを含んだ消化管との区別が容易ではありません。消化管穿孔による腹腔内遊離ガス像を立位胸部X線と組み合わせて示しておきます（図9）。

図2　正常な胃泡と拡張した胃泡
左右は同じ画像。右で見え方を示しています

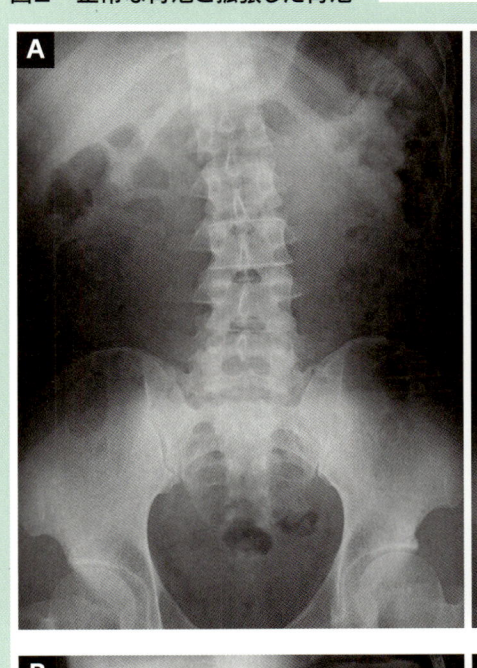

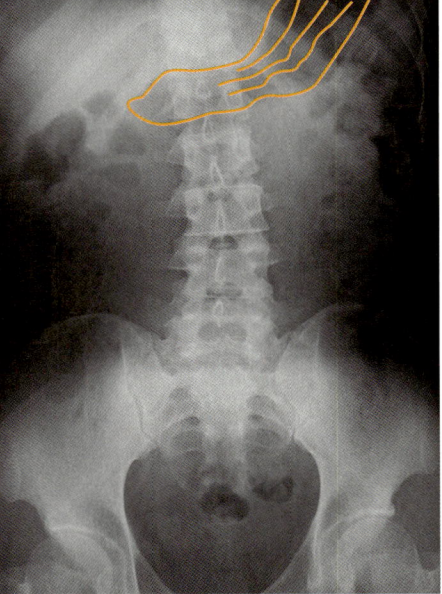

●Aで見られる胃泡を右に図示してあります。長軸に沿ったひだが認められ、拡張はありません。

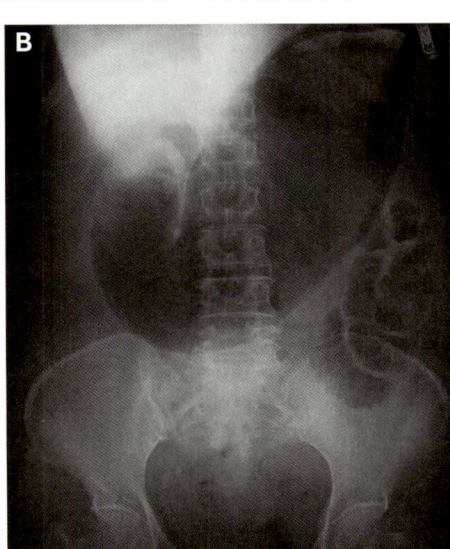

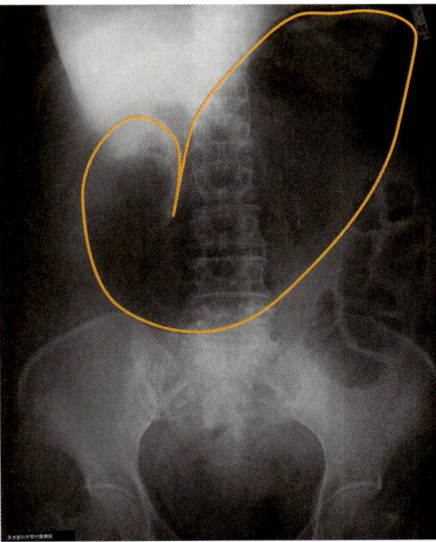

●Bでは、胃泡が拡張し長軸方向のひだは消え、胃の形がくっきりとわかります。

図3　小腸ガス像
上下は同じ画像。下はケルクリング部分を拡大したものです

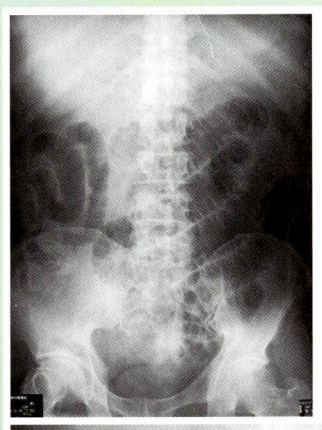

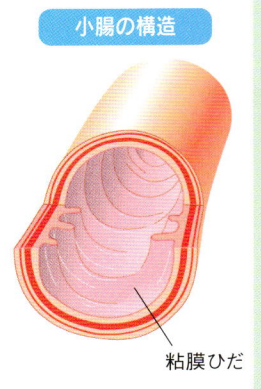

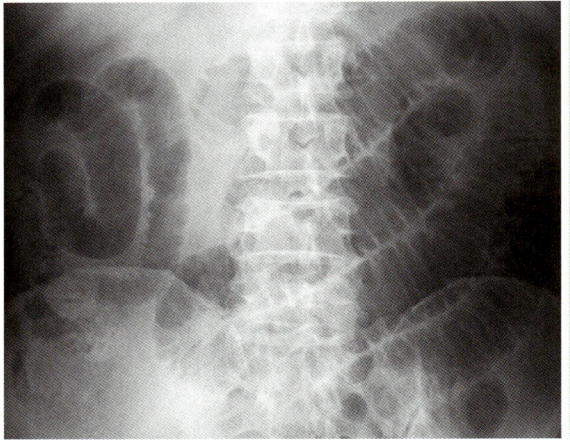

小腸の構造
粘膜ひだ

- 小腸は大腸とは異なり、単純な筒状をしていて、結腸ひものような拡張を制限するものはありません。
- 外形にはでこぼこはなく、内腔に小腸の粘膜ひだ（ケルクリングひだ）が見られます。

図4　大腸ガス像
上下は同じ画像。下で見え方を示しています

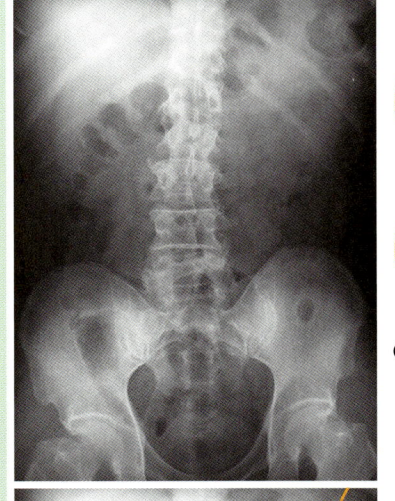

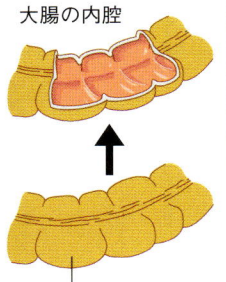

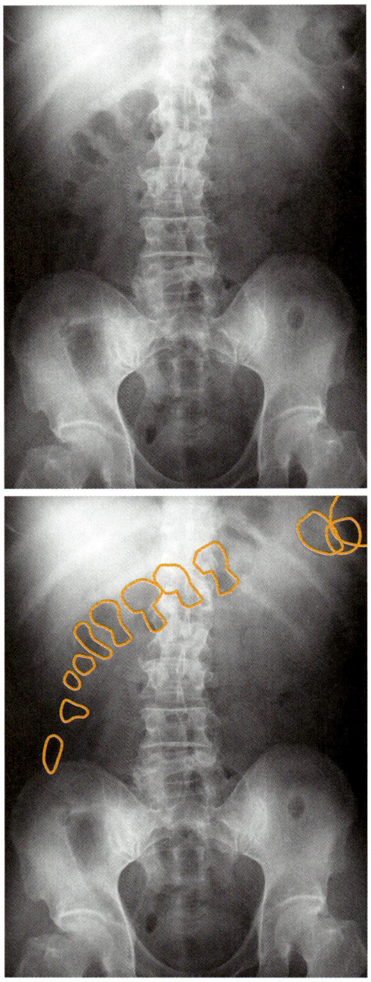

大腸の内腔
結腸膨起

- 大腸は小さな袋がつながっているように膨らみます。この膨らみを結腸膨起（ハウストラ）と言います。
- X線でも、空気が入った小さな袋がいくつも連なっているような、あるいはバルーンアートの「でこぼこの風船」のように写ります。 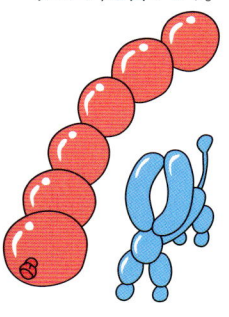

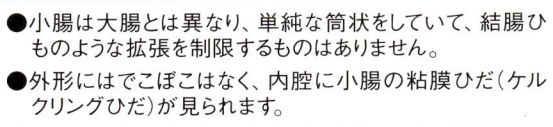

図5　拡張した小腸ガス
左右は同じ画像。右は拡大したものです

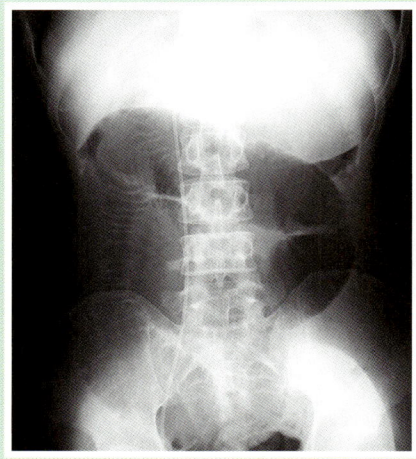

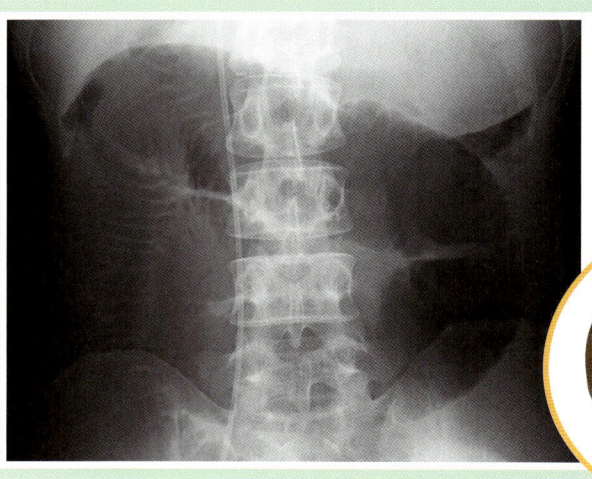

- 小腸の直径は数cmあり、スプリングのように見えるケルクリングひだがはっきりと見えます

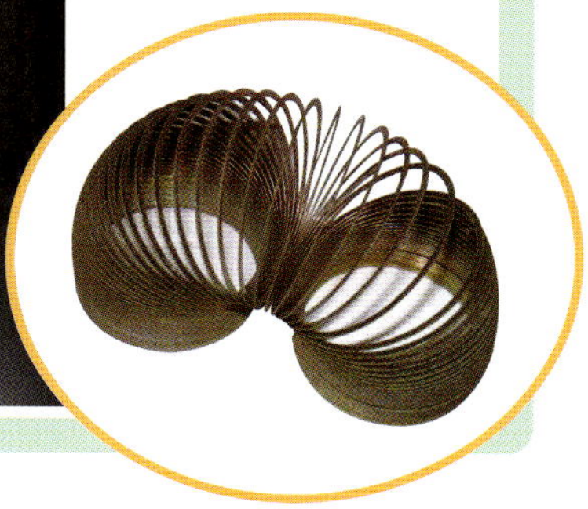

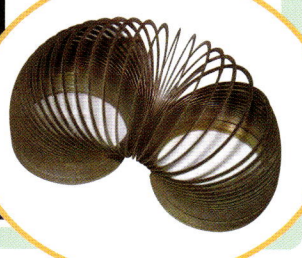

図6　大腸ガスの正常と拡張像

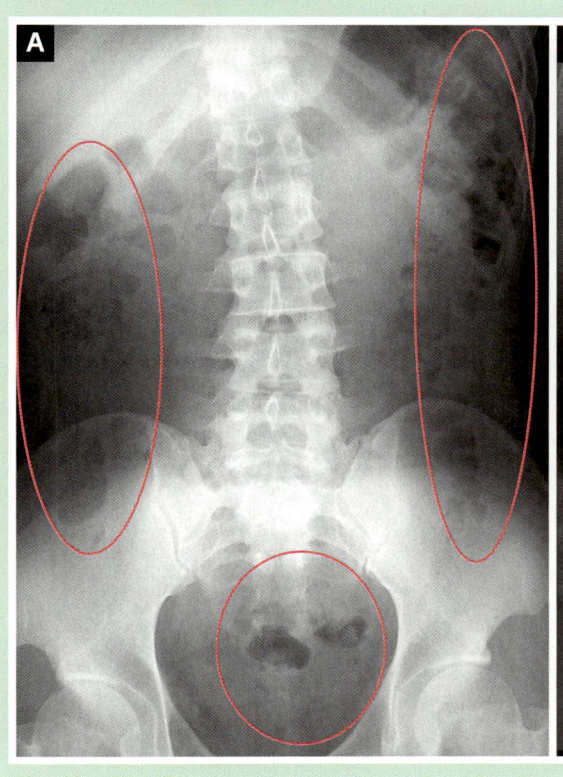

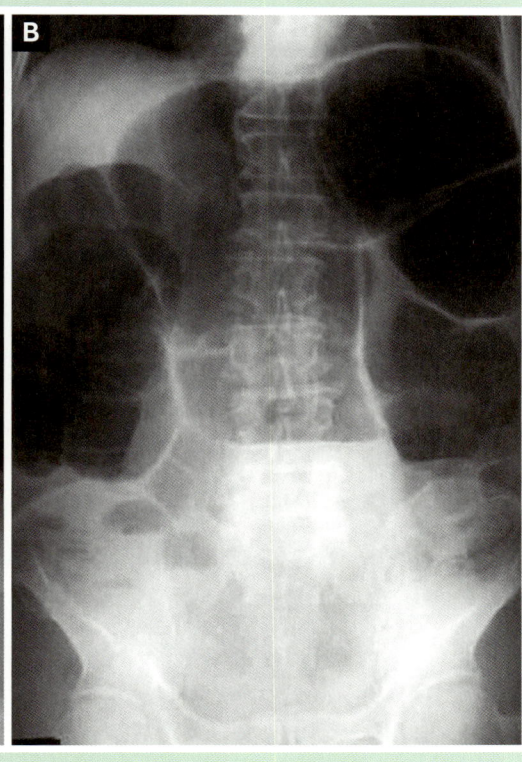

- 正常大腸ガスを示すAに対して、Bでは上行結腸の拡張は目立ちません。
- しかし、下行結腸からS状結腸までが直径9cm以上となり、異常な拡張所見です。
- 結腸膨起（ハウストラ）が非常に目立っているのがわかります。

図7　イレウスでの小腸のニボー（鏡面）像

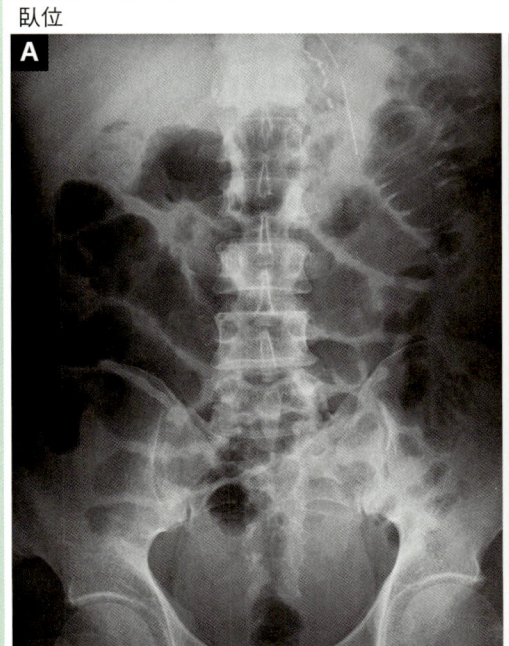

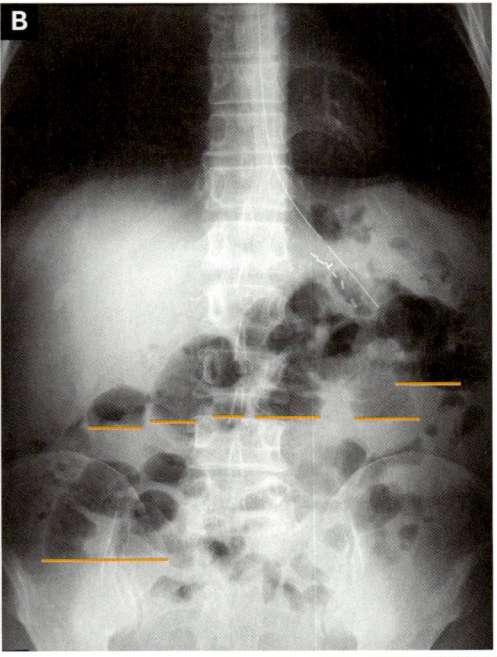

臥位　　　立位

- 開腹術後癒着性イレウスの症例で、同時期に撮った仰臥位（A）と立位（B）の腹部写真です。
- 小腸の内腔に水を入れて、仰臥位とした状態と立位の状態をイメージしてみてください。Bでは鏡面像（黄色ライン——）が多数見えますから、比較的遠位の小腸の閉塞が考えられます。

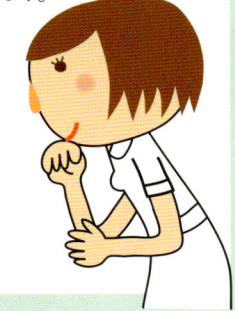

第3章　わかっておきたい基本画像　腹部X線

図8　S状結腸の腫瘍による大腸閉塞

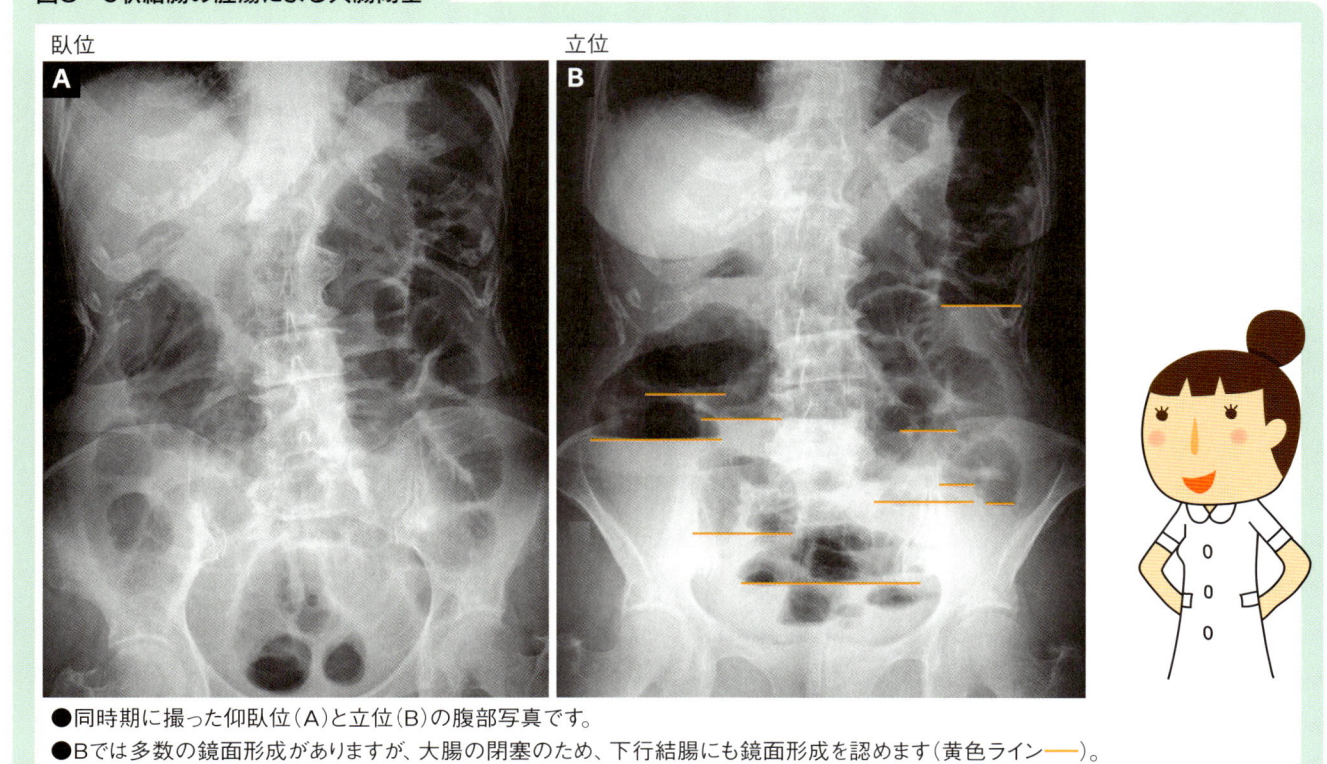

臥位　　　　　　　　　立位

- 同時期に撮った仰臥位（A）と立位（B）の腹部写真です。
- Bでは多数の鏡面形成がありますが、大腸の閉塞のため、下行結腸にも鏡面形成を認めます（黄色ライン━）。

図9　腹腔内遊離ガス像

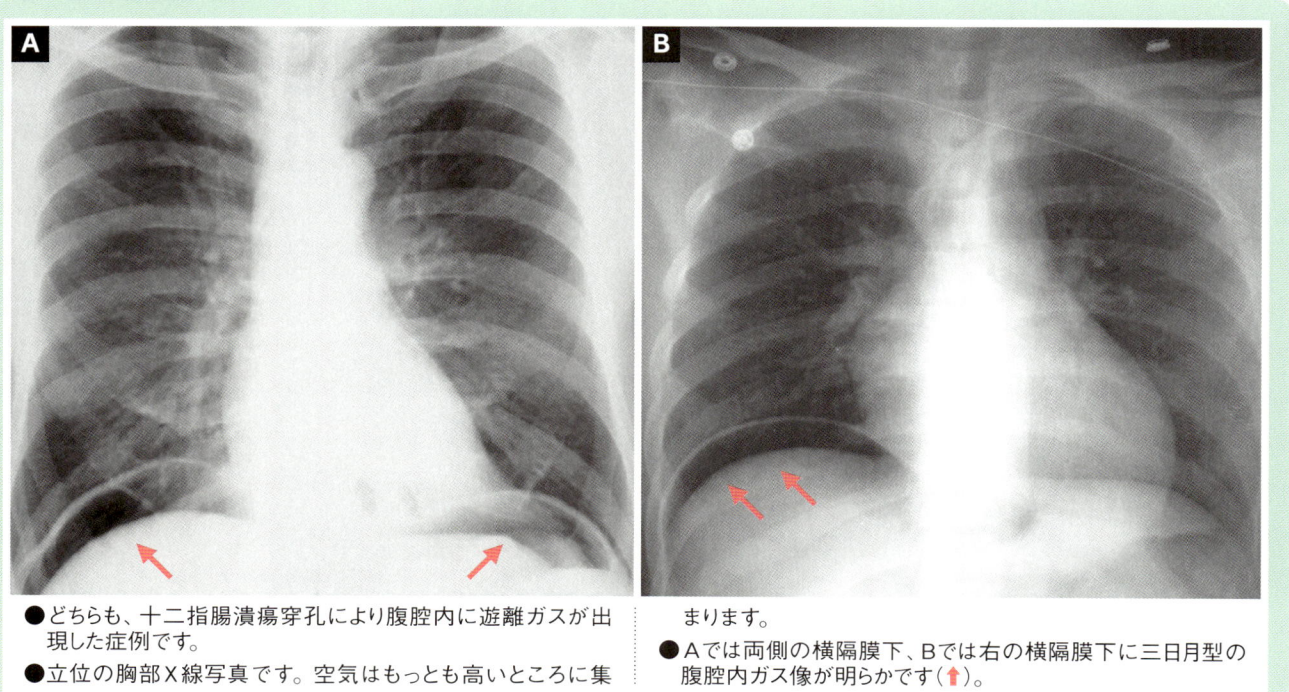

- どちらも、十二指腸潰瘍穿孔により腹腔内に遊離ガスが出現した症例です。
- 立位の胸部X線写真です。空気はもっとも高いところに集まります。
- Aでは両側の横隔膜下、Bでは右の横隔膜下に三日月型の腹腔内ガス像が明らかです（⬆）。

column

新しい画像診断 ③　CTの3D画像（骨盤骨折、肋骨骨折）

骨折の評価のために、CTで解析したものを立体的に構築し直しています。次ページからの骨折や軟部組織のX線画像と比べてみると、骨折の状態が一目瞭然です。

図5　骨盤骨折の3D-CT

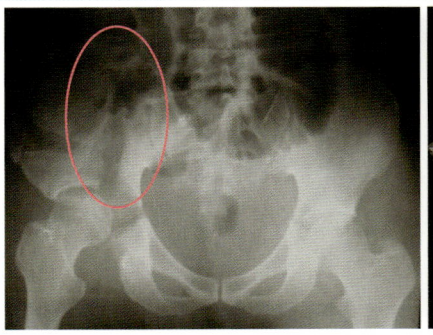

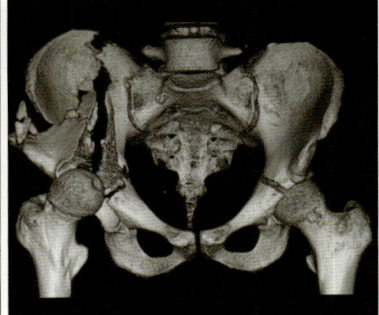

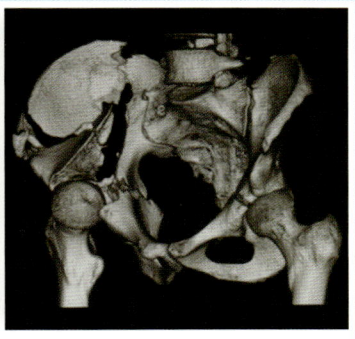

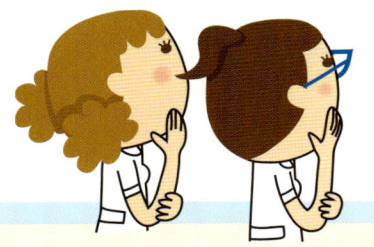

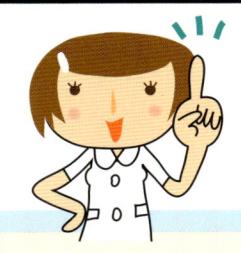

●骨盤骨折も立体にすると、こんなにバラバラになっているのがはっきりとわかります。

図6　肋骨骨折の3D-CT

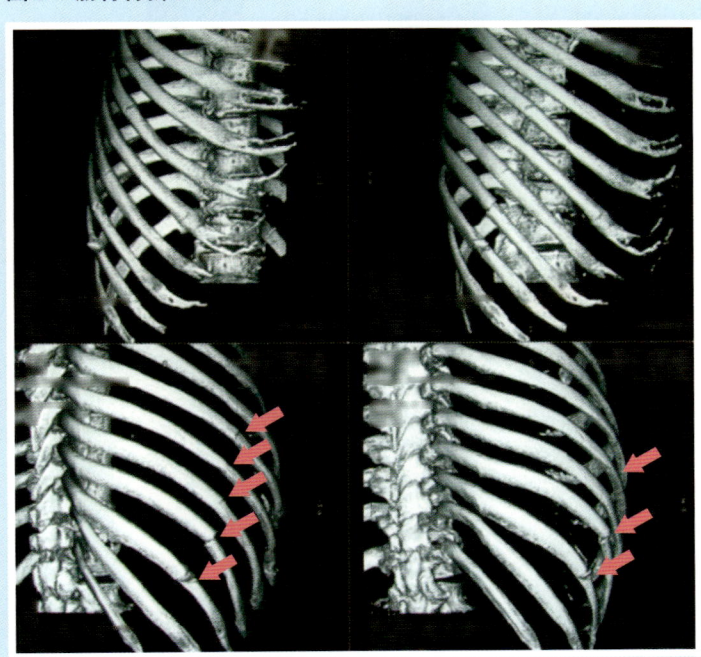

●単純X線写真では見逃してしまう可能性のある肋骨骨折を、誰が見ても見つけることができます（⬆）。

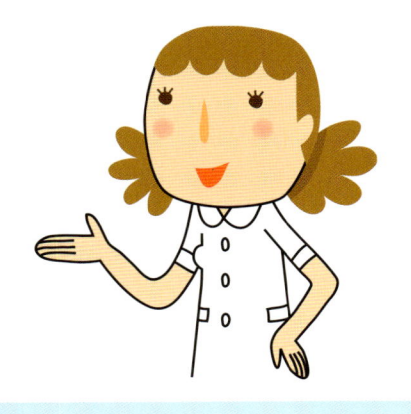

❹ 骨折や軟部組織のX線（整形外科領域）

X線写真1枚では診断しにくいのが「骨折」

●整形外科領域に限ったことではありませんが、ドクターがX線写真を見るのは、以下の2つの場面が考えられます。
①自分で診察している患者さんのX線写真を見るとき。
②自分では直接見ていない患者さんのX線写真の読影のみを頼まれるとき。
●整形外科のドクターは、「これ、骨折ありませんか？」と、日常的に写真の読影のみを依頼されることが、放射線科医に次いで多いかもしれません。
●1枚の写真で明らかな骨折があれば、「ここ、ここ」と言って診断できますが、明らかな異常所見がないときに「大丈夫」と言ってしまうのは不安なものです。
●ですから、X線写真の読影をする際には、腫れている、圧痛がある、反対側と異なるなどの臨床所見を参考にすることによって、その精度を上げています。

● 項目一覧
- 下腿骨折
- 腓骨骨折
- 大腿骨折
- 大腿骨頸部骨折
- 大腿骨顆上骨折
- 鎖骨骨折
- 手指の基節骨骨折
- 肋骨骨折
- 膝蓋骨骨折
- 骨折の治癒

●でも、なぜX線写真1枚だけでは骨折の有無が断定しにくいのでしょうか？　それは、どこから見ても大きくずれている骨折は誰が見ても一目瞭然ですが、1枚だけの写真で"ズレ"がわからない骨折は少なくないからです。図1のイメージから、2方向で撮影することの重要性を理解できると思います。

図1　片方からの撮影だけでは、骨折はわかりにくい

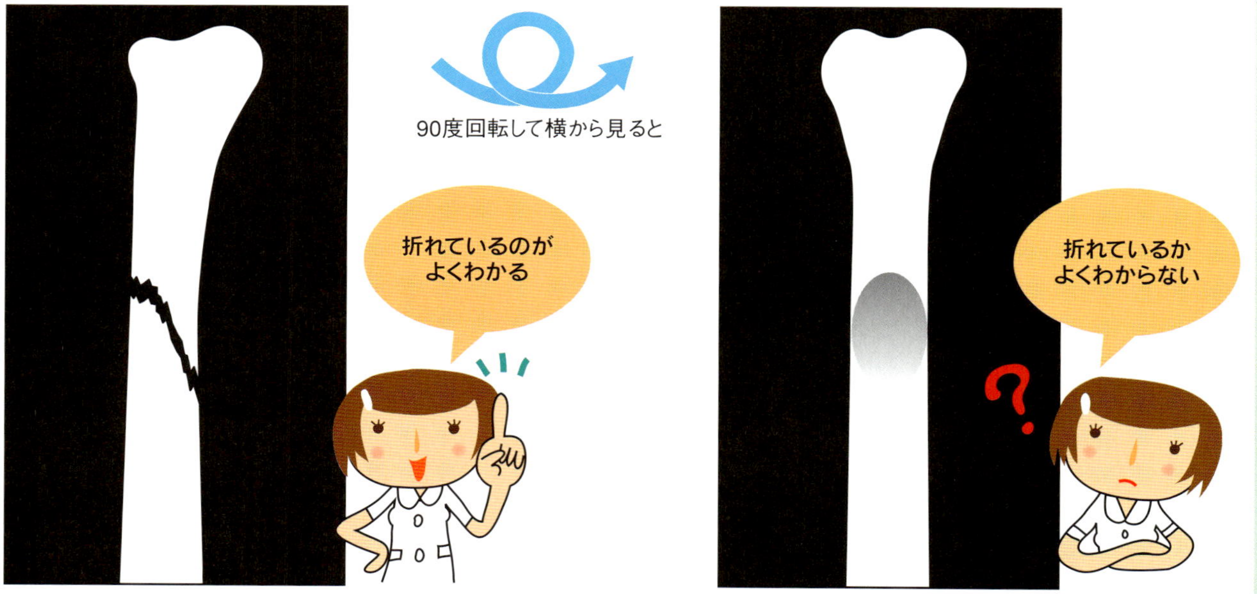

90度回転して横から見ると

折れているのがよくわかる

折れているかよくわからない

図2　長管骨の構造：皮質骨と海綿骨

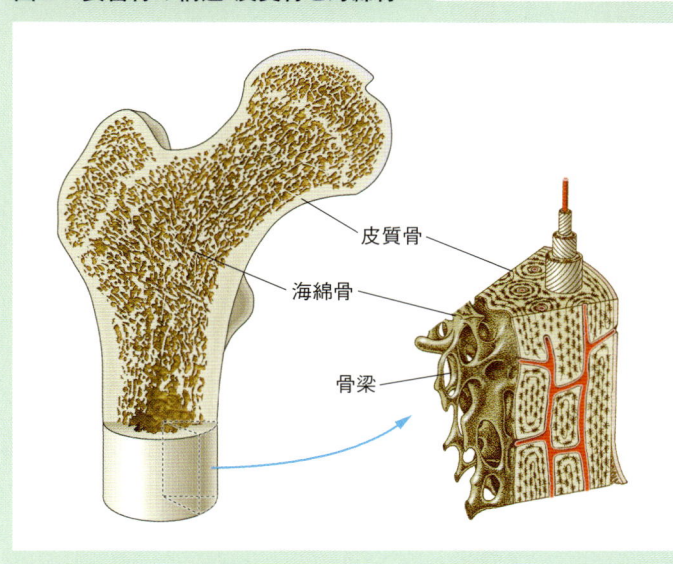

- 皮質骨は白く硬く、比較的厚い骨であり、ハンマーでたたけばコンコンと音がするぐらいしっかりとしたものです。
- 肋骨や副鼻腔の骨などではあまり強さはなく、腸骨や肩甲骨などの扁平な骨では、皮質は厚くありません。
- 海綿骨の中の骨梁は珊瑚（サンゴ）を想像してもらってもいいのではないでしょうか。
- 1つの大腿骨でも、部位によって皮質骨の厚さがかなり異なることが断面を見ればわかることでしょう。

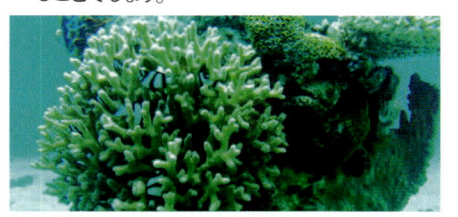

（皮質骨／海綿骨／骨梁）

図3　骨梁の構造

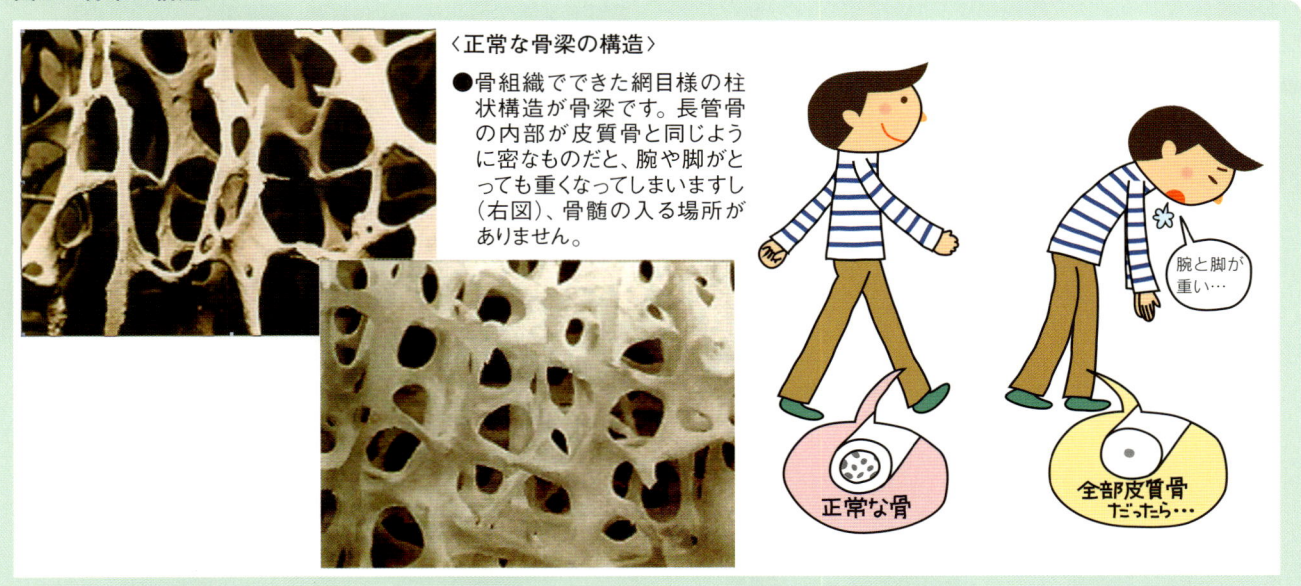

〈正常な骨梁の構造〉

- 骨組織でできた網目様の柱状構造が骨梁です。長管骨の内部が皮質骨と同じように密なものだと、腕や脚がとっても重くなってしまいますし（右図）、骨髄の入る場所がありません。

（正常な骨／全部皮質骨だったら…／腕と脚が重い…）

骨折を疑ったら何を見る？

- 整形外科領域で、まず疑われるのは骨折でしょう。そこで、骨、特に腕や脚などの長管骨の構造を思い出してください。
- 骨の表面は白く、硬く、厚い皮質骨に覆われています。そして、その内部には網目様の構造ではりめぐらされている海綿骨があります。この網目様の柱状構造が骨梁（こつりょう）です。まさに骨の梁（はり）であり、骨梁のまわりに骨髄が存在し、骨梁＋骨髄が海綿骨となります（図2、3）。
- 骨折を疑ってX線写真を見るときには、①輪郭としての骨皮質の連続性をよく追いかけ、②骨梁の乱れがないかをチェックします。当然、広い意味での骨の形や、左右差にも注目し、脱臼では骨同士の位置関係も確認します。

見やすい骨折、見にくい骨折の見かた

明らかな骨折があるX線写真の見かた

- 明らかな骨折があるX線写真から、どこをどのように見ているのかを確認してみます。
- 図1は右下腿のX線写真ですが、誰もが骨折があることがわかると思います。
- では、なにをもって骨折と言えるのでしょうか？ 多くの皆さんは明らかに変形して、連続性のなくなった脛骨と腓骨を見て骨折と判断していることでしょう。正解です。でも、もう少し、「どうして？」と考えてみると、皮質骨も海綿骨もその連続性がまったく断たれてしまっていることが前提としてあり、そのうえで変位がある状態と言えます。
- 骨皮質の連続性が断たれているからこそ骨折であり、明らかに変位をしているために、とてもわかりやすいものとなっています。
- 明らかに変位のある骨折があるとき、どうしてもその部分だけに目が行き、1つ見つけただけで満足してしまいがちです。でも、腕や脚をぶつけたり、ひねったときに骨折が1か所とは限りません。図2は右大腿骨が3か所で骨折している症例です。

> **見やすい骨折、見にくい骨折のX線写真 まとめポイント**
> - 明らかな骨折は、変形して、連続性のなくなった脛骨と腓骨で判断します。
> - 1方向だけではわからない場合は、2方向からのX線撮影で調べます。皮質骨の連続性で判断します。
> - ひびで、ズレのない骨折は、2方向のX線撮影でも、はっきりしないことがあります。たとえば膝蓋骨では、軸位撮影をする必要があります。

図1 右下腿に明らかな骨折がわかるX線写真

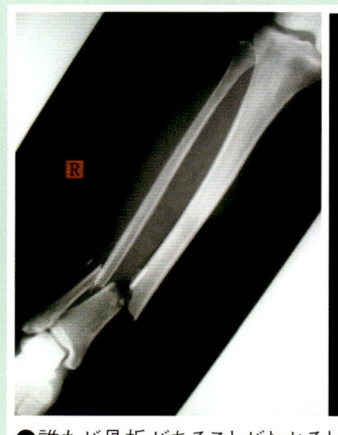

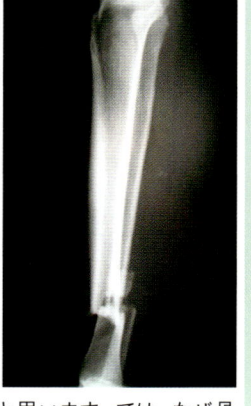

- 誰もが骨折があることがわかると思います。では、なぜ骨折か？ 明らかに変形して、連続性のなくなった脛骨と腓骨を見て骨折と判断していることでしょう。
- もう少し考えてみると、①皮質骨も海綿骨も、その連続性がまったく断たれてしまっていることが前提としてあり、②そのうえで変位がある状態と言えます。
- 骨皮質の連続性が断たれているからこそ骨折であり、明らかに変位をしているために、とてもわかりやすいものとなっています。

図2 3か所での右大腿骨骨折

左右は同じ画像。右で見え方を示しています

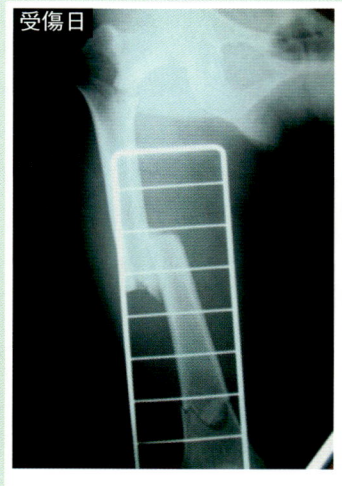

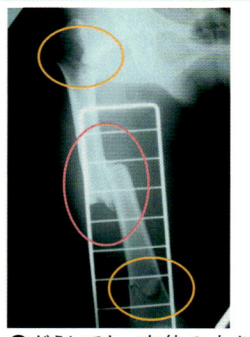

受傷日

- どうしても、変位の大きな骨幹部骨折に目が向きます（○）。1つの骨折の発見に満足して、変位の少ない骨折を見落としてしまうことのないように（○）。

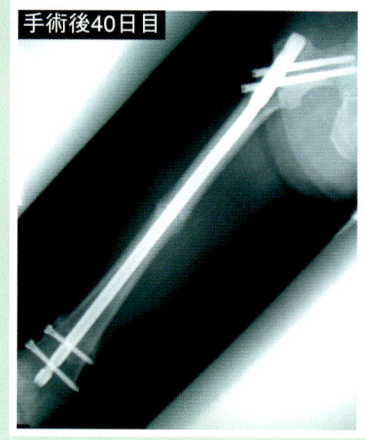

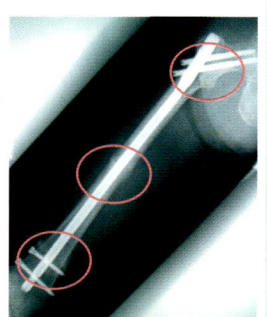

手術後40日目

- 治癒過程では仮骨（骨の膨らみ）が形成されています（○）。

図3　左大腿骨顆上骨折
正面、側面ともに、右側で見え方を示しています

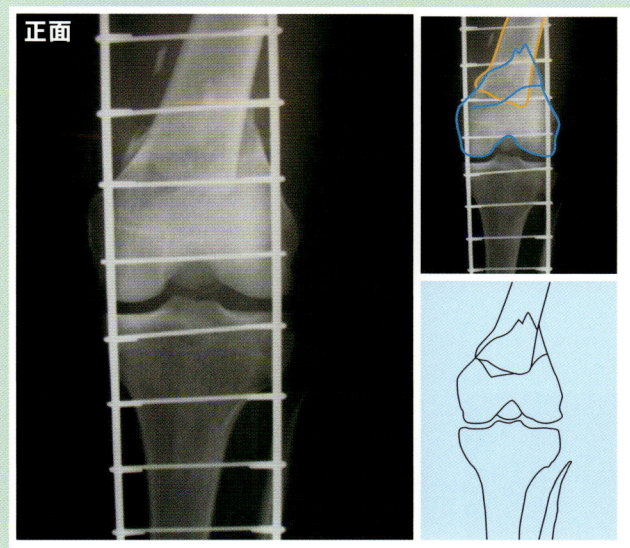

- 前後方向撮影で、骨片のズレは隠れてしまっているため、わかりにくくなっていますが、皮質骨をきちんと追いかけると、皮質骨の連続性がなくなり、骨梁にも乱れが生じていることがわかります。

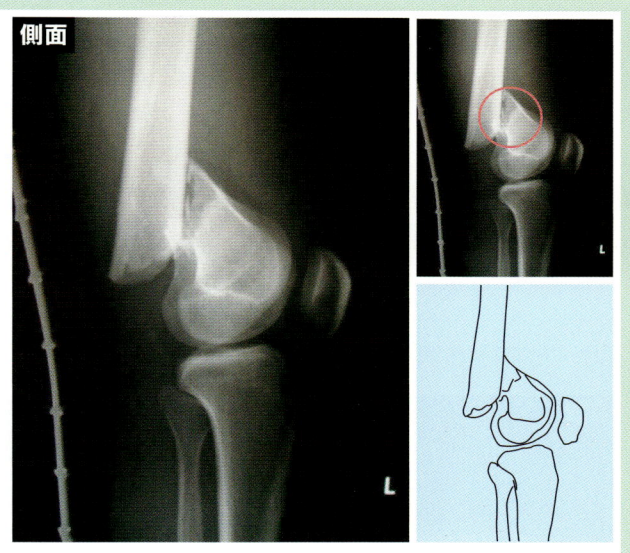

- 側面写真では、近位側（骨盤側）が大きく後方に変位しているので、骨折は誰が見ても明らかです（⭕）。

図4　右脛・腓骨遠位端骨折
正面、側面ともに、右側で見え方を示しています

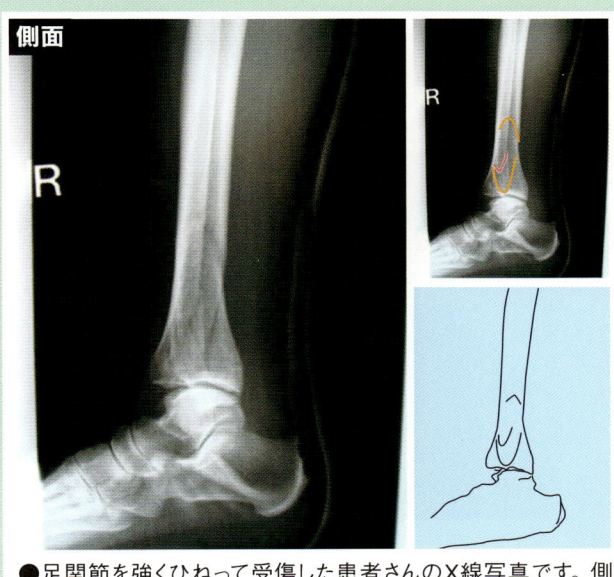

- 足関節を強くひねって受傷した患者さんのX線写真です。側面のX線写真では、骨皮質の連続性が断たれていることは、よく画像を追いかけないとわかりにくいかもしれません。
- 黄色やピンク色の線で示した部分では、骨梁が乱れています。

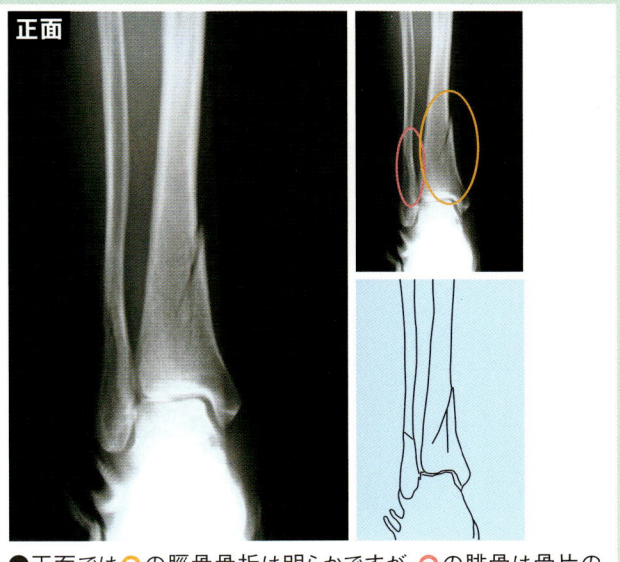

- 正面では⭕の脛骨骨折は明らかですが、⭕の腓骨は骨片の変位がないので、なかなか骨折の指摘が難しいかもしれません。隣り合った2本の骨ですから、疑って見る必要があります。

2方向のX線撮影ではっきりする骨折

- 整形外科領域のX線写真では、2方向撮影が重要であることはすでに述べましたが（p.92）、実際に、"2方向の撮影をしなければよくわからない"という写真を見てみましょう。
- 図3～6は大腿骨顆上骨折、下腿骨折、手指の基節骨骨折、膝蓋骨骨折のX線写真で、1方向撮影の写真だけでは骨折線での骨のずれがよくわからないために、見落としてしまう可能性のあるものです。
- 骨のX線写真を見慣れていれば、どれも、1方向の撮影だけでも診断することができますが、見慣れていなくても、直交する方向からの写真を見れば、ずれていることがわかります。1つずつ、皮質骨の連続性をしっかりと確認してください。

図5　左第4基節骨近位端骨折
正面、側面ともに、右側で見え方を示しています

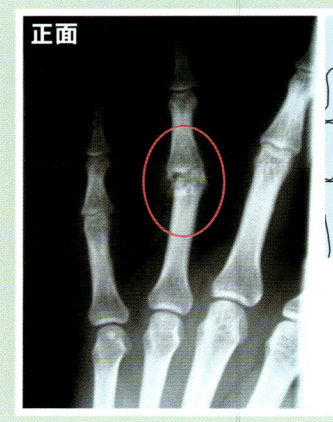

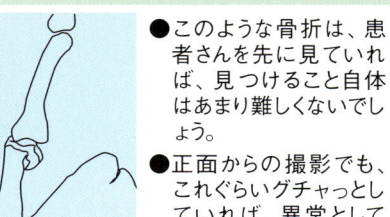

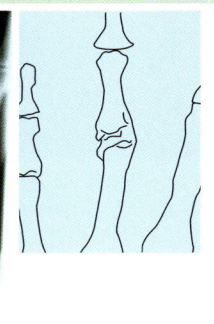

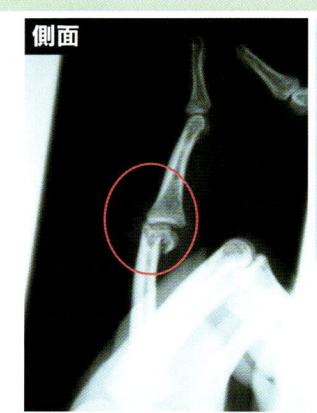

- このような骨折は、患者さんを先に見ていれば、見つけること自体はあまり難しくないでしょう。
- 正面からの撮影でも、これぐらいグチャっとしていれば、異常として指摘することができます。側面写真では変位が明らかです（⭕）。

図6　右膝蓋骨骨折
正面、側面ともに、右側で見え方を示しています

骨折部

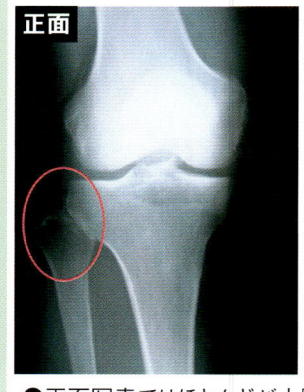

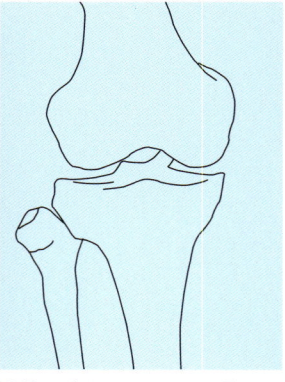

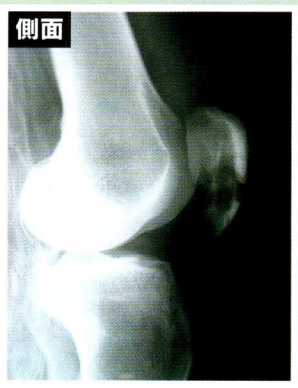

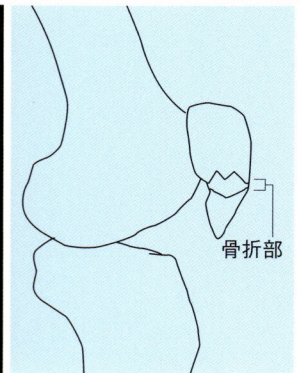

- 正面写真ではほとんどが大腿骨と重なってしまい、明らかな骨折を指摘できませんが、側面写真で骨折を指摘することは容易です。
- 患者さんの膝とX線写真の両方を見れば、一目瞭然でしょう。
- この患者さんは、腓骨頭にも骨折があります（⭕）。

2方向のX線撮影でもはっきりしない骨折

- いわゆる"ひび"で、ズレのない骨折は、2方向のX線写真でもはっきりとしないことがまれではありません。
- 膝蓋骨では、大腿骨と重なってしまうために縦方向の骨折線は、軸位撮影をしないとはっきりとしないことが少なくありません（図7）。
- 図8は脛骨の高原骨折です。高原は膝関節の受け皿になっている部分を指しますが、平らな受け皿であるべき高原が平らでなくなってしまっているのが高原骨折です。正面、側面撮影のいずれもわかりにくいですが、胸に平行な面で断面を作り直したCT写真（冠状断）で、高原が崩れているのがわかります。
- 難しい骨折の診断の理解ではなく、"こうやって読んだら骨折が見える"ということをわかっていただければと思います。

図7 左膝蓋骨骨折

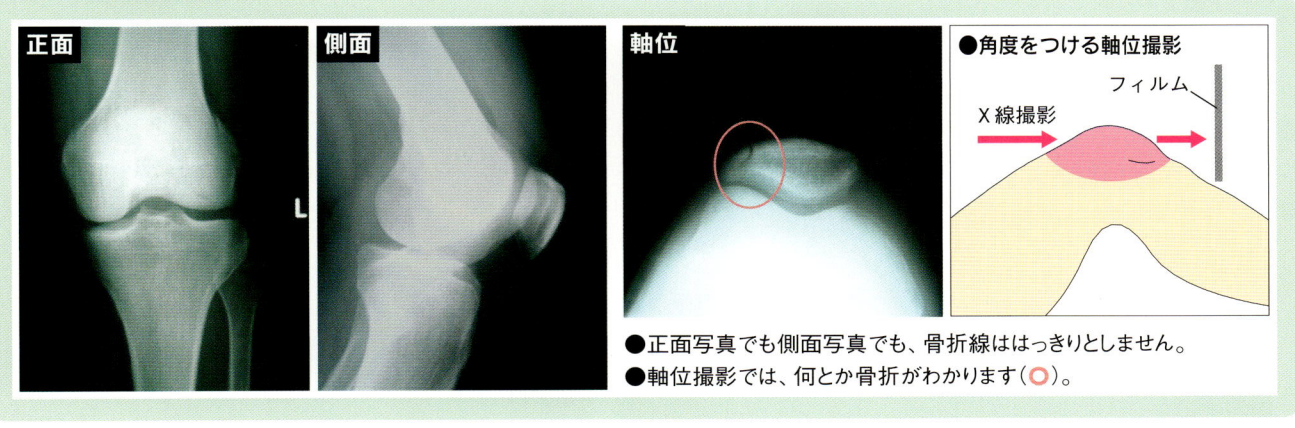

正面／側面／軸位／●角度をつける軸位撮影（X線撮影／フィルム）

- 正面写真でも側面写真でも、骨折線ははっきりとしません。
- 軸位撮影では、何とか骨折がわかります（○）。

図8 右脛骨高原骨折　正面、CTでは、右側で見え方を示しています

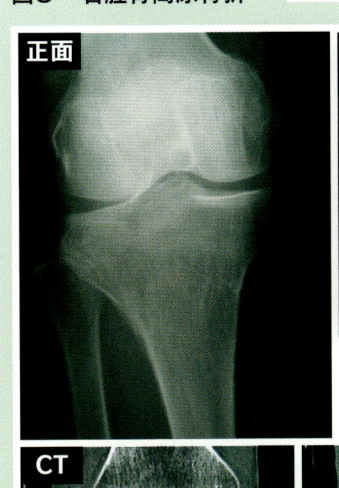

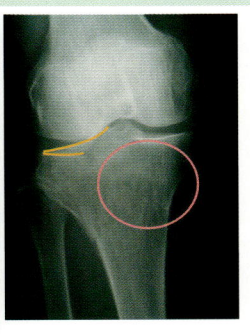

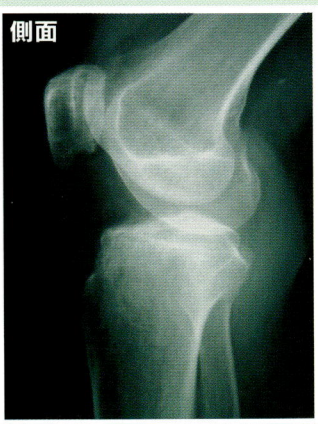

正面／側面／CT

- 正面写真でも、側面写真でも骨折線ははっきりとしません。
- よく見ると、脛骨の高原には二つの面があり（—）、○で囲む部分には骨梁の不整、不連続性があります。
- 胸に平行な面で断面を作り直したCT写真（冠状断）で、高原が崩れているのがわかります（下段○）。2方向のX線写真だけでの診断は容易でありません。

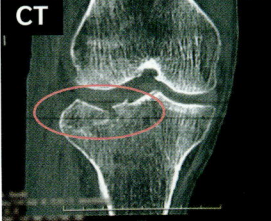

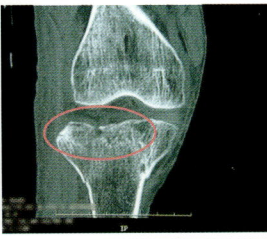

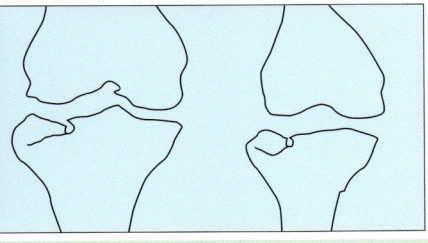

● しばしば遭遇する骨折：大腿骨頸部骨折、鎖骨骨折、肋骨骨折 の見かた

> **しばしば遭遇する骨折のX線 写真まとめポイント**
>
> ● 大腿骨頸部骨折は、骨折の指摘が簡単ではありません。完全な骨折例では、正しく正面で撮影し、左右を比較すれば気づくことが可能です。
>
> ● 鎖骨骨折は、中1/3の骨折がもっとも多く見られ、付着している筋肉によって、骨片の変位が見られます。
>
> ● 側胸部の骨折は正面のX線写真では見えにくいことがあり、斜位で上下の肋骨との重なりを避けると、骨折線が認められることが多いでしょう。

● 日常的に遭遇することの比較的多い骨折として、大腿骨頸部骨折、鎖骨骨折、肋骨骨折を示しました。

大腿骨頸部骨折

● 大腿骨頸部骨折は、高齢者が転倒して（転落とか墜落ではありません）、大腿の外側、大転子部を打撲することによって生じます。

● 歩行不能となることが多いですが、程度が軽く、変位のないときには歩行も可能で、X線写真でもはっきりとしないこともあります。

● 骨盤の正面写真では、骨折線が大腿骨頭に重なるため、骨折を指摘するのが容易でないことがしばしばです。

● 大腿骨骨幹部に対する頸部・骨頭の角度に左右差があり、完全な骨折例では、骨折側ではより頭が下がり、頸が短くなるので、正しく正面で撮影された写真で左右を比較すれば骨折に気がつくことは可能でしょう（図1）。ただし、ズレの少ないときには専門医でも診断が容易でないことがあります。Garden分類と呼ばれる骨折のタイプ1や

図1　左大腿骨頸部骨折

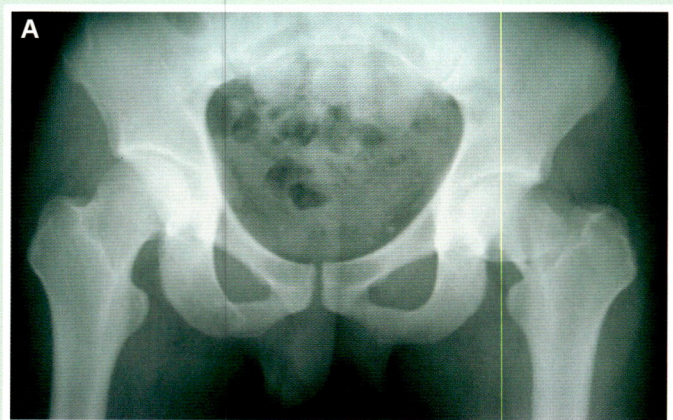

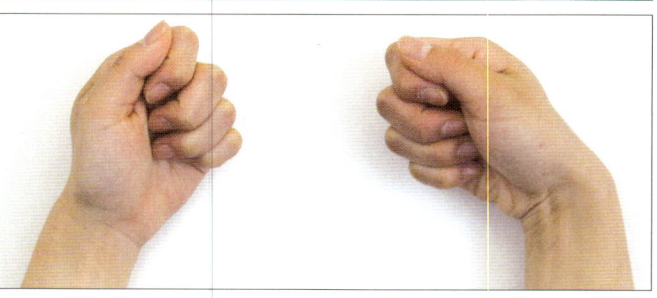

● 骨盤正面のX線写真（A）で大腿骨頸部に左右差があることがわかると思います。こぶしを握った手首の角度の違いをイメージしてください。

● 骨折部を拡大したBと、観血的整復固定術後のCを比較すると、大腿骨頭が頭を垂れ、頸が短くなっていることがわかるでしょう。

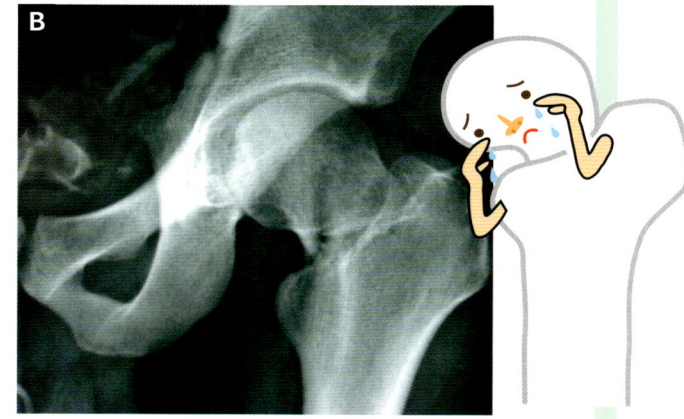

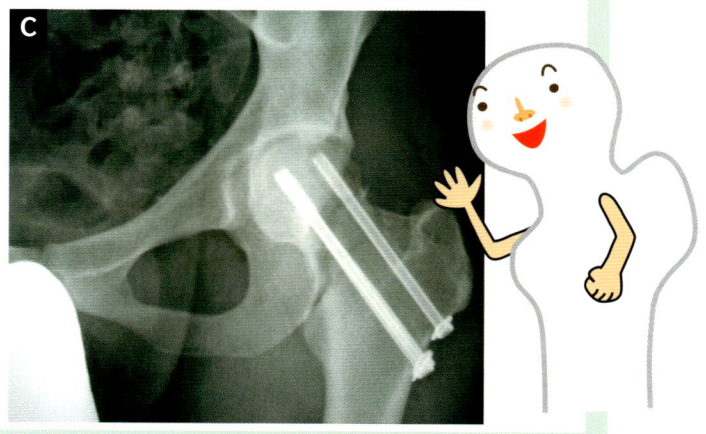

図2　左大腿骨転子部骨折

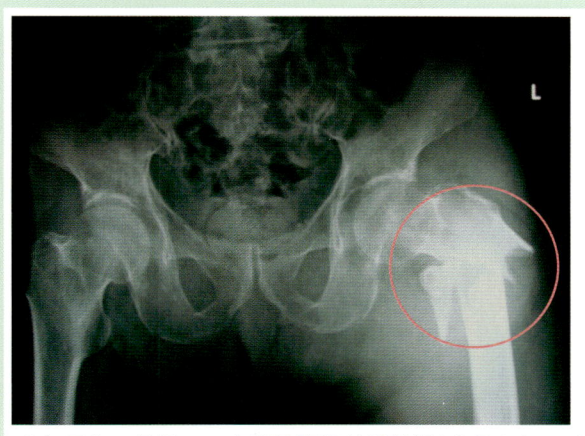

- 転子部の骨折は、大腿骨頸部外側骨折とも言われることがありますが、右図のように頸部とは位置が違います。
- どちらも高齢者に多い外傷ですが、大腿骨頸部骨折より強い外力によることが多く、また、骨折部の血流は豊富です。
- 骨の変位が大きいことが多いので、骨折を見つけることは難しくありません（○）。同時に、骨折部周囲の筋肉などの軟部組織の腫れが強いことが対側と比較するとよくわかります。

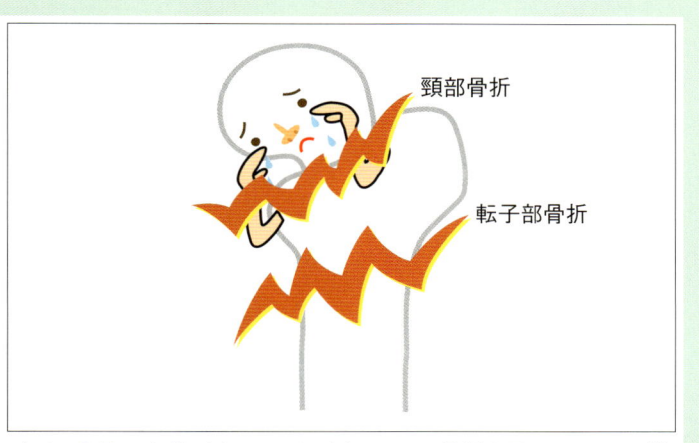

図3　左鎖骨骨折

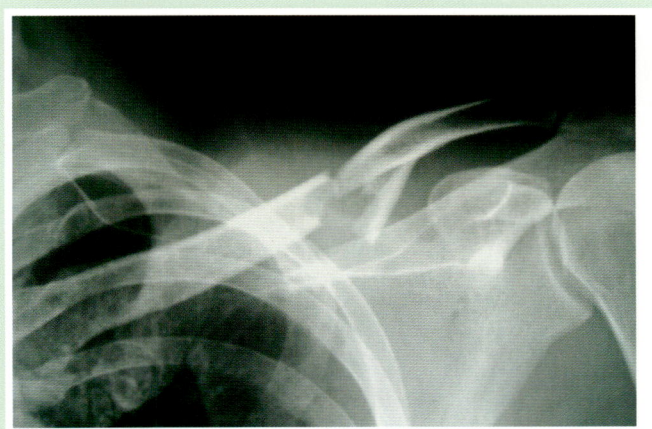

- 鎖骨骨折は骨折の部位によって、遠位と近位、中1/3の骨折に分けられますが、中1/3の骨折がもっとも多く見られます。
- 鎖骨は上から見るとS字状に弯曲しており、直接の外力でなくても、ひずみによる負担が中央の1/3の範囲で大きくなるからです。

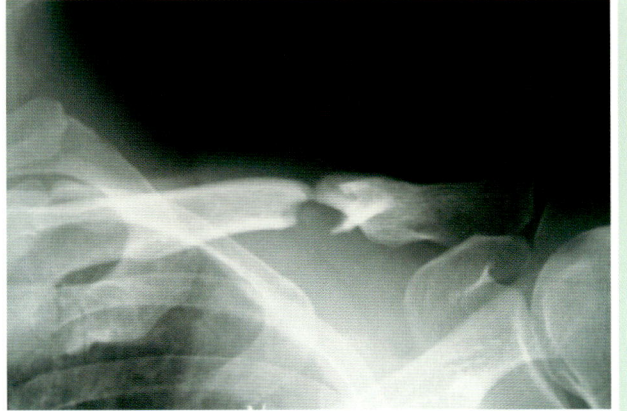

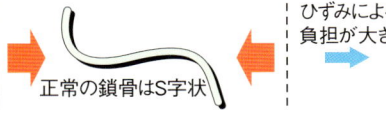

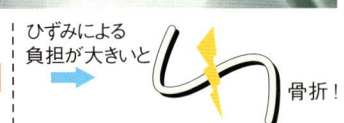

正常の鎖骨はS字状　　ひずみによる負担が大きいと　骨折！

タイプ2では、対側より頭の下がり方が少ないこともあります。
●転子部の骨折は、大腿骨頸部外側骨折とも言われ、頸部骨折よりも変位が明らかなことが多く、X線写真で見つけることは比較的簡単です（図2）。骨折部での骨の変位は、外力そのものによってずれることもありますが、骨に付着している筋肉によって引っ張られて生じます。

鎖骨骨折

●鎖骨骨折は骨折の部位によって、遠位と近位、中1/3の骨折に分けられますが、中1/3の骨折がもっとも多く見られます。
●鎖骨は上から見るとS字状に弯曲しており、直接の外力でなくても、ひずみによる負担が中央の1/3の範囲で大きくなるからです（図3）。

図4　鎖骨骨折

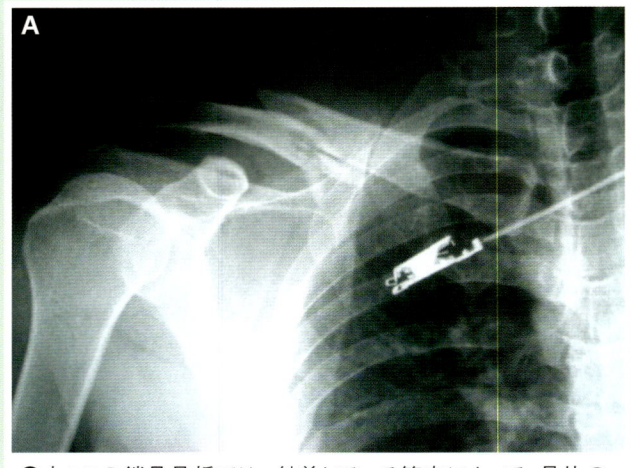

A

- 中1/3の鎖骨骨折では、付着している筋肉によって、骨片の変位が起こります（**A**）。
- 胸骨側（近位側）は胸鎖乳突筋の力により上方、遠位側は大胸筋、広背筋、腕の重さによって内下方に変位しやすくなります（下図）。

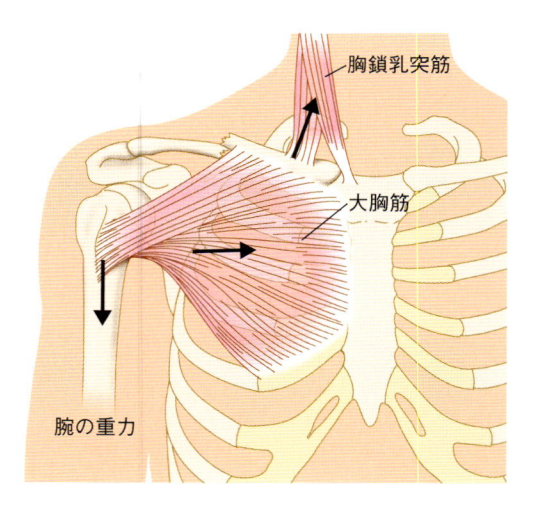

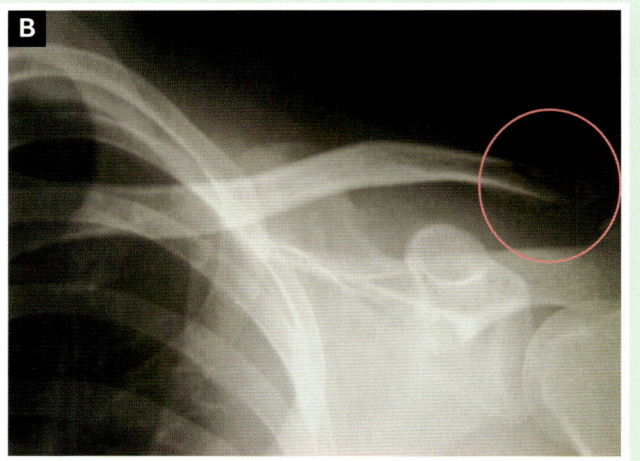

B

- 遠位端骨折はX線写真の端のほうに見えることが多く、注意深く観察しないと見落とします（**B ○**）。

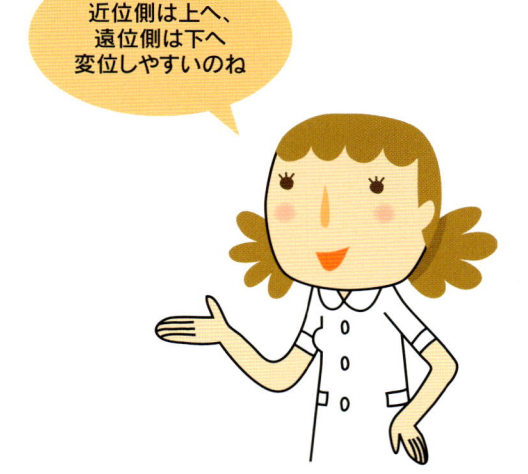

胸鎖乳突筋
大胸筋
腕の重力

＊近位側は上へ、遠位側は下へ変位しやすいのね＊

- 中1/3の鎖骨骨折では、付着している筋肉によって、骨片の変位が起こります。胸骨側（近位側）は胸鎖乳突筋の力により上方、遠位側は大胸筋、広背筋、腕の重さによって内下方に変位しやすくなります（図4）。

肋骨骨折

- 肋骨は皮質骨が薄く、直接の外力だけでなく、胸郭のひずみによって骨折が起きます。側胸部での骨折が比較的多く、正面のX線写真では上下の肋骨と重なってしまうために骨折を指摘できないことがしばしばあります（図5）。
- 斜位にすると上下の肋骨との重なりをさけて、骨折線を認めることが多いはずです。
- 受傷時には、患者さんは痛がっているのに骨折がはっきりせず、1か月後に仮骨が認められて、"やっぱり骨折があったんだな"と、わかることもめずらしくありません（図6）。

図5 見えにくい肋骨骨折
A、B、Cは同じ画像。Bは拡大、Cは見え方を示しています

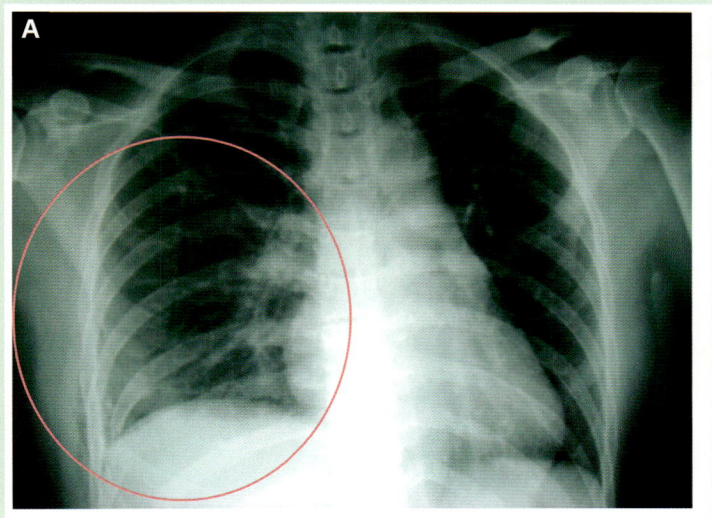

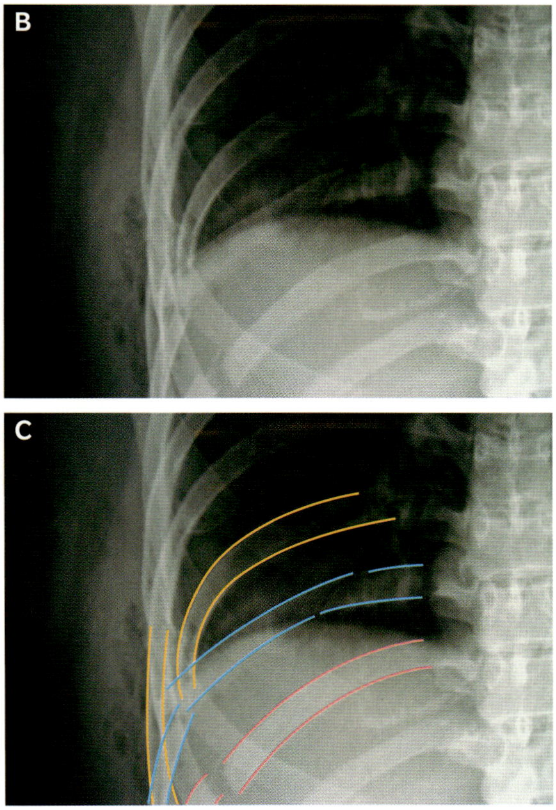

- 右側胸部を打撲して受傷した患者さんです。肋骨骨折は側胸部にもっとも多く見られますが、胸部単純X線写真の正面像では、側胸部で多くの肋骨が重なって写るため、すべての肋骨骨折を1枚のX線写真で見つけるのは難しい場合が多いでしょう。
- Aの胸部単純X線写真をよく見るとBのように見えます。肋骨を1つずつたどってみると、Cのように骨折線を明らかにすることができます。
- 別の患者さんの、フレイルチェストに対する手術中の写真です。肋骨骨折の様子がわかります。

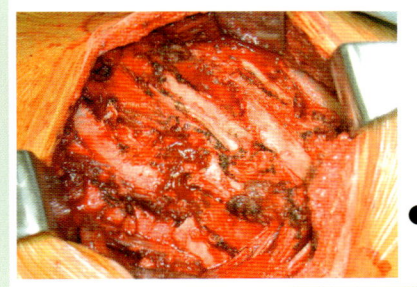

図6 正面写真ではわかりにくい肋骨骨折

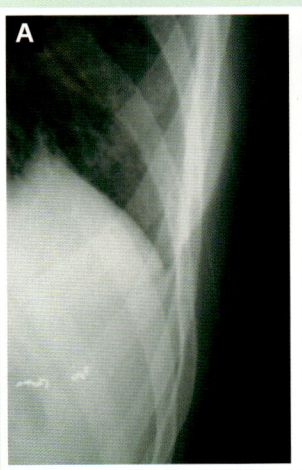

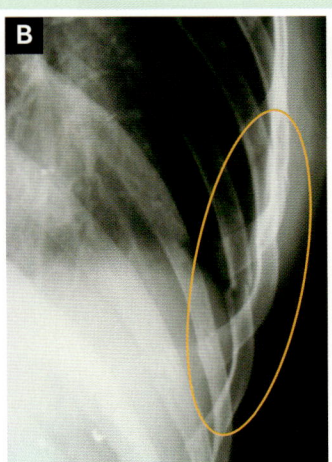

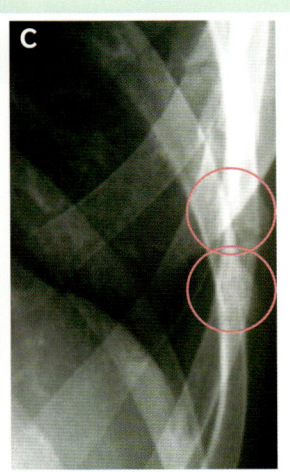

A：正面写真では側胸部の肋骨が重なり、骨折線がはっきりしません。

B：少し斜位から撮影すると、骨折がはっきりします（〇）。

C：1か月後ですが、丸く膨らんだ仮骨が認められ、骨折があったこと、治癒過程にあることが明らかになります（〇）。

その他のX線写真：骨折の治癒過程、軟部組織、異物 の見かた

その他のX線写真 まとめポイント

- 自然に修復が進む2次性骨癒合では、軟骨から仮骨へと骨癒合がなされ、骨折線が消えていきます。
- 骨折間がきちんと密着するようにプレートなどを挟む1次性骨癒合では、仮骨形成が見られません。
- X線写真では、骨折以外にも、軟部組織の異常や、異物を捉えることができます。

骨癒合で治癒する

- 骨折が治るためには骨癒合が必要です。骨癒合の仕方は2通りがあります。1次性骨癒合と2次性骨癒合です。
- 一般的な骨癒合は2次性骨癒合であり、骨折部が治っていく過程で図1のように仮骨が認められるものです。
- 2次性骨癒合では、骨折部の血流が増加して、好中球やマクロファージなどの炎症細胞がどんどん集まり、壊死組織を吸収して修復に向けての準備状態を整えます（はじめの1～2週間）。
- その後、数か月にわたり、線維組織を主とした軟骨からなる柔らかい仮骨ができ、徐々に石灰化が生じます。さらに、柔らかな軟骨がしっかりとした硬い仮骨に置き換わると、十分な強度のある骨癒合が完成され、X線上、骨折線が消えてきます。
- その後、数年間にわたり過剰な仮骨が吸収され、正常な形にもどろうとするリモデリングが行われます。
- 1次性骨癒合は、骨折した骨片間がきちんと密着するように、プレートなどで固定されたときの骨癒合の形（図2）のことで、2次性骨癒合と異なり、X線写真では骨折片間を結び架橋形成するように膨らんで見える仮骨は認められません。

図1　大腿骨骨折とその治癒過程

- 典型的な大腿骨骨幹部骨折の治癒経過を示します。
- 膨れあがった皮質骨により骨癒合が行われていますが、このあとも、骨折前の状態に近付こうとリモデリングが起きます。

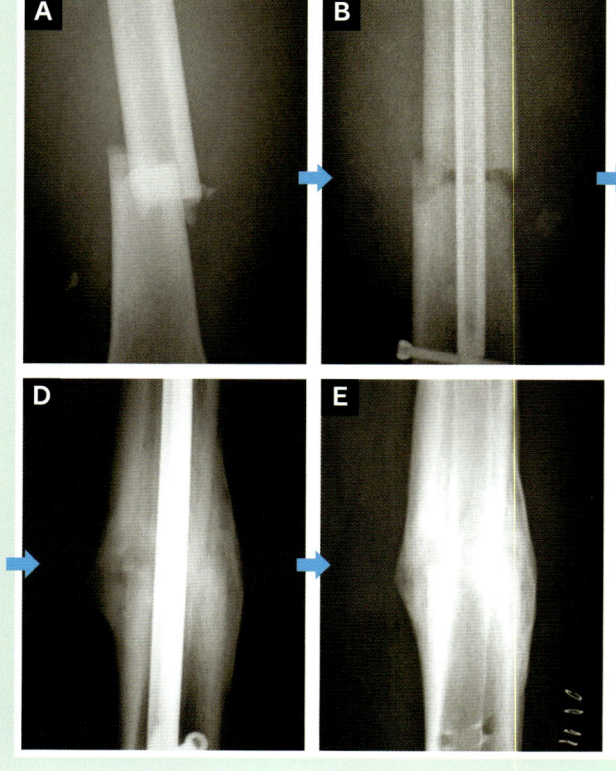

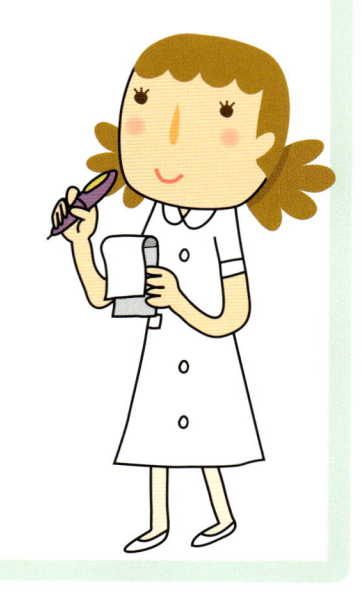

A：受傷直後
B：髄内釘による観血的整復固定術直後
C：手術後2か月。仮骨（○）がはっきりと認められています。
D：手術後1年。十分な仮骨形成によって、骨折線はほとんど見えなくなっています。
E：手術後1年1か月。髄内釘を抜去

図2　1次性骨癒合

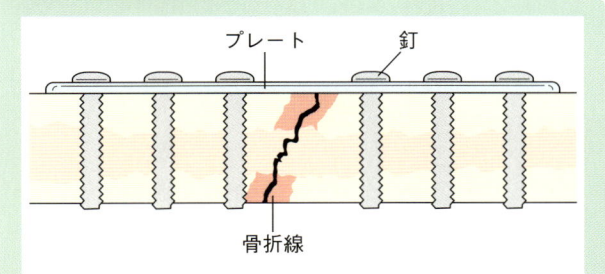

- 骨折した骨片間がきちんと密着するように、プレートなどで固定されたときの骨癒合のことです。2次性骨癒合と異なり、骨折片間を結び架橋形成するように膨らんで見える仮骨はX線写真では認められません。

軟部組織の異常やガス像

- 四肢や骨盤などのX線写真からは、骨の異常だけでなく、軟部組織の異常も見ることができます。
- たとえば、乗用車のバンパーではねられて脛骨と腓骨の骨折があるとき、骨折の仕方によっては軟部組織の腫れがとても強くなり（図3）、コンパートメント症候群を合併することがあります。
- 蜂窩織炎のときのX線は、軟部組織の腫れだけでなく、ガス像を見ることもできます。もしガス像があれば、ガス壊疽かもしれません（図4）。

図3　軟部組織の異常

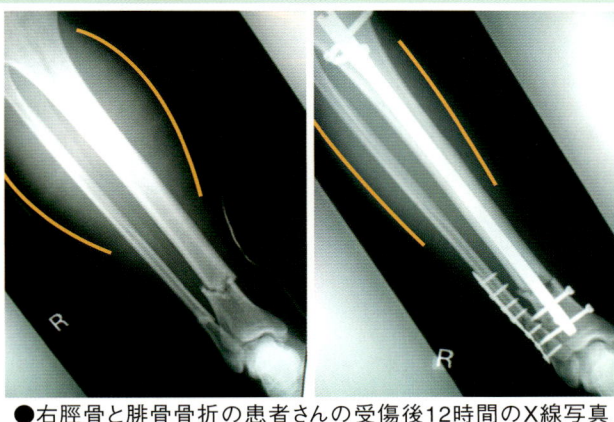

- 右脛骨と腓骨骨折の患者さんの受傷後12時間のX線写真（左）と、観血的整復固定術後（右）のものです。
- ふくらはぎの部分の腫れ方を、2枚のX線写真から読み取ることができます（||）。

異物の発見

- 外傷後などでは、異物を見つけることもできます。
- 金属ならば、ほぼX線で確認できますが、プラスチックや木製のものはどのように写るかわかりません。もしも、刺さってしまった異物と同じものを患者さんや家族がもってきていれば、フィルムの端にのせて撮影し、写り方がわかるため、異物の見逃しが減ると思います（図5）。

図4　皮下のガス像

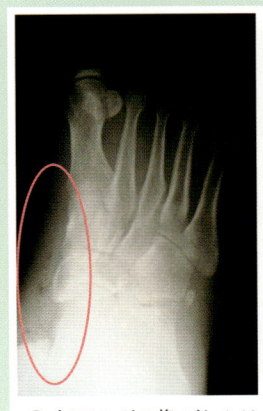

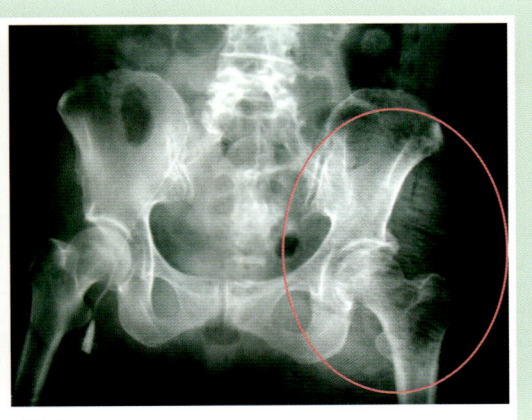

- 皮下のガス像がわかりますか？
- 左の写真では足背にポツポツとしたガスが見られます（○）。
- 右の写真では、ちりめん様のガス像が左の腰部にひろがっています（○）。ガス壊疽の患者さんです。

図5　異物の撮影

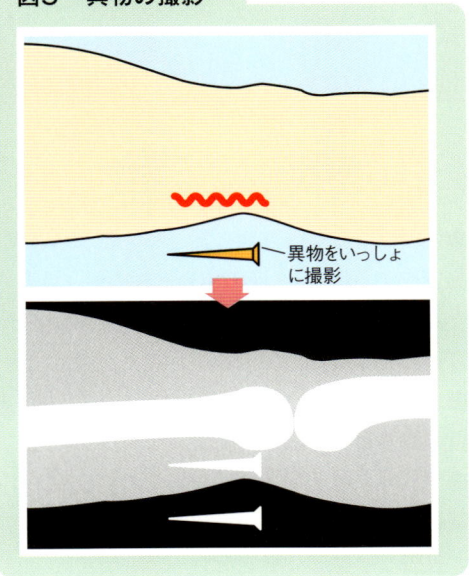

異物をいっしょに撮影

⑤ 腹部エコー

正常な腹部エコー画像の例

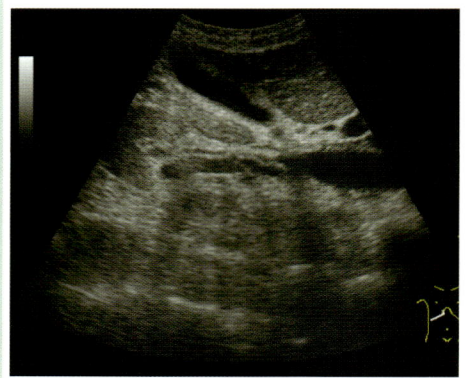

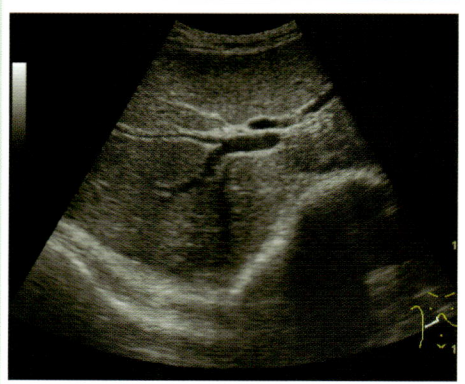

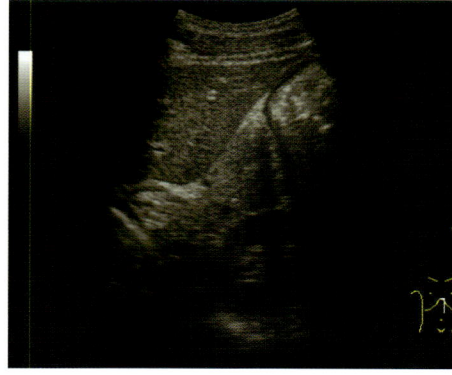

● 項目一覧
- 胆嚢
  - 胆石
  - 急性胆嚢炎
  - 胆嚢ポリープ
- 肝臓
  - 脂肪肝
  - 肝硬変
  - 肝嚢胞・腎嚢胞
  - 肝腫瘍
- その他の腹部エコー
  - 腹水
  - 水腎症
  - FAST

- ここだけ知りたいQ&A（p.29）で、エコーの力を発揮しやすい場面や、エコーが不得意な状況をいくつか挙げていますが、ここでは実際に臨床で見ることの多いエコー所見を正常と比較しながら眺めてみましょう。
- 他の画像診断法と同じように、まず、その画像に慣れることが一番です。
- きちんとした読影をするうえでは正確な知識が必要ですが、最終診断をできるようになることがこの本の目的ではないので、気軽に見てください。

● 胆嚢：胆石、急性胆嚢炎、胆嚢ポリープの見かた

正常な胆嚢の見え方

- 胆嚢は、肝臓の下面に接している"西洋梨"型の袋状の臓器です（図1）。熊の胆嚢は熊の胆（ゆうたんともいう）として、漢方薬の原料となっていますが、胆嚢の中身の胆汁は、日本薬局方にも収載された医薬品でもあります。
- 胆嚢の正常な大きさは、長径6‐8cm、短径2‐3cm、壁の厚さは3mm以下です。
- 空腹時には胆汁を蓄えているので拡張していますが、食後には収縮して胆汁を排出します。通常は、空腹時、胆嚢が拡張した状態で検査を行っています。

胆石、急性胆嚢炎、胆嚢ポリープのエコー まとめポイント

- 胆石の画像では、はっきりとした音響陰影があり、胆石の後ろは黒く帯を引いたように見えます。
- 急性胆嚢炎では、胆嚢が腫れ、胆汁が濁り、胆嚢のまわりに浸出液も溜まります。これらが組み合わさった画像として見られます。
- 胆嚢ポリープのエコー所見は、"桑の実"や"こんぺいとう"に似ています。

- エコーでは、均一な液体は黒っぽく見えるので、正常な胆汁で満たされた胆嚢の内部は、胆汁の色として黒に見えます。

図2　正常胆嚢と胆石（胆嚢内結石）
A、Bともに下で見え方を示しています

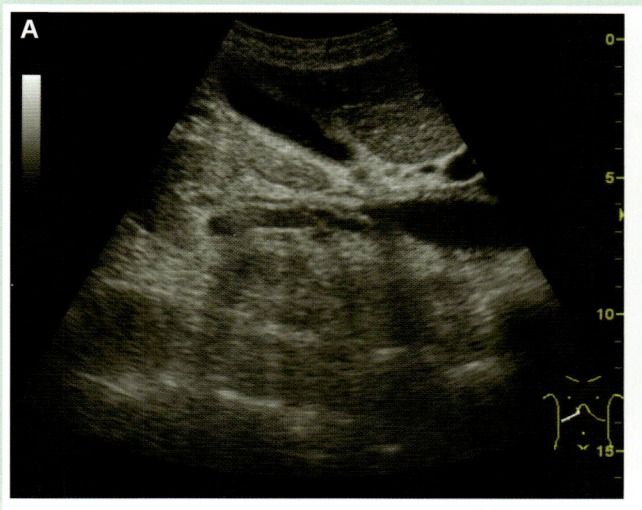

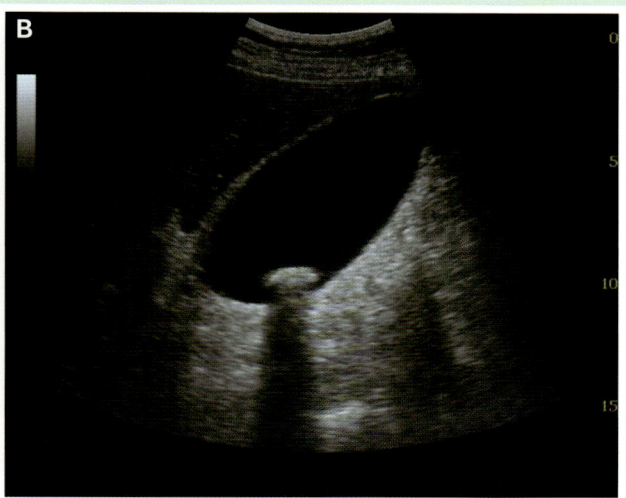

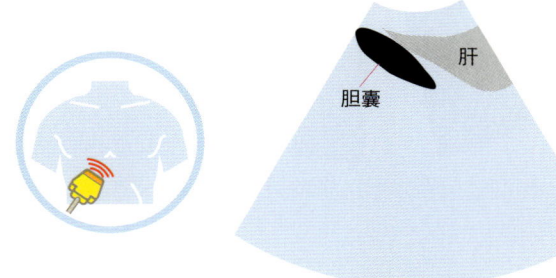

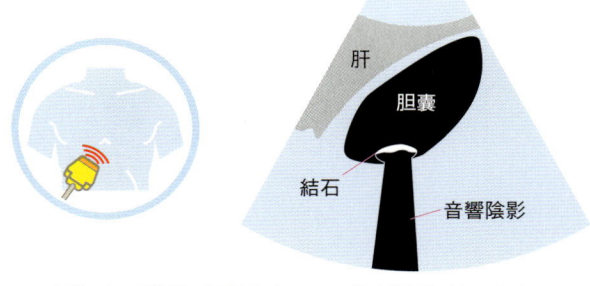

A：正常な胆嚢は、空腹時には蓄えられた胆汁で拡張しています。このエコーは昼食後2時間のもので、食直後では、さらに収縮します。

B：空腹時に拡張した胆嚢内に1つだけ結石があります。この写真のように音響陰影がはっきりしているものでは、ほぼ胆石で間違いありません。音響効果がはっきりとしないような結石のときには、ポリープとの鑑別のために体位変換などを行って可動性を調べます。

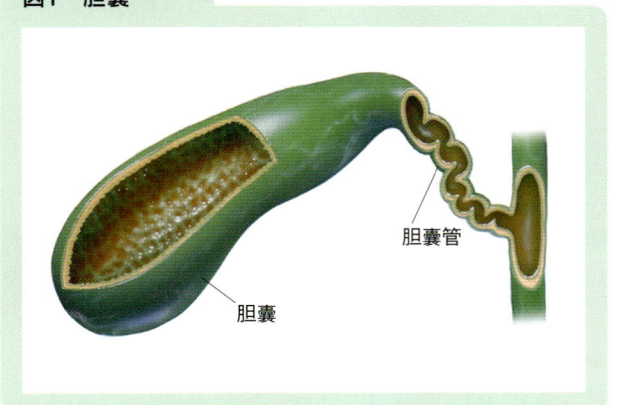

図1　胆嚢

音響陰影とは：骨、消化管のガス、胆石などの表面では、超音波に強い反射や、減衰が起こります。そのため、これよりも深い部分に超音波が伝わらず、黒く帯を引きます。これを音響陰影と言います。音響陰影部分にある病変は、観察することができません（図3）。

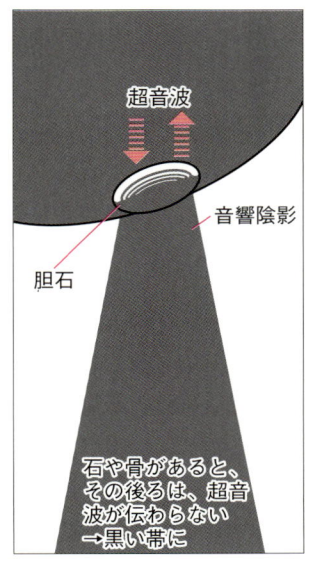

石や骨があると、その後ろは、超音波が伝わらない→黒い帯に

胆石と音響陰影

- もっともよく見られる胆嚢の異常所見は胆石でしょう。しかし、胆石の成分は一定ではなく、また、大きさもさまざまですから、胆石のエコーといっても、"これ"と、ひとまとめにはできません。
- ここでは、「音響陰影」（acoustic shadow）のはっきりとした胆嚢結石の典型像を呈示します（図2）。

図3　肋骨による音響陰影
A、Bともに下で見え方を示しています

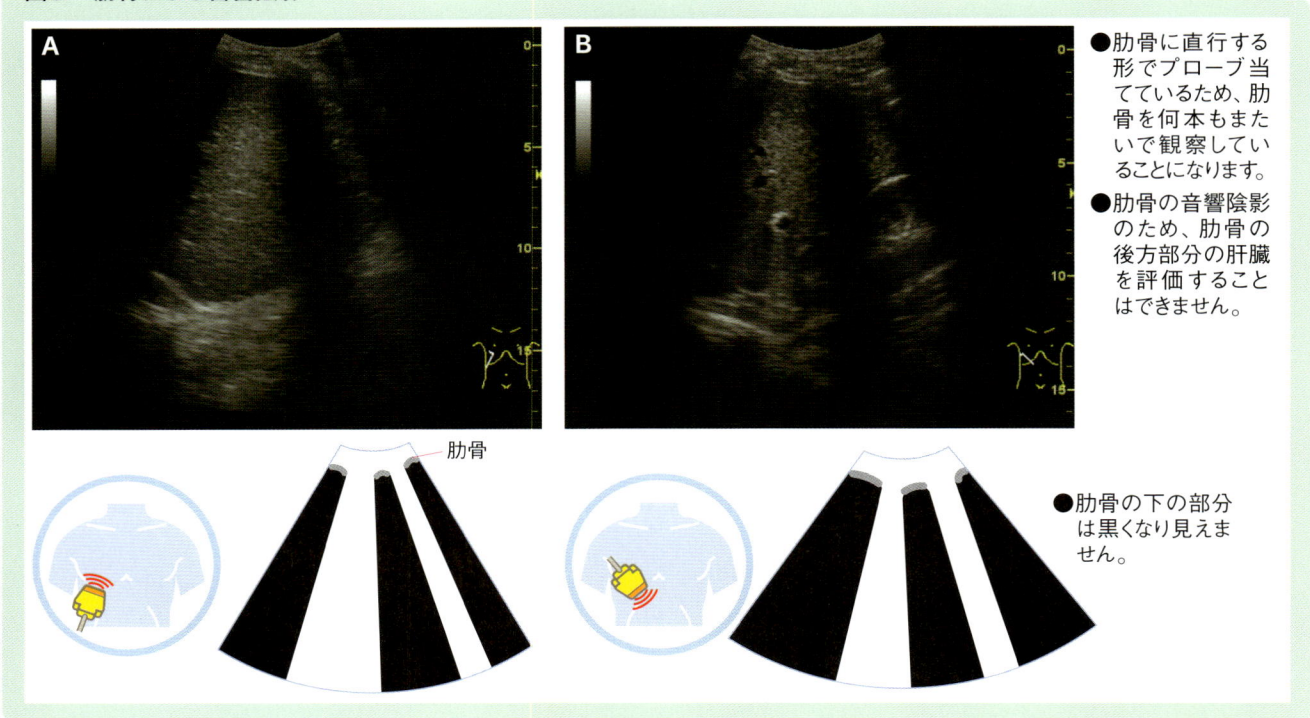

- 肋骨に直行する形でプローブ当てているため、肋骨を何本もまたいで観察していることになります。
- 肋骨の音響陰影のため、肋骨の後方部分の肝臓を評価することはできません。
- 肋骨の下の部分は黒くなり見えません。

図4　炎症を起こした胆嚢

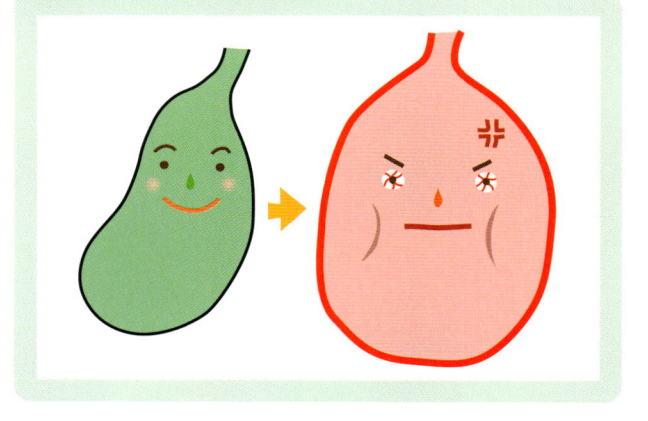

急性胆嚢炎

- 胆嚢に限らず、炎症を起こすとどうなるかを考えれば、胆嚢炎のエコー所見もなんとなくイメージできるのではないでしょうか（図5）。図1で示した正常な胆嚢との比較で眺めてみてください。
- 炎症を起こした胆嚢は腫れて大きくなり、胆汁が濁ります。むくみが強くなると、胆嚢のまわりに浸出液も溜まってきます（図4）。
- エコーでは、これらのいずれかの所見が組み合わさって見られるとともに、胆嚢そのものの圧痛が確認できます。
- ①大きさ、②壁の厚さ、③胆嚢内部の見え方、④胆嚢周囲の液体貯留、の4つのポイントに注目です。

胆嚢ポリープ

- 胆嚢結石は女性に比較的多く見られますが、ポリープは男女差なく、検診などでもっとも日常的に認められる病変です。胆嚢に見られる異常の50〜70％にもなります。胆汁の成分の1つであるコレステロールが、胆嚢の内壁に沈着して盛りあがってできています。
- 胆嚢の内腔に見られる隆起性病変としては、胆嚢癌や限局性の胆嚢腺筋症もありますが、無症状で、もっとも頻繁に遭遇するのはコレステロールポリープです。
- 胆嚢のコレステロールポリープのエコー所見は、"桑の実状"、あるいは"こんぺいとう状"などと表現されています。
- 5mm以下の大きさのものが多発することが多く、エコーでは胆嚢内の胆汁より白く描出され（高エコー）、10mm以上の大きさでは胆嚢癌との鑑別が重要になります。

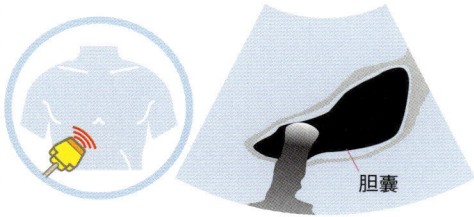

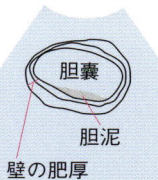

図5　急性胆嚢炎
A、Bともに下で見え方を示しています

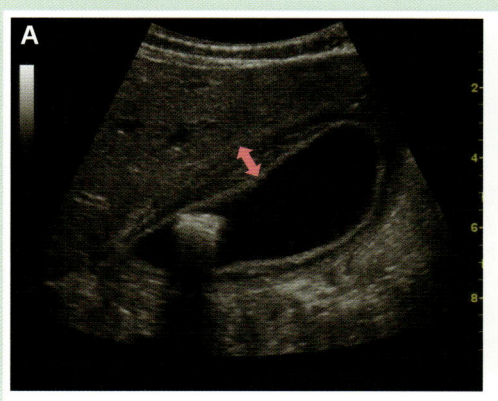

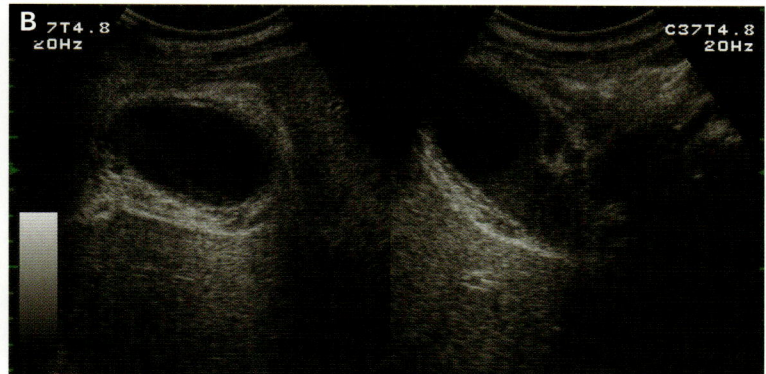

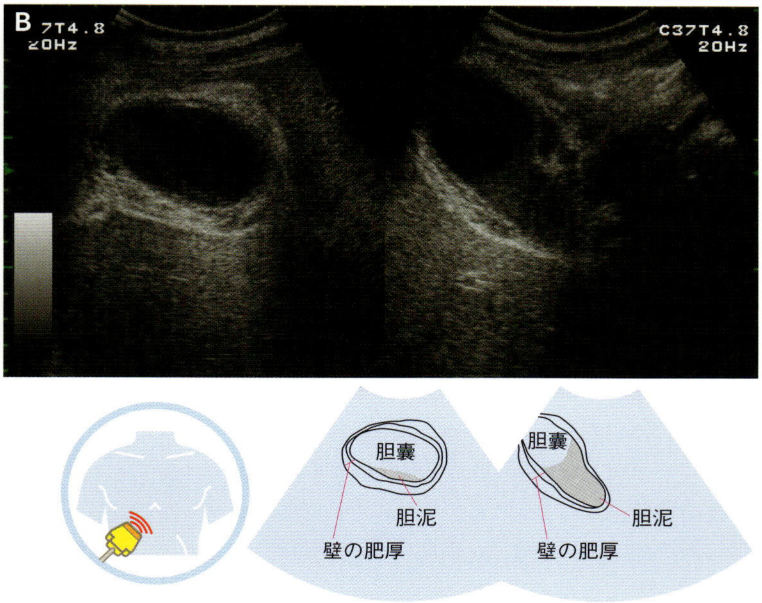

A：胆石を伴う胆囊炎で、腫大とともに壁の肥厚（⬌）が目立ちます。大きさ、壁の異常が見えます。

B：この症例は胆嚢が壊疽に陥っているために、腫大はあまり目立ちません。しかし、壁の肥厚は著明で、胆嚢内部にも黒く見える液体の胆汁ではなく、モザイク状に見える胆泥が貯留しているのがわかります。壊疽性胆嚢炎であり、ここまでになると保存的治療は不可能です。

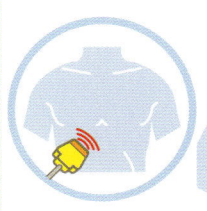

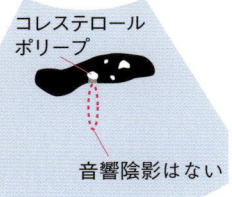

図6　胆嚢コレステロールポリープ
A、Bともに下で見え方を示しています

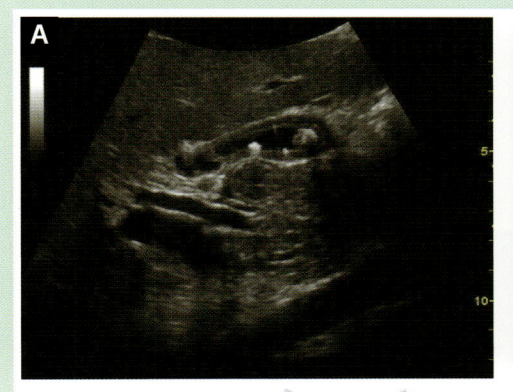

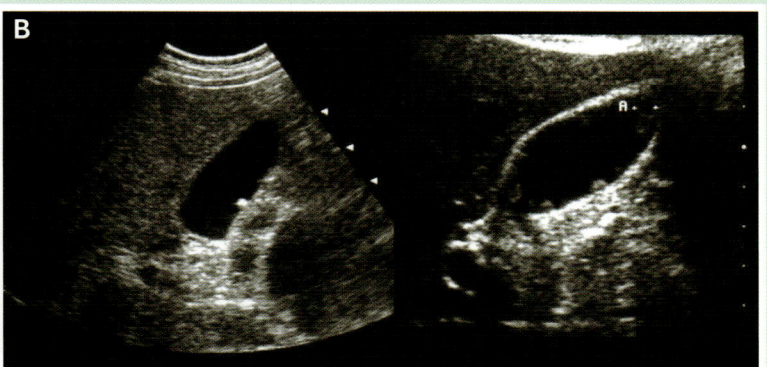

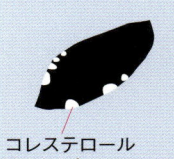

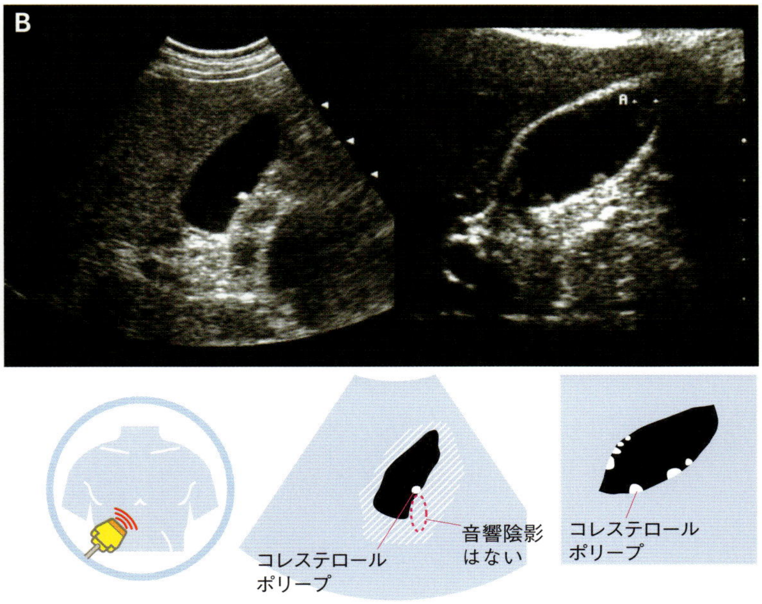

A：胆嚢内腔に、胆汁よりもエコーレベルが高くて（高エコー）白く描出される、こんぺいとう様ポリープが多発しているのがわかります。

B：胆石では後方に黒く帯を引いて、後方の様子の観察を不可能にする音響陰影を認めることが多いですが、コレステロールポリープでは音響陰影は見られません。

肝臓：脂肪肝、肝硬変、肝嚢胞（腎嚢胞）、肝腫瘍 の見かた

脂肪肝

- 脂肪肝とは、まさに肝臓に脂肪が蓄積した状態のことです。栄養のとりすぎによるものや、アルコール性のものが大部分です。ガチョウや鴨に強制的に必要以上の栄養を与えて作った脂肪肝がフォアグラですね。
- 脂肪がエコーでどのように見えるかがわかれば、脂肪肝の見え方も想像できるのではないでしょうか。
- エコーでは水は黒く（低エコー）見えますが、脂肪は比較的高エコー（白い）な組織として見られます。そのうえ、超音波は脂肪を通りにくいため、深部に行くにしたがって減衰が認められます。つまり、表面に近い部分は白く、後方に行くにつれて、だんだん黒っぽく見えてきます。
- エコーで脂肪肝を見るときのポイントは、以下の3点です。
① 肝臓の実質のエコーレベルが上昇（白く見える、図1）。
② 肝臓に沈着した脂肪によりエコーが散乱し、深部でのエコーの減衰が起こる（図2）。
③ 右腎臓と肝臓を比較すると、右腎と比較して肝が白く見える（肝腎コントラスト、図3）。
- 肝臓への脂肪沈着は全体に均一に生じるとは限りません。まだらに見えることもあります。

脂肪肝、肝硬変、肝嚢胞、肝腫瘍のエコー まとめポイント

- 肝脂肪は白い組織として見られ、表面に近い部分は白く、だんだん黒っぽく見えるようになります。
- 肝硬変では、表面が凸凹になり辺縁は鈍化します。内部エコーは正常肝と比較すると、粗い様子で見られます。
- 嚢胞のほとんどは円形や楕円形です。内部は無エコーで黒、その後方では音響増強で白く見えます。

肝硬変

- C型肝炎やアルコール性肝炎などによる肝障害が慢性的に持続し、徐々に肝細胞が破壊され、再生する過程を繰り返すと、肝臓は本来持っていた柔らかさと機能を失います。これが、肝硬変です。
- 日本では、肝硬変の60％程度がC型慢性肝炎によるものと考えられています。
- 肝細胞の死滅、再生、線維化などが進行することを考えながら、どのように形が変わってくるのか、エコーではどのように見えるのかを考えてみてください。

図1 正常な肝臓と脂肪肝

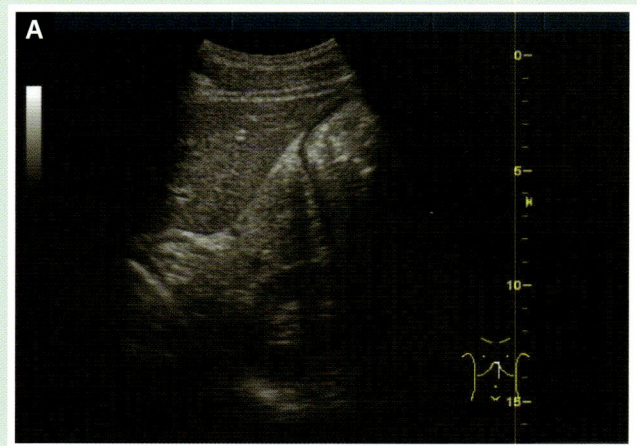

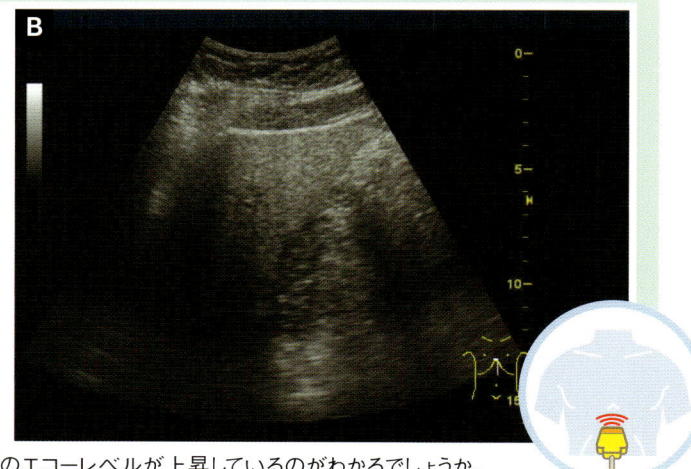

- 左の正常な肝臓（A）と比較して右の肝臓（B）は白く見え、実質のエコーレベルが上昇しているのがわかるでしょうか。

図2　正常な肝臓と脂肪肝での肝腎コントラスト

A、Bともに下で見え方を示しています

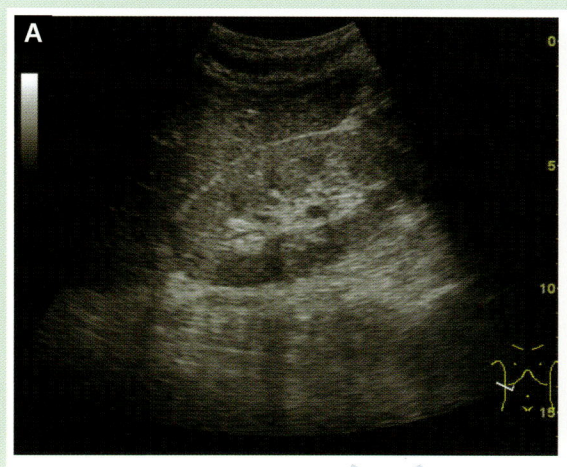

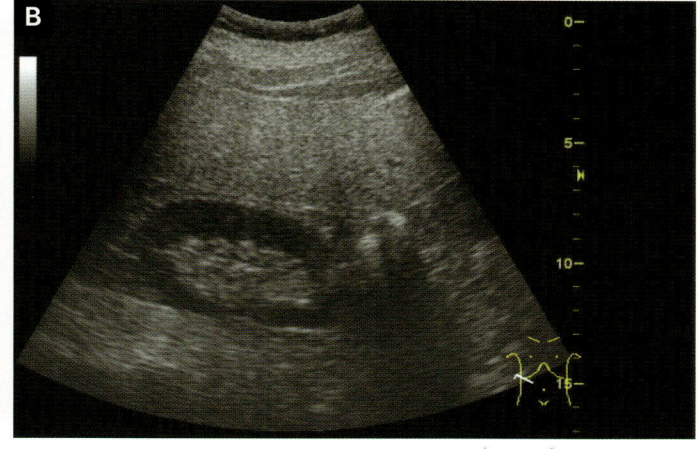

A：左は正常な肝臓です。同じ実質臓器である腎臓と比較して、エコーレベルがほぼ同じです。

B：右の脂肪肝では、腎臓の実質に対して肝臓は白く見え、肝臓と腎臓のコントラストが認められます。

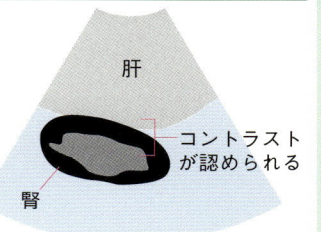

図3　脂肪肝における深部でのエコーの減衰

Bは右下で見え方を示しています

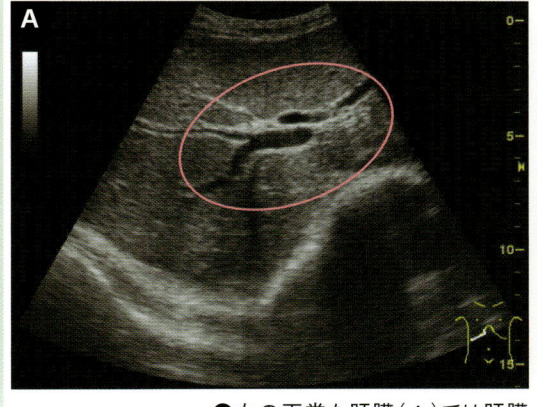

- 左の正常な肝臓（**A**）では肝臓内の脈管（⚪）がきちんと描出され、深い部分でもエコーの減衰はあまりなく、肝臓の実質として見えます。
- 右の脂肪肝では脈管の描出がほとんどできず、体表に近い上のほうが白く、深部である写真の下のほうは急速に黒くなり、エコーが減衰していることがわかると思います（**B**、**C**）。

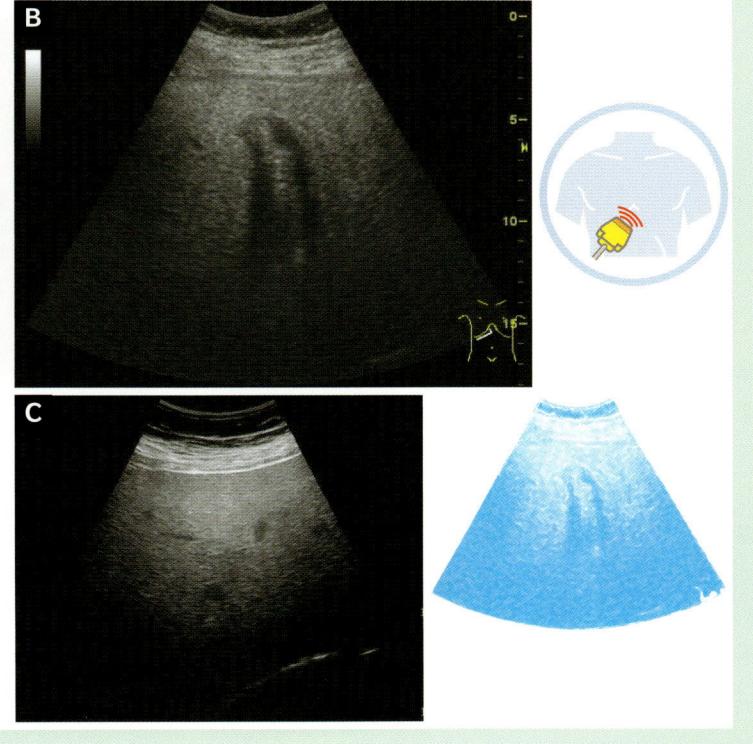

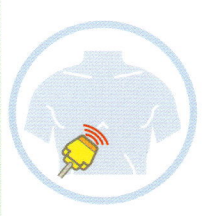

第3章　わかっておきたい基本画像　腹部エコー

わかっておきたい基本画像　109

図4 正常肝と肝硬変①

正常肝：表面はすべすべで、辺縁がとがって、シャープな形になる

肝硬変：表面はでこぼこになり、辺縁は鈍化。左葉が腫大し、コウモリが羽をひろげたような形になる

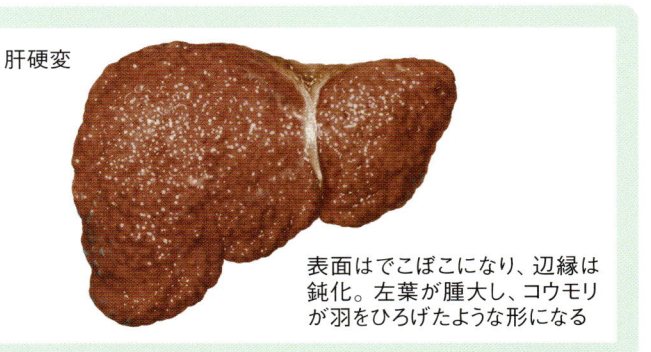

図5 正常肝と肝硬変②

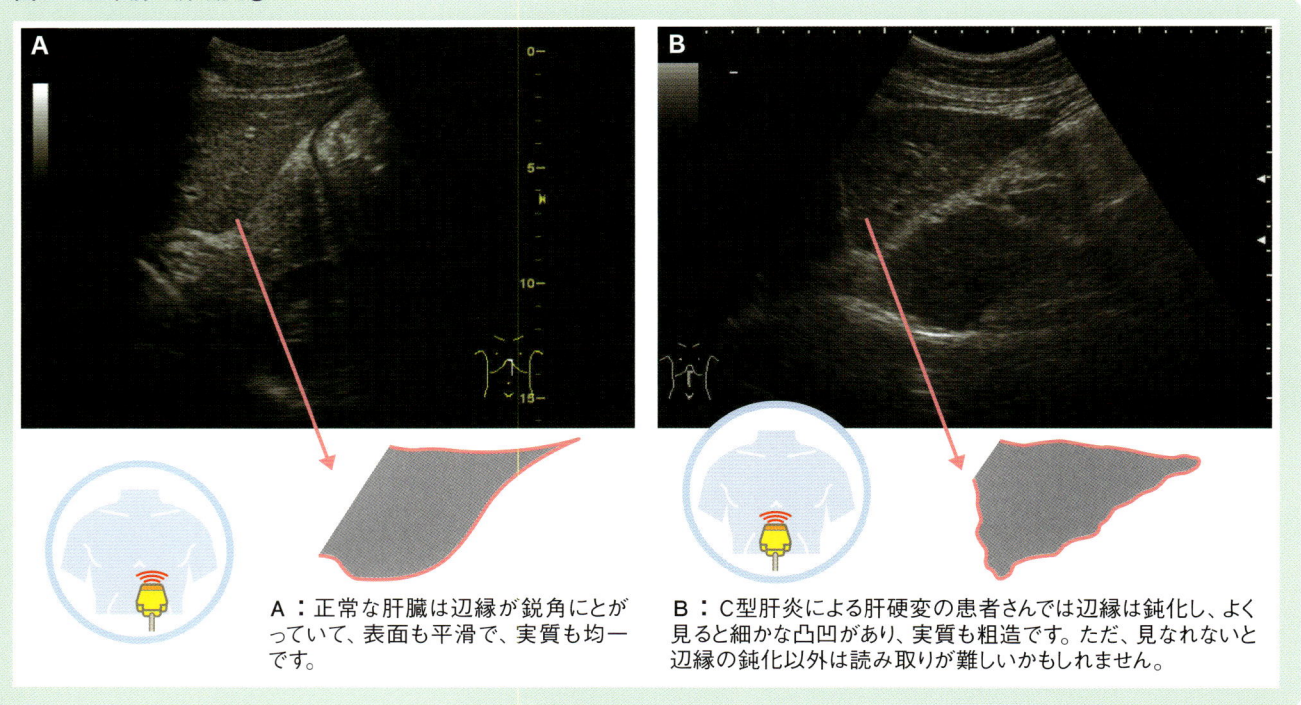

A：正常な肝臓は辺縁が鋭角にとがっていて、表面も平滑で、実質も均一です。

B：C型肝炎による肝硬変の患者さんでは辺縁は鈍化し、よく見ると細かな凸凹があり、実質も粗造です。ただ、見なれないと辺縁の鈍化以外は読み取りが難しいかもしれません。

●肝臓の形態変化は、以下がポイントです（図4、5）。
●大きさが変わります。ウイルス性、アルコール性などの原因によっても異なりますが、右葉が萎縮し、左葉が腫大して、コウモリが羽をひろげたような形になります。
●肝硬変になると、肝臓は硬くなり門脈血が肝臓に流れにくくなりますが、右葉より左葉のほうが、まだ門脈血が流れやすいので、左葉が腫大します。
●表面や辺縁の形も変わります。表面が凸凹になり、辺縁は鈍化します。表面の凸凹の程度は、小さな結節から大きなこぶこぶまでさまざまです。正常ではすべすべで、辺縁はシャープにとがって見えます。
●実質の見え方が変わります。正常肝と比較して、内部エコーは粗造となり、不整です。比較しないとわかりにくいですが、まさに"粗い"印象です。
●肝細胞癌を合併することがあります。
●肝臓以外の形態の変化は病態によりますが、肝臓そのものの変化に加えて、門脈圧亢進に伴って以下の所見が見られることが少なくありません。
①腹水（図6）
②胆嚢壁肥厚

図6　肝硬変に伴う肝臓の変化と腹水　A、Bともに下で見え方を示しています

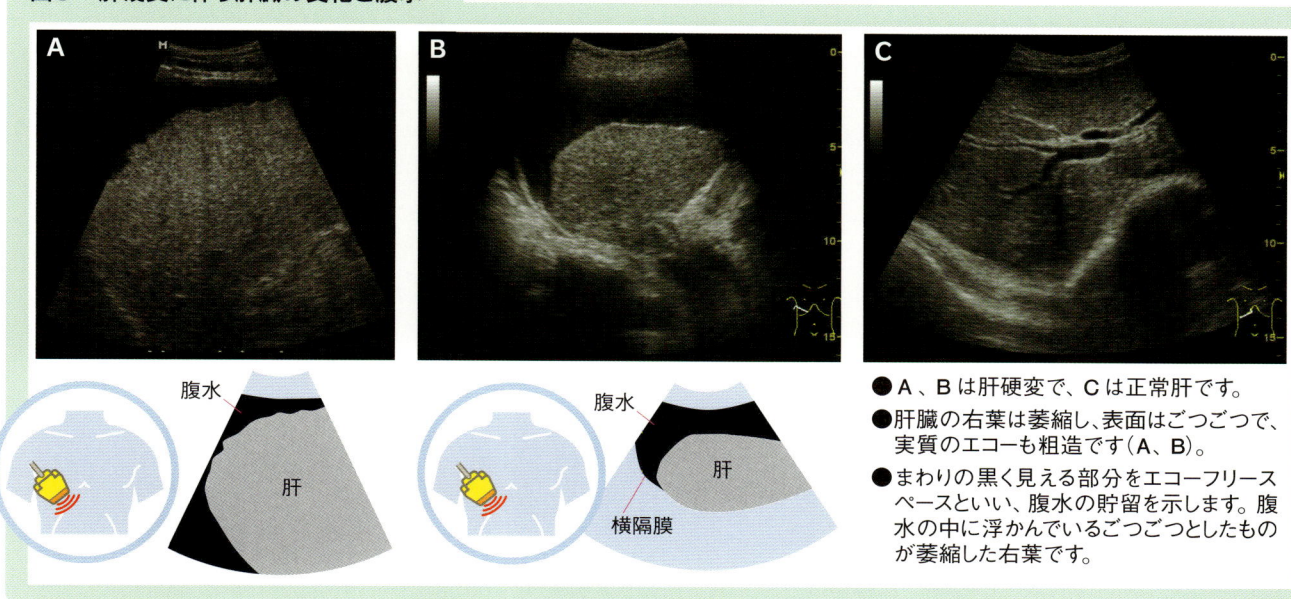

- A、Bは肝硬変で、Cは正常肝です。
- 肝臓の右葉は萎縮し、表面はごつごつで、実質のエコーも粗造です（A、B）。
- まわりの黒く見える部分をエコーフリースペースといい、腹水の貯留を示します。腹水の中に浮かんでいるごつごつとしたものが萎縮した右葉です。

図7　肝嚢胞　A、Bともに下で見え方を示しています

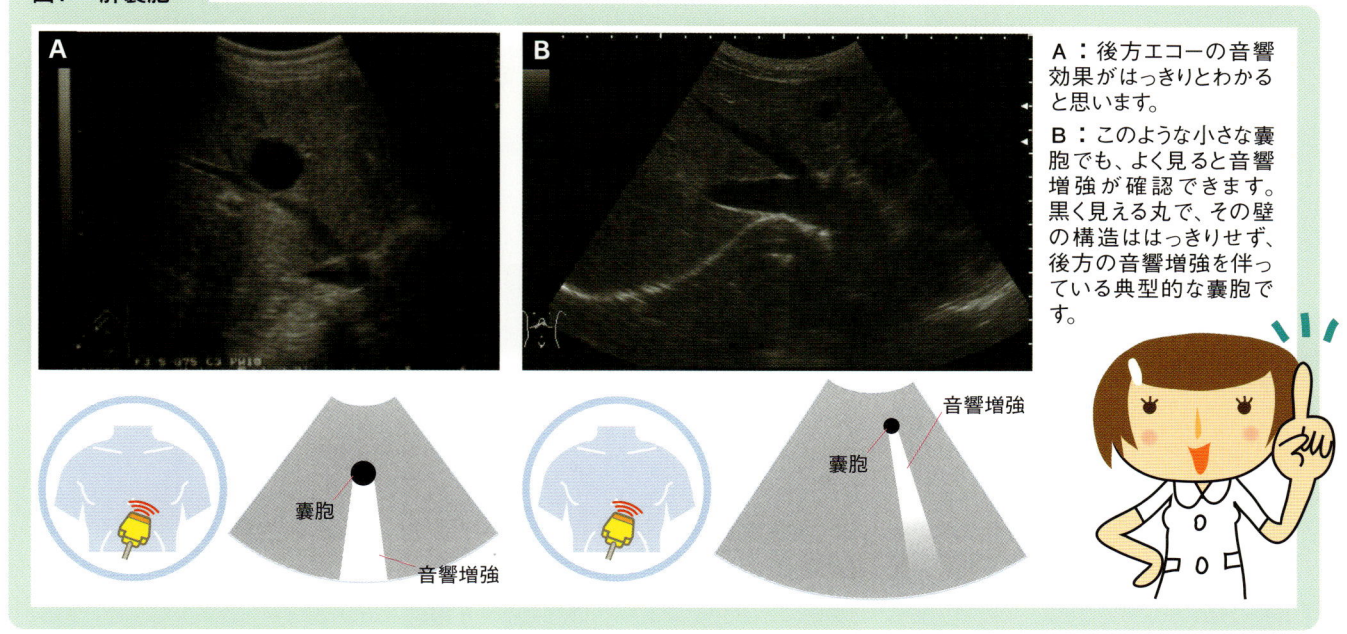

A：後方エコーの音響効果がはっきりとわかると思います。

B：このような小さな嚢胞でも、よく見ると音響増強が確認できます。黒く見える丸で、その壁の構造ははっきりせず、後方の音響増強を伴っている典型的な嚢胞です。

③脾腫

④側副血行路の発達

肝嚢胞、腎嚢胞

- 肝嚢胞と腎嚢胞を見ていきます（図7、8）。どちらも、肝・腎の腫瘤性病変の中で、もっとも頻度は高いのですが、通常、病的な意義はほとんどありません。
- 嚢胞は中年以降にできることが多く、また、高齢になるほどその認められる頻度が高いことから、加齢に伴う変化とも考えられています。
- 孤立性の嚢胞と異なり、多嚢胞腎では腎臓が嚢胞に占拠されてしまい、腎不全となります。

●囊胞の大きさはさまざまですが、ほとんどが円形や楕円形で、内部は無エコーで黒く見えます。小さな囊胞では見られないこともありますが、囊胞の後方ではエコーが増強され白く見えます。これを、「音響増強」と言います。

> 肝腫瘍

●肝臓の腫瘍性病変のうち、先述の囊胞はとても見やすくわかりやすいと思います。しかし、肝硬変に合併する肝細胞癌や転移性肝癌などをみるのは、慣れないとかなり難しいと思います。

●この項を読み始めた方には申し訳ないところですが、肝腫瘍を見るには、エコーではなくCTやMRIに任せたほうが無難です。少なくともナースの皆さんがこの病変を見つけるために目を慣らす必要はないでしょう。

●"それでも見つけてみたい" という方は、図9の中から、腫瘍を探してみてください。

図8 腎囊胞と多囊胞腎

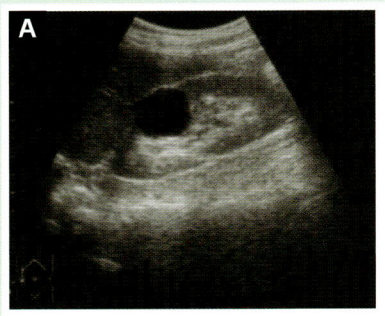

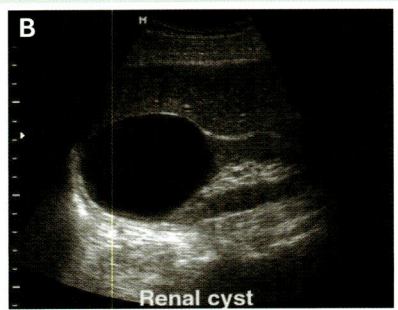

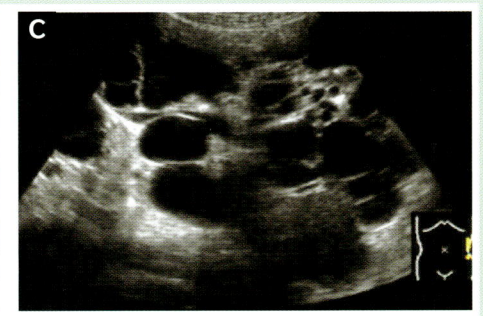

A、B：囊胞は円形や楕円形で、内部はきれいな液体であるため、黒い無エコーです。通常は、壁は薄いためはっきりと見ることができません。後方の音響増強はわかりにくいかもしれません。

C：多囊胞腎のエコー所見です。大小さまざまな大きさの囊胞がありますが、正常な腎実質をまったく確認することができません。

図9 肝臓の腫瘍

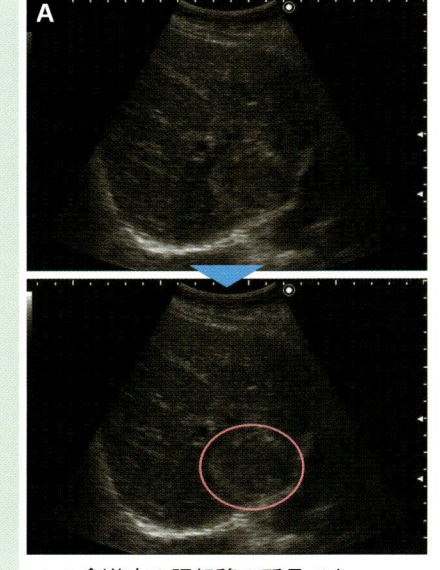

A：食道癌の肝転移の所見です。

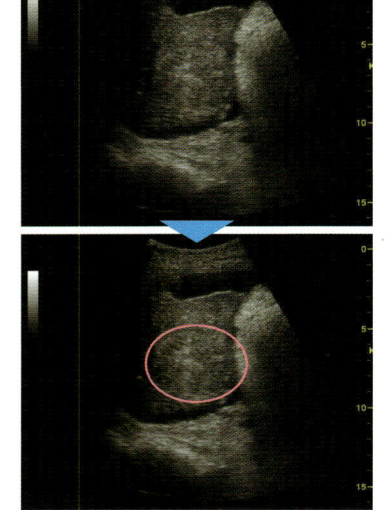

B：慢性C型肝炎からの肝硬変に肝細胞癌の合併です。腹水も伴っています。

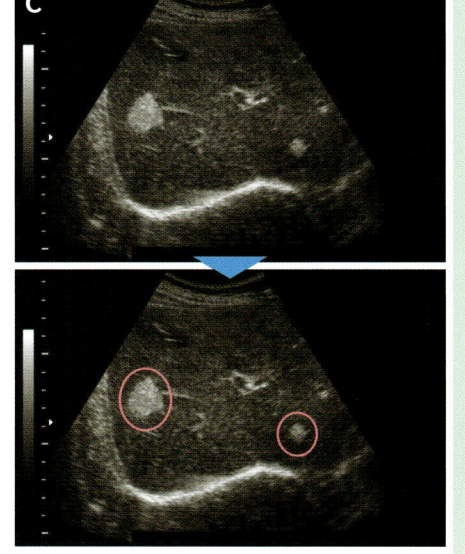

C：肝血管腫です。後方の音響陰影を伴わない高エコー（白）として見られます。

その他の腹部エコー像：腹水、水腎症、FASTの見かた

腹水

- 肝硬変や腹膜炎、全身性の浮腫に伴って、腹水の貯留を認めることがあります。
- 腹腔内への液体貯留があれば、透明な腹水でなくとも、エコー上は低エコーとして（黒く）写り、エコーフリースペースと表現されます。
- 実際には液体ですので、腹腔内の低い部分や臓器の間に溜まります。
- 仰臥位での腹腔内の低い部分を想像していただければ、液体貯留を認めやすい場所がわかると思います（図1）。
- 開腹術後に腹部にドレーンを留置してくる以下の場所は、低くて液体が貯留しやすい部位です（図2、3）。
  - 横隔膜下
  - モリソン窩（肝臓と右腎臓の間）
  - 脾臓と左腎臓の間
  - ダグラス窩（女性の直腸と子宮の間。男性では直腸と膀胱の間であり、正確にはダグラス窩とは言いません）

水腎症

- 尿は腎臓で作られます。その作られた尿の流出が妨げられ、徐々に貯留した尿によって腎臓に圧力が加わった状態が水腎症です。
- エコーでは腎盂から腎杯が拡張しますが、水分である尿が貯留して拡張するので低エコーとして見られます。
- 水腎症の状態が長期に及ぶと、腎臓に圧によるダメージが加わり、腎臓の実質が萎縮して薄くなります。
- 尿管や膀胱、尿道などに、尿の流出を妨げる原因があれば、いずれも水腎症をきたす原因となります。
- 救急外来などでときどき見るのは、尿管結石や神経因性膀胱による尿閉などでしょうか。尿管結石での水腎症は、通常、片側性ですので、左右を比較すればわかりやすいでしょう（図4、5）。

腹水、水腎症、FASTのエコー まとめポイント

- 腹腔内への液体貯留があれば、低エコー（黒）として写ります。
- 腎臓へのエコーでは腎盂から腎杯が拡張します。水分である尿が貯留して拡張するので低エコー（黒）として見られます。
- FASTは外傷患者さんに対するエコーによる評価です。ショックの原因としての、胸腔、腹腔および心囊の液体貯留の検索のみを目的としています。

図1　腹水の貯留部位

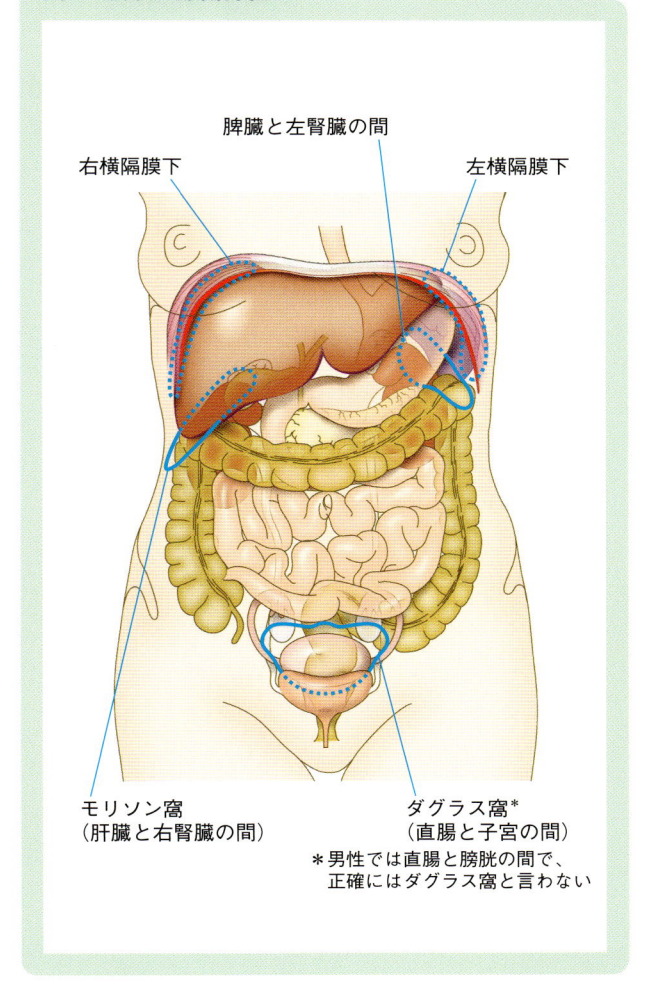

右横隔膜下　脾臓と左腎臓の間　左横隔膜下

モリソン窩（肝臓と右腎臓の間）　ダグラス窩*（直腸と子宮の間）
*男性では直腸と膀胱の間で、正確にはダグラス窩と言わない

図2 腹水貯留のエコー所見
A、Bともに右で見え方を示しています

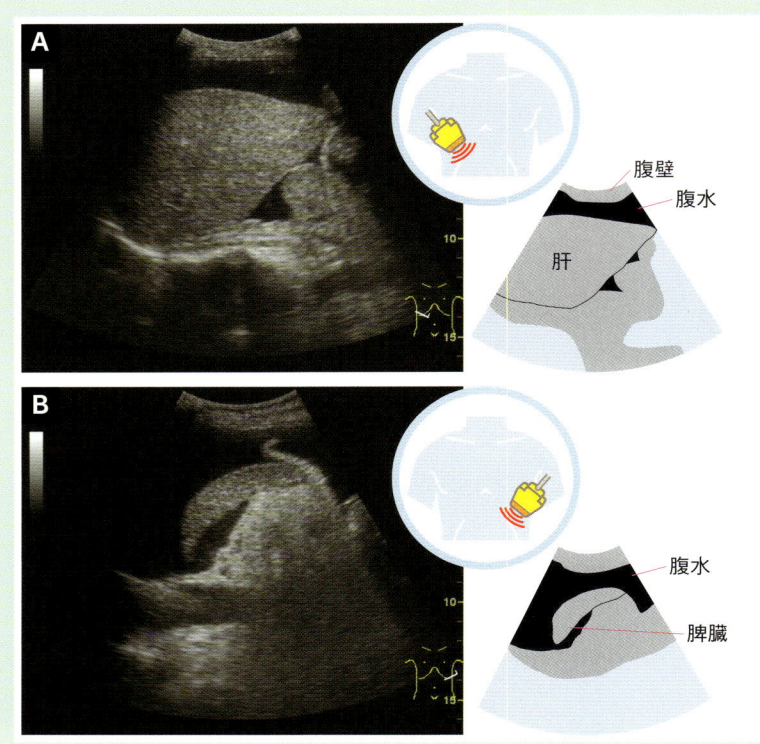

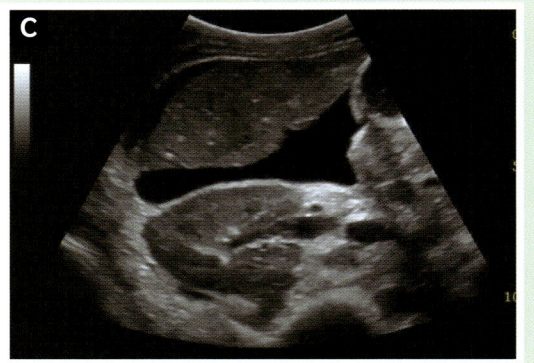

- AとCは、肝臓と右腎臓の間のモリソン窩と言われる部分を描出しています。肝臓を取り囲む黒く見えるエコーフリースペースが腹水です。
- Bは左側に脾臓が腹水の中に浮かんでいるのがわかります。これぐらい腹水があるとはっきりと見えます。

図3 少量の腹水貯留

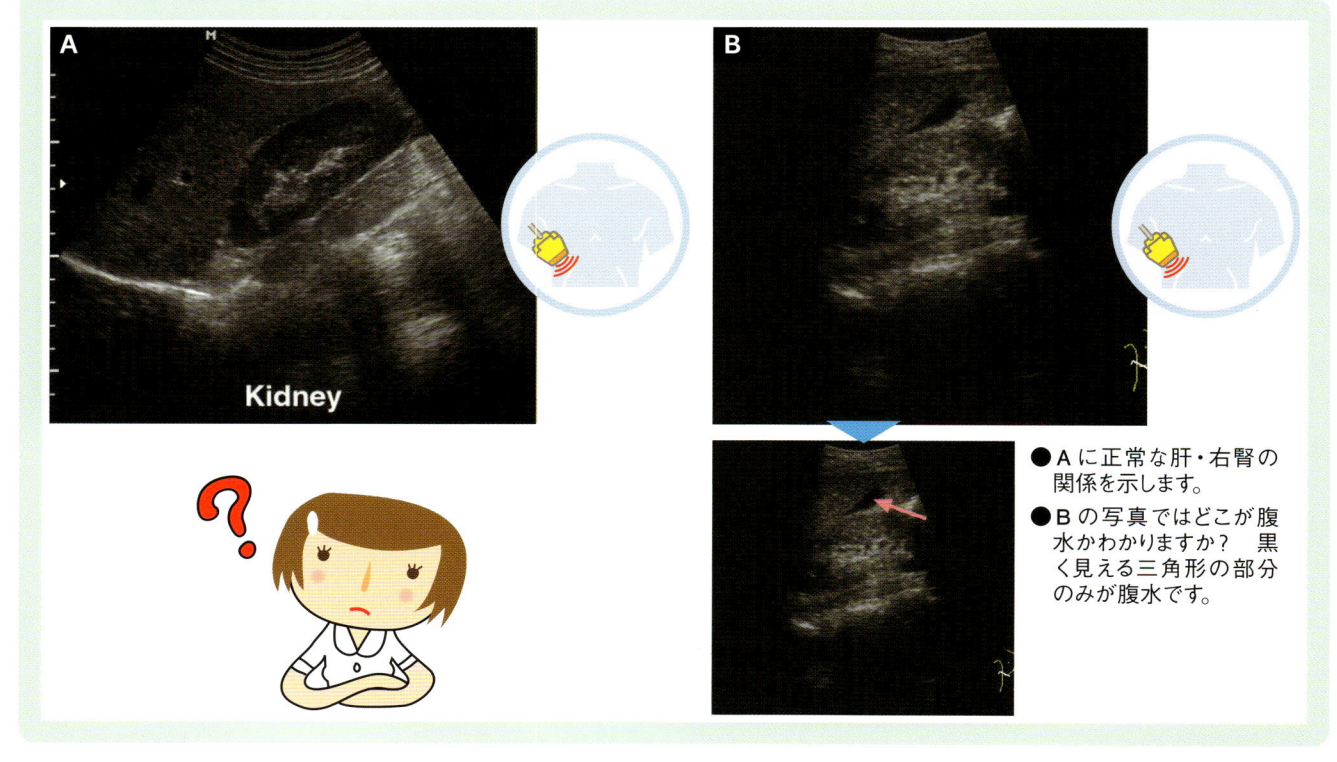

- Aに正常な肝・右腎の関係を示します。
- Bの写真ではどこが腹水かわかりますか？ 黒く見える三角形の部分のみが腹水です。

図4　右水腎症

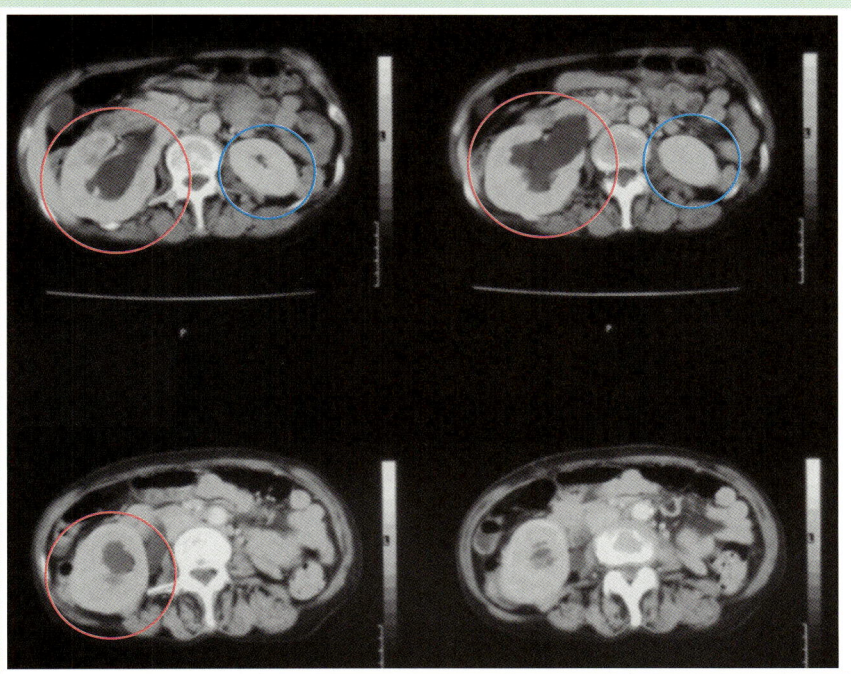

●右腎（🔴）と左腎（🔵）を比較すると、右腎盂から腎杯が黒く拡張しているのがわかります。下のイラストで、拡張の様子をイメージしてください。

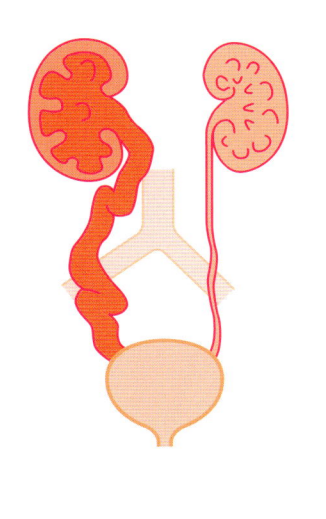

図5　右尿管結石による右水腎症

A、Bともに下で見え方を示しています

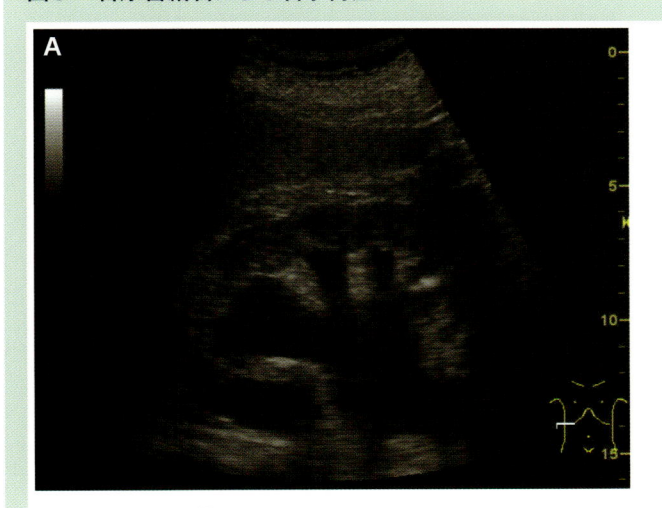

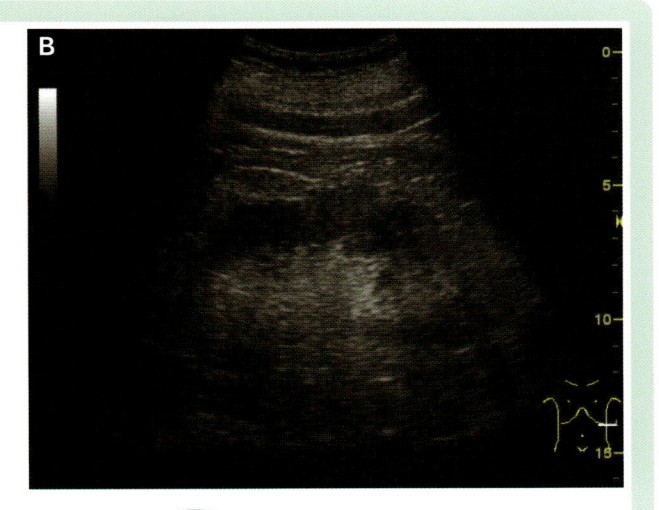

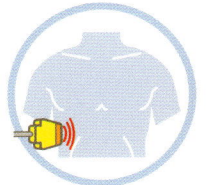

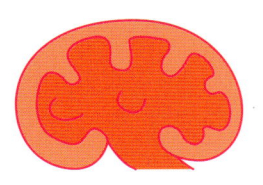

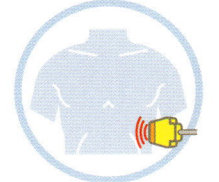

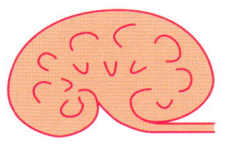

●右尿管結石のために、血尿と右下腹部から腰部の痛みで来院した患者さんのエコー所見です。
●B（正常）と比較してみると、Aの腎盂から腎杯に尿が貯留して、低エコーとして拡張しているのがわかります（低エコーは黒く見えます）。

第3章　わかっておきたい基本画像　腹部エコー

FAST

- 外傷の患者さんの治療を行うときに、最近、よく耳にするエコーに関する言葉です。
- FASTとは、Focused Assessment with Sonography for Traumaの頭文字をとってきたもので、直訳すると"外傷患者に対するエコーによる特定事項（体腔内の液体貯留）の評価"とでもなるのでしょうか。
- 外傷の患者さんのショックの原因の90％以上は出血性ショックとされていますが、その出血源は、体表からは見ることができない体腔内のものです。胸腔、腹腔と後腹膜腔が3大出血部位です。
- さらに、外傷でのショック原因として重要な病態に心タンポナーデがあります。
- FASTは、このショックの原因としての、胸腔、腹腔および心嚢の液体貯留の検索のみを目的とした迅速簡易超音波検査のことです（図6）。
- 外傷以外には用いませんので注意してください。FASTの"T"はTrauma（外傷）の"T"です。

図6　外傷患者さんへのエコー

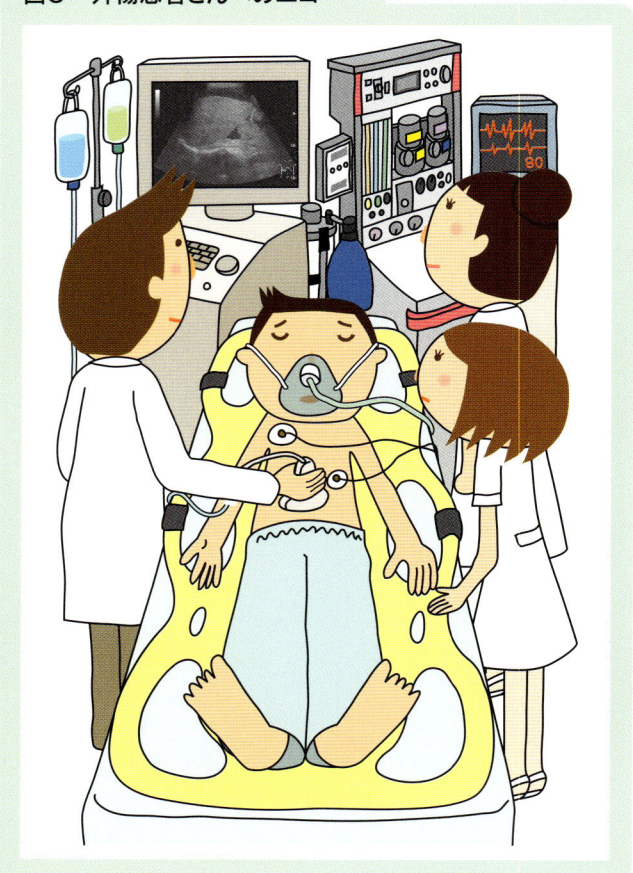

column
ここまで見える胎児のエコー

超音波の画像を立体的に再構築することによって、ここまで胎児を鮮明に、立体的に描出することができます。放射線を使ったCTではありません。

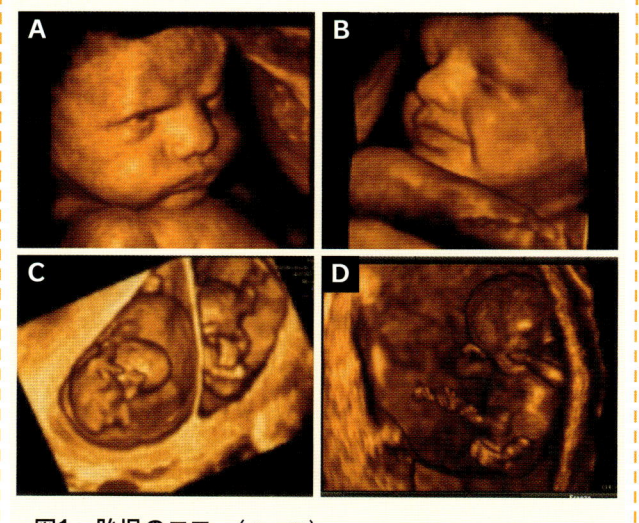

図1　胎児のエコー（A〜D）
- お母さんのおなかの中の子どもの表情すら見ることができます。Cの画像は双子の赤ちゃんのものです。

❻ MRI

項目一覧
- 脳梗塞
- 椎間板ヘルニア
- 脊髄損傷
- MRCP（MRIによる胆管膵管造影）
- MR血管撮影（MR angiography）

正常な頭部MRIの例

T1強調像

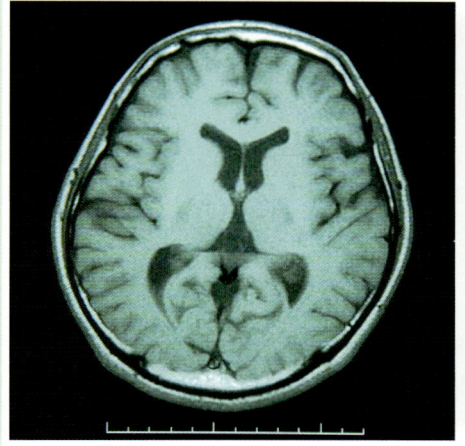

T2強調像

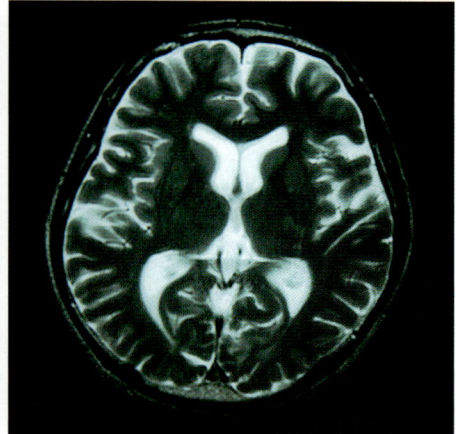

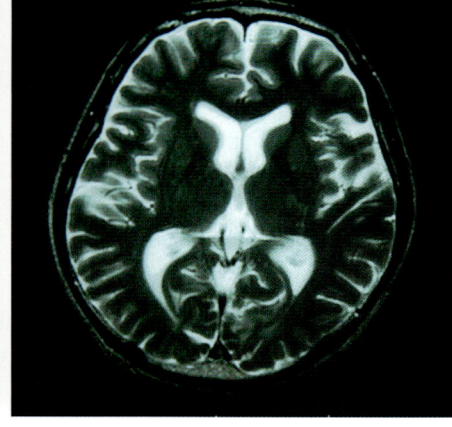

FLAIR（フレア）

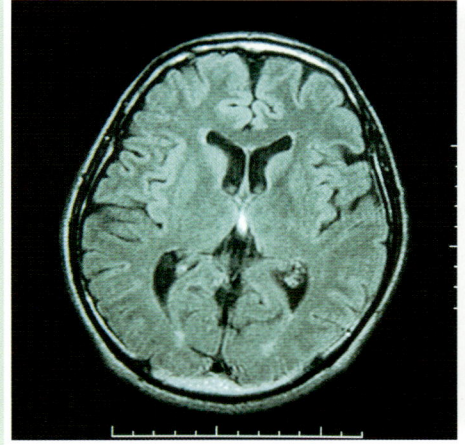

拡散強調像

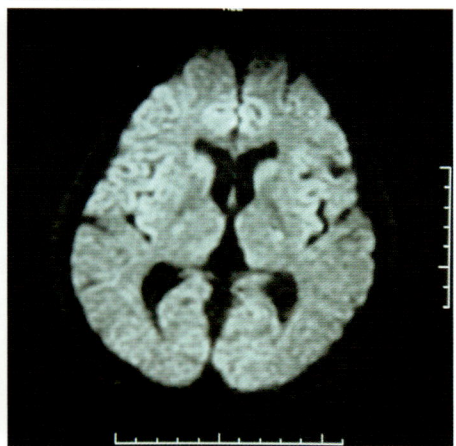

MR血管造影

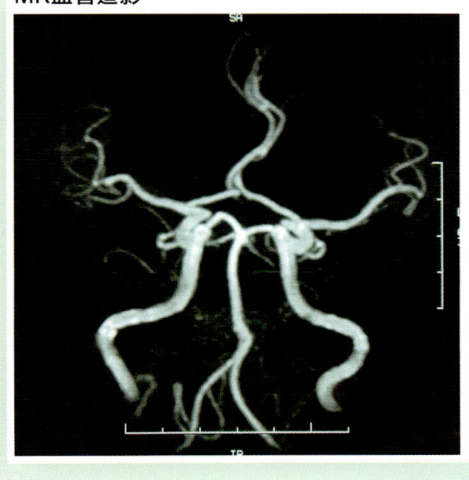

● CTと似ているようにも見えますが、単純に"白""黒"で見え方を捉えることはできません。撮影方法の違いによって、左の5つの代表的な画像があり、それぞれの特徴を考えて画像を見ていくことになります。

● 脳梗塞の見かた（CT・MRIの比較）

脳梗塞の早期診断にはMRIが不可欠

●従来、脳梗塞の診断は、CTによって行われてきました。意識障害や麻痺などがあり、CTで明らかな出血を示す"白"がなければ脳梗塞であろうと判断し、翌日、CTを再度施行し、梗塞を示す"黒"があれば、やっぱり脳梗塞でしたねと診断してきました。明らかなCT所見が認められるまでに行う、脳梗塞に対する治療が存在しなかったからです。

●ところが、2005年10月に血栓溶解療法である組織プラスミノーゲンアクチベーター（t-PA）が保険適用となりました。CTでは明らかな所見が見られない発症3時間以内の患者さんこそが早期治療の対象となるため、俄然、MRIが注目されるようになっています。

●今まで、脳梗塞によって患者さんの麻痺が完成してしまうのを、手をこまねいて見ていただけだった治療が、積極的に改善を求める治療へと転換しています。

時間経過で異なる脳梗塞の画像

●脳梗塞発症から画像所見が見られるまでの時間を、CTとMRIを比較して考えてみましょう。

●CTでは、発症後2〜3時間ぐらいで早期の所見が見られ始めますが、明らかに脳梗塞であるといえる"黒い"低吸収域が見られるのは、少なくとも発症後数時間以降になります。

●MRIでは、画像の種類によって、以下のように見え方が異なります（p.37〜参照）。

脳梗塞のMRI まとめポイント

● 脳梗塞に対する急性期の血栓溶解療法が保険適用となって以来、脳梗塞の病巣をいち早く確認できるMRIが脳梗塞の画像診断として重要になってきました。

● MRIでは、画像の種類にもよりますが、早ければ1時間以内に虚血巣を発見できます。

● CTとMRIとの比較を時間経過で見ていくとその違いは明らかです。今や脳梗塞は、早期に診断し、積極的に改善を目指して治療を行うように変わってきています。

拡散強調画像：発症後「1時間以内」に虚血巣を確認できます。脳梗塞の急性期には、まず、細胞の浮腫が起きます。その結果、細胞の中の水の動きが制限されるために、拡散強調画像で高信号（"白"）となります。

FLAIR法：発症後「数時間以内」に梗塞巣を確認できます。
　虚血の時間が持続することにより、細胞外スペースへの水分やタンパク質の漏出が起こります。梗塞巣は、やはり"白く"写る高信号となります。T2強調画像との違いは、脳脊髄液が白くないことです。そのため、虚血による病巣がよりはっきりとわかりやすくなります。

T2強調画像：発症後「数時間から12時間以降」に梗塞巣を確認できます。
　FLAIR法と同じく水は白く写るため、細胞外での浮腫である梗塞巣は白く見えます。T2強調画像では、脳室などの脳脊髄液がある部分も"白"（高信号）です。

●図1〜3の症例で、発症後の時間経過で画像がどう変化するかを見てみましょう。

発症3時間以内の脳梗塞の患者さん

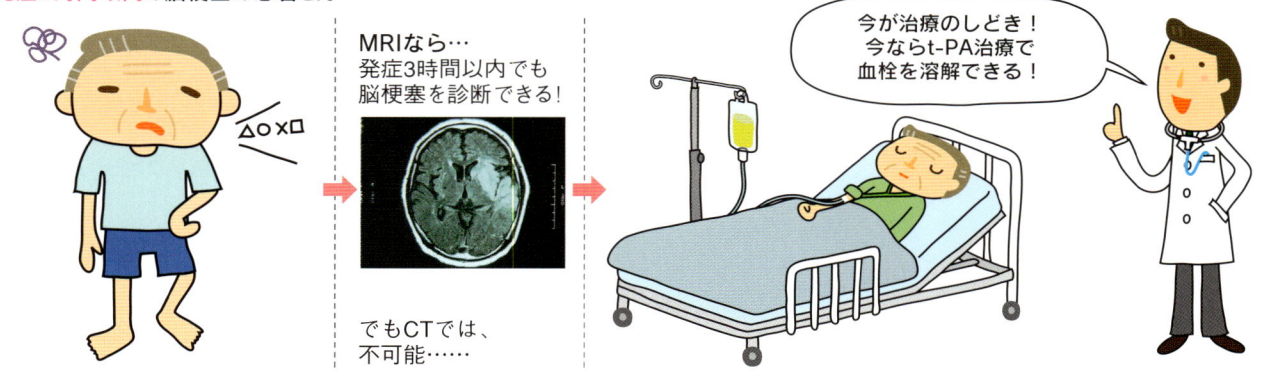

MRIなら…
発症3時間以内でも脳梗塞を診断できる！

でもCTでは、不可能……

今が治療のしどき！
今ならt-PA治療で血栓を溶解できる！

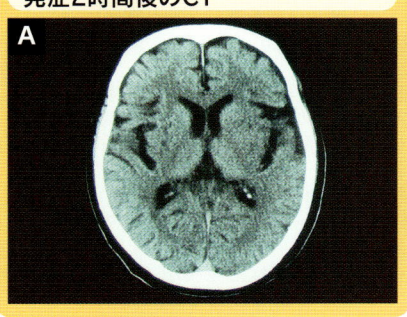

図1　脳梗塞の症例① 2時間後CT～3時間後MRI～48時間後CT

C～Gの上下は同じ画像。下で見え方を示しています。

発症2時間後のCT

A

- 68歳の男性です。突然の右片麻痺と構語障害にて発症し、救急車にて搬送された患者さんです。発症2時間後のCT（A）では明らかな異常は見られません。
- 発症3時間後のT1強調画像（B）では異常所見がありませんが、T2強調画像（C）で左の大脳半球中大脳動脈領域に高信号（白）が淡く見られ（○）、うっすらと梗塞所見が認められます。FLAIR画像（D）と拡散強調画像（E）では、その範囲がよりはっきりとわかります（○）。ただ、このタイミングの評価では、血栓溶解療法の適応とはなりません。
- MR血管撮影（F）では左の内頸動脈が閉塞しているため、血流が著しく低下していることがわかります（○）。
- 発症48時間後の頭部CT（G）では、梗塞部位が低吸収域（黒）として明らかになっています（○）。

発症3時間後のMRI

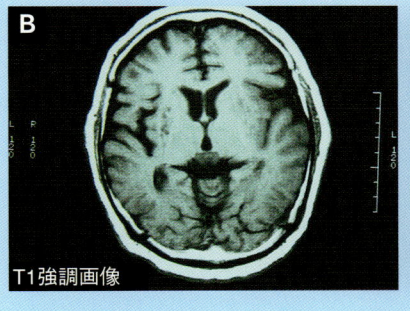

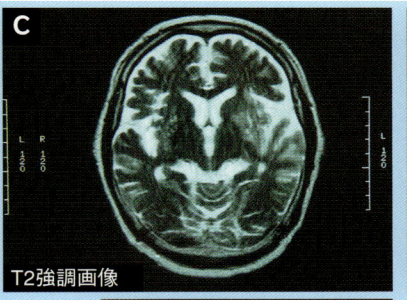

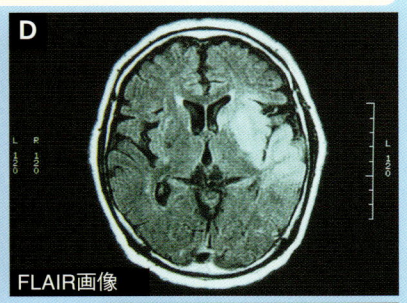

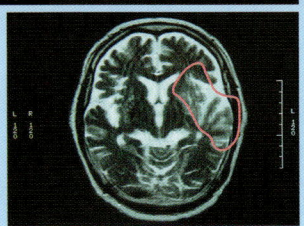

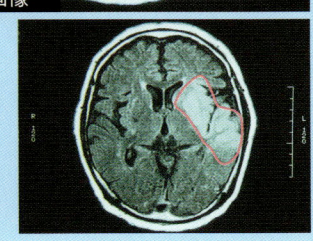

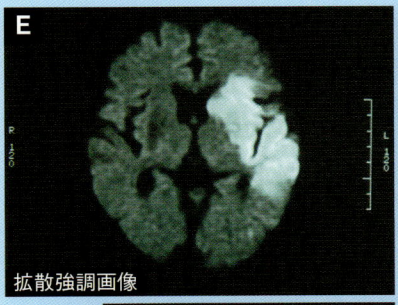

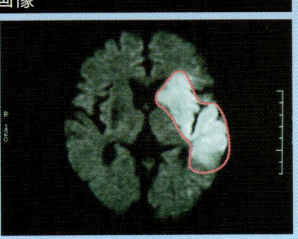

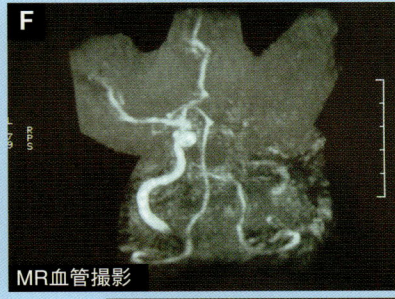

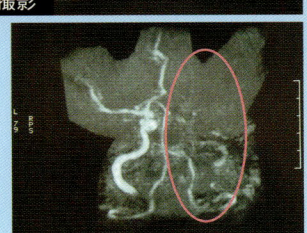

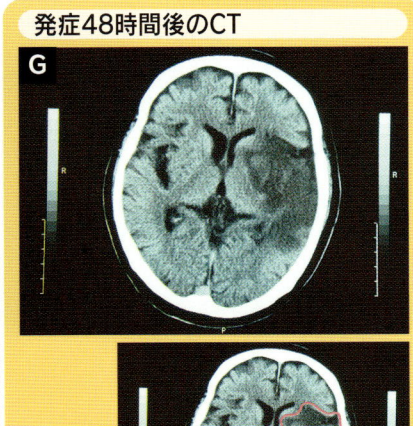

B　T1強調画像

C　T2強調画像

D　FLAIR画像

E　拡散強調画像

F　MR血管撮影

発症48時間後のCT

G

第3章　わかっておきたい基本画像　MRI

わかっておきたい基本画像　119

図2 脳梗塞の症例② 1時間後CT〜1時間30分後MRI〜72時間後CT

E〜Gの上下は同じ画像。下で見え方を示しています。

発症1時間後のCT
A

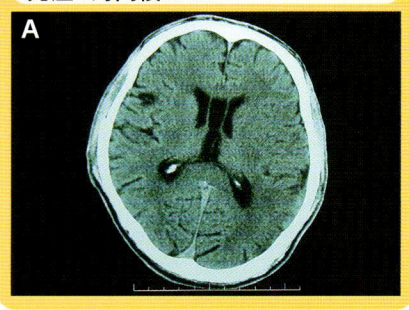

- 62歳の女性です。突然の右片麻痺と意識障害にて発症し、救急車にて搬送された患者さんです。発症1時間後のCT（A）では明らかな異常は見られません。
- 発症1時間30分後のT1強調画像（B）、T2強調画像（C）、FLAIR画像（D）では、明らかな梗塞巣を認めません。
- 拡散強調画像（E）で、左大脳半球に広範囲の高信号域（白）がわかります（〇）。
- 梗塞部位は水の分子の動きが制限されているために、拡散強調画像では高信号となります。MR血管撮影（F）では、左の中大脳動脈が閉塞しており（↓）、血流が著しく低下していることがわかります。
- 発症72時間後のCTでは梗塞部位が低吸収域（黒）として見られますが、内部に淡い高吸収域（うすい白）もあり、出血性梗塞と診断できます。正中構造の偏位も認められます。
- この患者さんはワーファリンを飲んでいたために、血栓溶解療法の適応とはなりませんでしたが、拡散強調画像では、発症1時間以内でも脳梗塞所見を捉えられることがわかります（〇）。

発症1時間30分後のMRI

B T1強調画像　C T2強調画像　D FLAIR画像

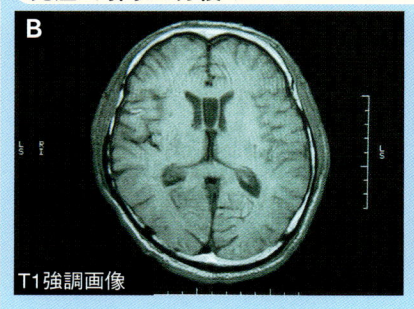

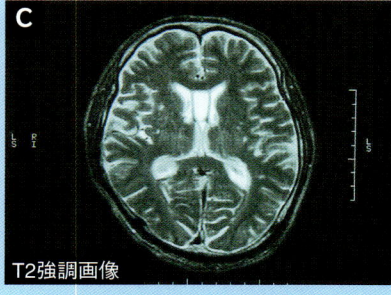

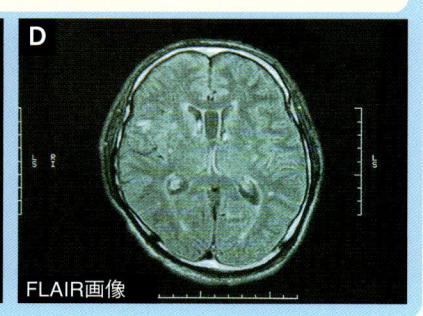

E 拡散強調画像 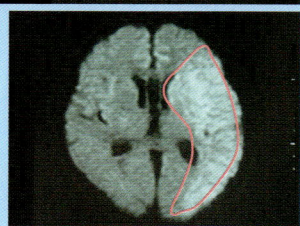　F 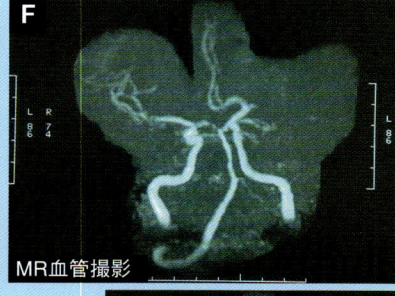 MR血管撮影

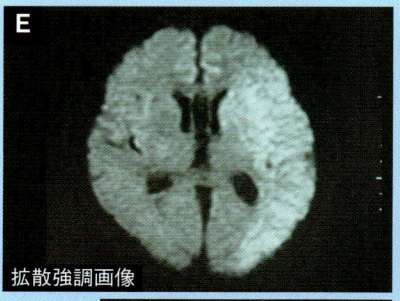

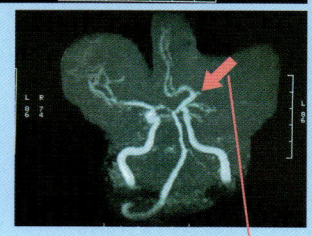

中大脳動脈が閉塞し、血流が著しく低下

発症72時間後のCT
G

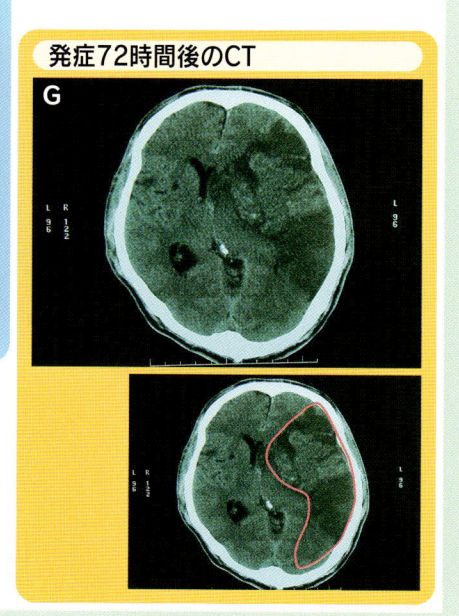

図3 脳梗塞の症例③ 2時間後CT〜2時間30分後MRI〜48時間後CT

D〜Gの上下は同じ画像。下で見え方を示しています。

発症2時間後のCT

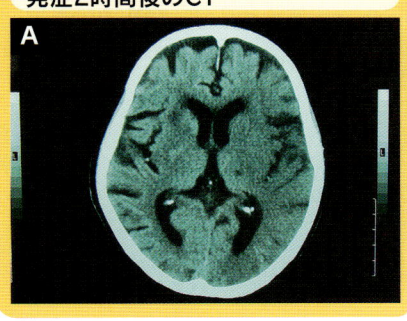

A

- 79歳の女性です。突然の意識障害にて発症し、救急車にて搬送された患者さんです。発症2時間後のCT（**A**）で、左大脳半球の脳表のしわが何となくはっきりせず、黒っぽいのがわかりますか。
- 発症2時間30分後のMRIを見てみましょう。T1強調画像（**B**）、T2強調画像（**C**）では明らかな異常所見はありません。
- FLAIR画像（**D**）では、左大脳半球に広範囲の淡い高信号（白）とともに、右の大脳基底核付近にも高信号（白）が見られます（○）。拡散強調画像（**E**）でも、左大脳半球の中大脳動脈領域と右の基底核に明瞭な高信号（白）がわかります（○）。
- MR血管撮影（**F**）で、左の内頸動脈は、正常では（---）のように見えるはずですが、閉塞しているために見られません。
- 発症2時間後のCT（**G**）でははっきりとしなかった梗塞部位が、48時間後では低吸収域（黒）として明らかになっています（○）。

発症2時間30分後のMRI

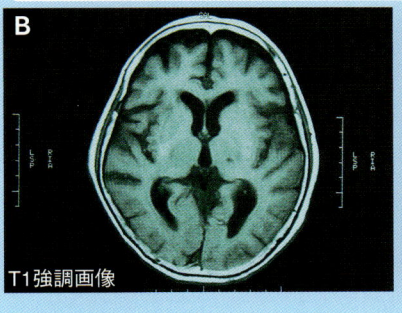

B T1強調画像

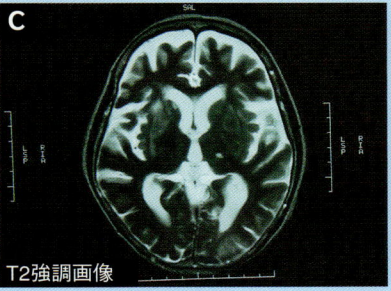

C T2強調画像

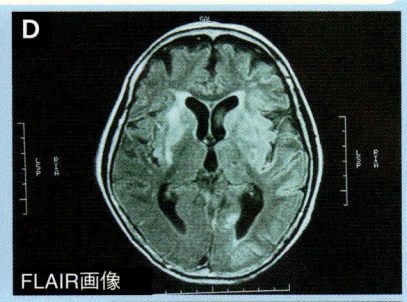

D FLAIR画像

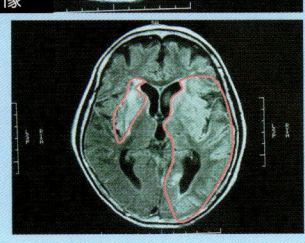

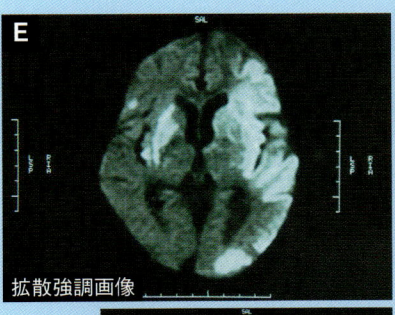

E 拡散強調画像

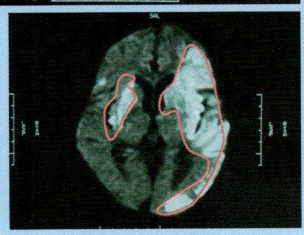

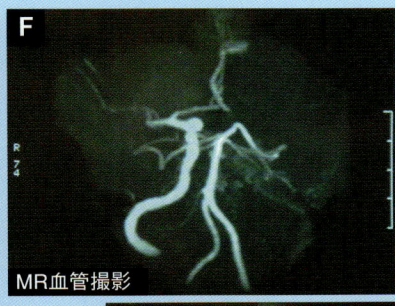

F MR血管撮影

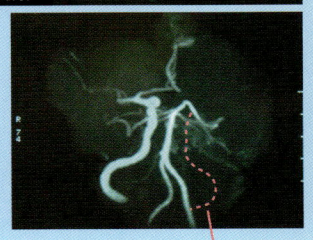

本来ここに内頸動脈が見える

発症48時間後のCT

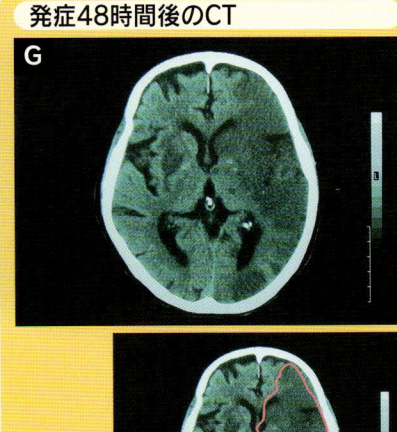

G

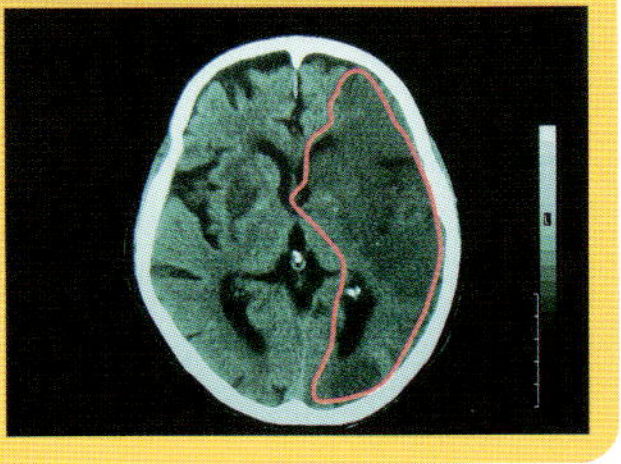

椎間板ヘルニアの見かた

- 腰椎単純X線写真やCTでも、骨の変形を捉えることはできます。しかし、椎間板の状態や脊髄そのものへの圧迫の程度を見ることはできません。
- MRIでは、ヘルニアとなった椎間板と、ヘルニアによる脊髄への影響を、直接見ることが可能です。この場合、矢状断像が見やすい画像になります。
- 図1に2つの症例を示しています。MRIのT2強調画像で、椎間板ヘルニアの様子が、髄液の"白"とのコントラストでよく見えます。

> **椎間板ヘルニアのMRI まとめポイント**
>
> - 腰椎のMRIで、X線写真やCTでは難しかった椎間板の状態、脊髄そのものへの圧迫の程度を見ることができます。
> - 椎間板ヘルニアのMRIは、T2強調画像であれば髄液が白く写るためコントラストがはっきりし、脊髄の圧迫の程度がよくわかります。

---

column

矢状断、冠状断と横断（水平断）像とは？

身体の内部を平面で理解する際に、身体をどの方向で切ったかを示すことが必要になります。そこで、"直立しているのが基本の姿勢"であるとして、以下の3つの方向を矢状、冠状、水平の言葉で表現します。

矢状断

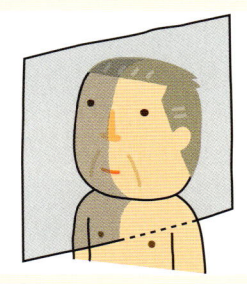

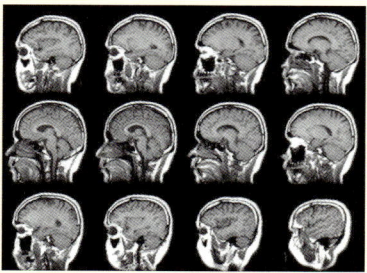

矢状断は、身体に対して、矢を前から後ろに貫いた方向、つまり身体を左と右に分けた断面のことを指します。

冠状断

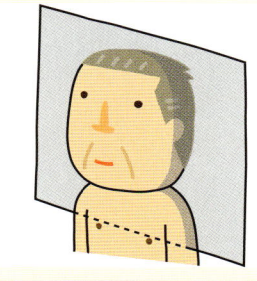

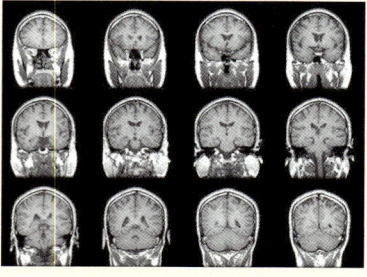

冠状断は、前頭断、前額断ともいい、身体の前面（顔や腹部）と後面（背中や頭）の前後で身体を分けた断面のことを指します。

横断（水平断）

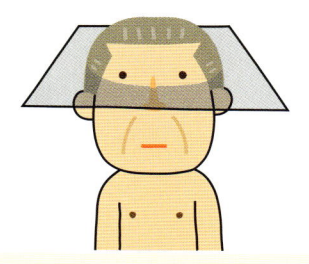

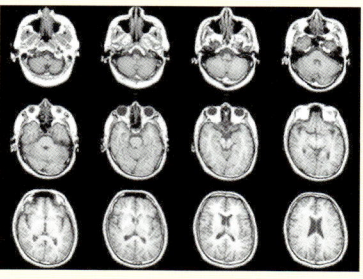

横断（水平断）は、いわゆる輪切りです。ダルマ落としの図（p.24）で見たように、身体を水平にスライスした断面を指します。

図1 椎間板ヘルニアのMRI

症例1

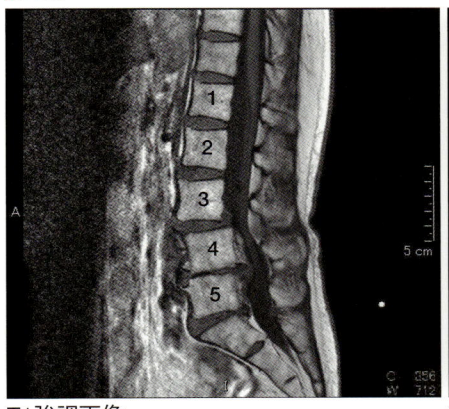

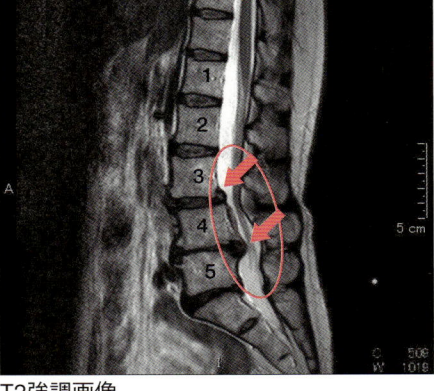

T1強調画像

T2強調画像

- 脊椎の、椎体と椎体の間の椎間板の真ん中には、ゼリー状の髄核があります。線維性の成分が周りを取り囲んでいますが、椎間板ヘルニアでは、この髄核が変性して飛びだし、後ろにある硬膜と脊髄を圧迫します。
- T2強調画像を見ると、➡で示す椎間板のヘルニアが、はっきりとわかります。髄液の"白"が前から押されて消えています。
- この症例1では第3腰椎と第4腰椎の間だけでなく、第4腰椎と第5腰椎の間でも認められます。

前／後
頸椎
胸椎
腰椎
仙椎
尾椎

正常な椎間板
椎体／椎弓
椎間板／神経
線維輪／髄核
神経
左の―の位置で切った横断面

ヘルニアの椎間板
ヘルニアによる圧迫部位
左の―の位置で切った横断面

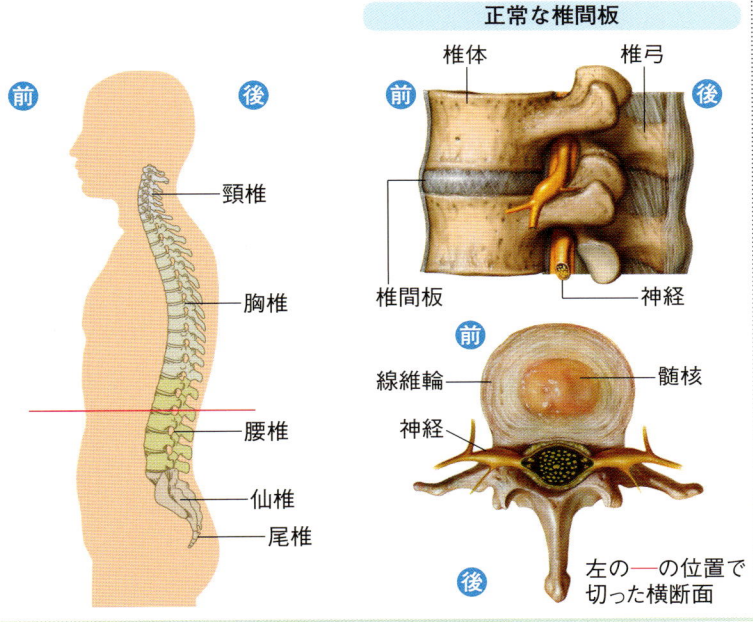

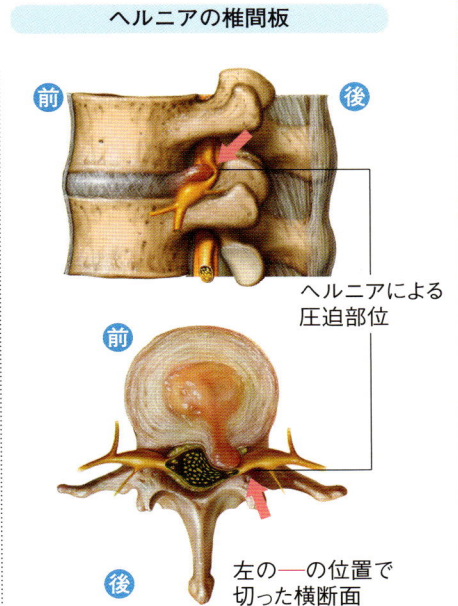

症例2

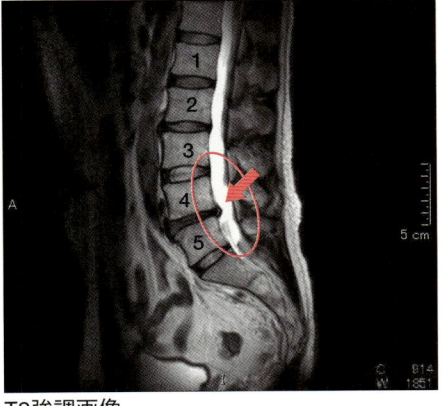

T2強調画像

- こちらの症例2では、第4腰椎と第5腰椎の間でヘルニアがありますが、症例1より軽度です。

椎間板ヘルニアなどは、「矢状断」で身体を真横から見るとすごくわかりやすい！

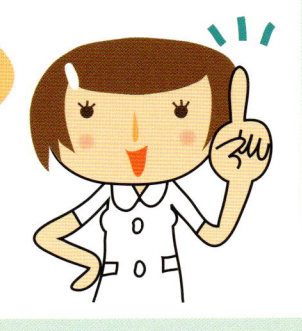

第3章 わかっておきたい基本画像 MRI

脊髄損傷の見かた（X線・MRIの比較）

- 脊髄損傷も、MRIが得意とする病態の1つでしょう。
- 単純X線写真では、骨折、脱臼や周囲の軟部組織の腫れがわかり、CTではその精度が一段と上昇し、明らかな変形やズレのない外傷もわかります。ただしCTでは、脊髄の傷そのものを見ることはできません。MRIの出番です（図1、2）。脊髄損傷に限らず、背骨の中、脊柱管内を調べるために、MRIはどうしても外せない検査でしょう。
- 脊髄に傷がつくとむくみます。水分量が増加することになるので、T2強調画像で高信号＝白く見えます。
- 急性期の脊髄そのものの所見としては、T2強調画像の白だけを見て、むくみぐあいを確認すればいいでしょう。

脊髄損傷のMRI まとめポイント

- 脊髄損傷のMRIでは、X線写真やCTでは見えにくい脊髄の傷やむくみを見ることができます。
- 脊髄が損傷してむくんだ部位では水分量が増加するので、T2強調画像では白く見えます。

- 図1では、頸椎の脱臼による脊髄への圧迫と損傷がわかります。淡く白い部分からむくみもわかります。
- 図2では、X線写真、さらにMRIのT1強調画像でもわかりにくい脊髄そのものの損傷が、T2強調画像の白で確認できます。

図2 脊髄損傷のMRI② 脊髄自体に損傷

右の上下は同じ画像。下は拡大したものです。

単純X線写真

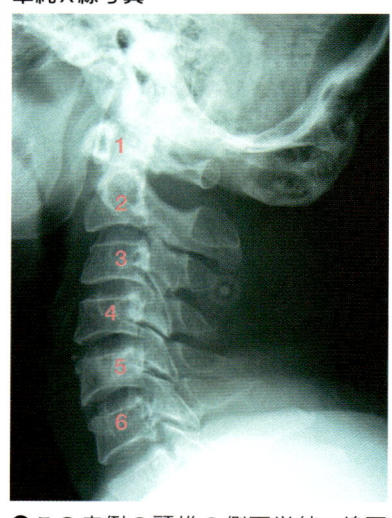

- この症例の頸椎の側面単純X線写真では、明らかな骨折や脱臼の所見は見られません。

T1強調画像

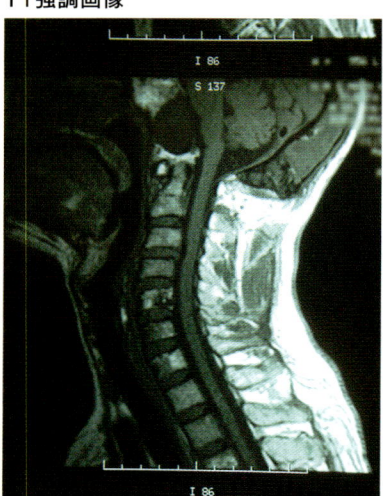

- T1強調画像でも、はっきりとした脊髄の異常所見は見られません。しかし、T2強調画像では、脊髄そのものに索状の淡く白い部分があり、損傷に伴ったむくみを見ることができます（○）。

T2強調画像

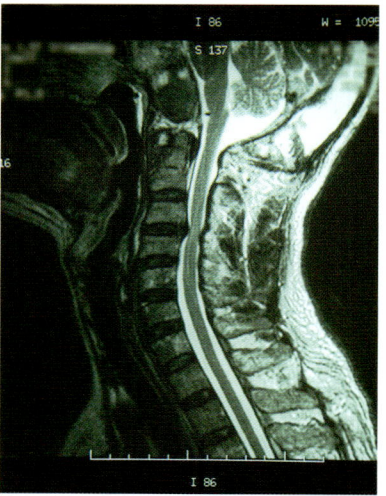

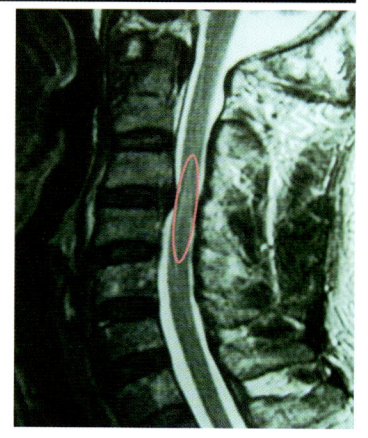

図1　脊髄損傷のMRI①（第4頸椎前方脱臼）

左右は同じ画像。右で見え方を示しています。

単純X線写真

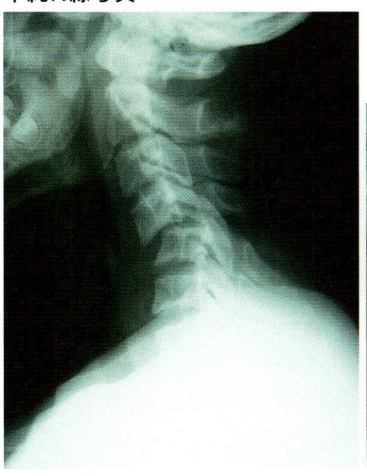

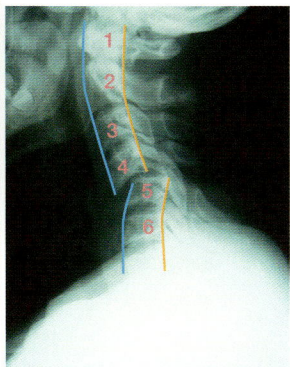

- 柔道の稽古中に頭から畳に落ちて受傷した患者さんです。
- 頸椎の単純X線写真の側面像では、第4頸椎が前方に脱臼しているのがわかります（第5頸椎の後方脱臼とはいいません。尾側の背骨に対して頭側の背骨が前後のどちらにずれているかで表現します）。
- 受傷後は、四肢の麻痺と呼吸筋の麻痺があり、横隔膜だけを使った腹式呼吸をしていました。

T1強調画像

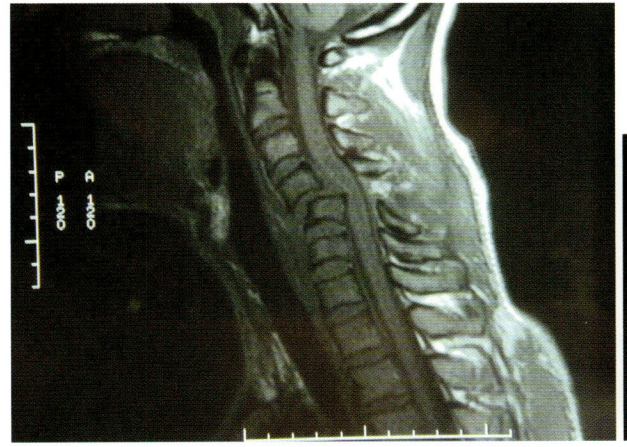

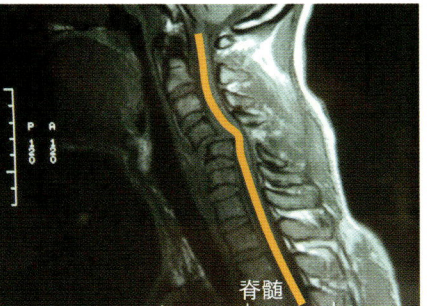

- T1強調画像では脊髄そのものの変化はわかりません。

T2強調画像

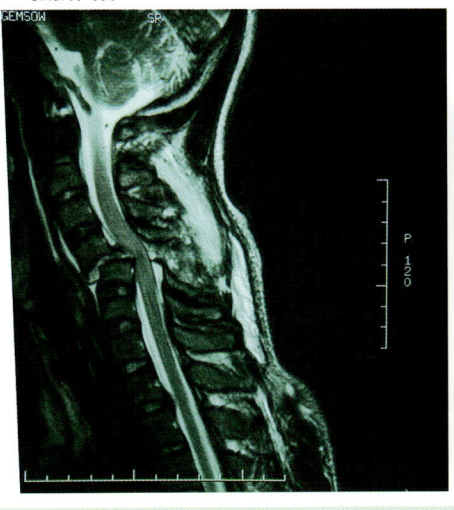

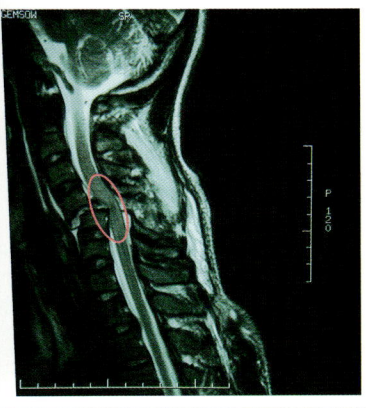

- T2強調画像では第5頸椎が前から脊髄を圧迫し、脊髄もむくんでいるのがわかります。ほかの部分の脊髄より、淡く白っぽくなっているのが見えます。脊髄そのものに損傷があり、浮腫が出ていることを直接示す所見です。脊髄の前後にある脳脊髄液は純粋な液体ですから、T2強調画像では白く見えます。

MRCP（MRIによる胆管膵管造影）の見かた

MRCP画像 まとめポイント
- MRCPは、画像診断の進歩によって可能になった、侵襲が少なく簡単に胆管膵管を同時に評価できる撮像方法です。
- 内視鏡も造影剤も必要なく、MRIによるT2強調画像で胆管（胆汁）と膵管（膵液）を特に強調することで得られる画像です。

画像診断が進歩して変わること

- 画像診断の進歩によって何が期待できるでしょう。最初に浮かぶのは"今までの方法では見えなかったものが見えるようになる"ことでしょう。これにあたるのが、脊髄損傷や急性期脳梗塞に対するMRIになります。
- 別の視点での進歩も期待できます。従来の方法より侵襲が少なく、簡単に患者情報が得られることです。MRCP（MRIによる胆管膵管造影）が、それに相当します。従来の内視鏡的逆行性胆管膵管造影（ERCP）と比較して、患者さんへの負担は非常に軽減され、造影剤を使用することなく画像情報を得ることができます。

造影剤を使わずに胆管・膵管を評価

- 水が白く写るT2強調画像による撮像で胆管（胆汁）と膵管（膵液）を特に強調することによって、MRCPの画像が得られます（図1）。
- MRCPは、従来のCTや胆道造影などと違って造影剤を必要とせずに、わずか数秒から20秒程度の息止めだけで、膵管も胆管も同時に評価可能になるという進歩を遂げました。さらに、ERCPというと、かなりかまえてかからねばならない（大変な）検査ですが、MRCPはかまえる必要がありません。

図1　MRCPでの胆管・膵管の比較

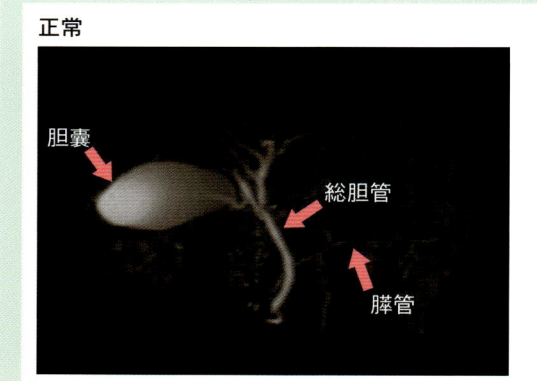

正常

胆嚢　総胆管　膵管

胆石症

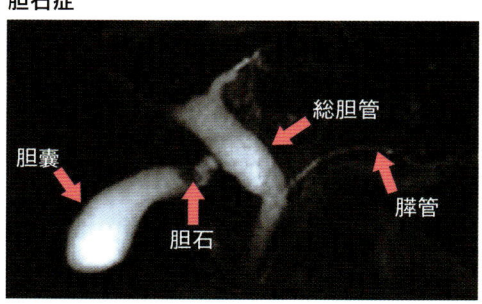

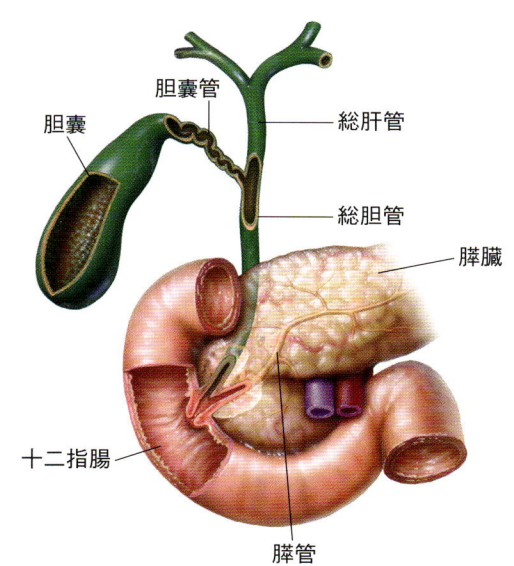

胆嚢　総胆管　胆石　膵管

胆嚢管　総肝管　胆嚢　総胆管　膵臓　十二指腸　膵管

- 左上は正常なMRCPです。イラストと対比してみてください。胆嚢、総胆管、膵管などがわかると思います。
- 左下のMRCPでは、胆嚢の中に黒く抜けている（低信号）の胆石があり、総胆管が太くなっているのがわかります。
- わずか10秒程度の息止めで撮影可能な検査です。造影剤も内視鏡も必要ありません。

column

CT colonography

　CT画像を再構築することで、大腸の検査ができます。バリウムによる注腸造影や大腸内視鏡検査と同じような画像を得ることができますし、診断精度に関しては、今からどんどん向上していくと思います。

　もし、CTだけで大腸の検査ができるのだったら、あまり抵抗なくやってみようと思うのではないでしょうか？

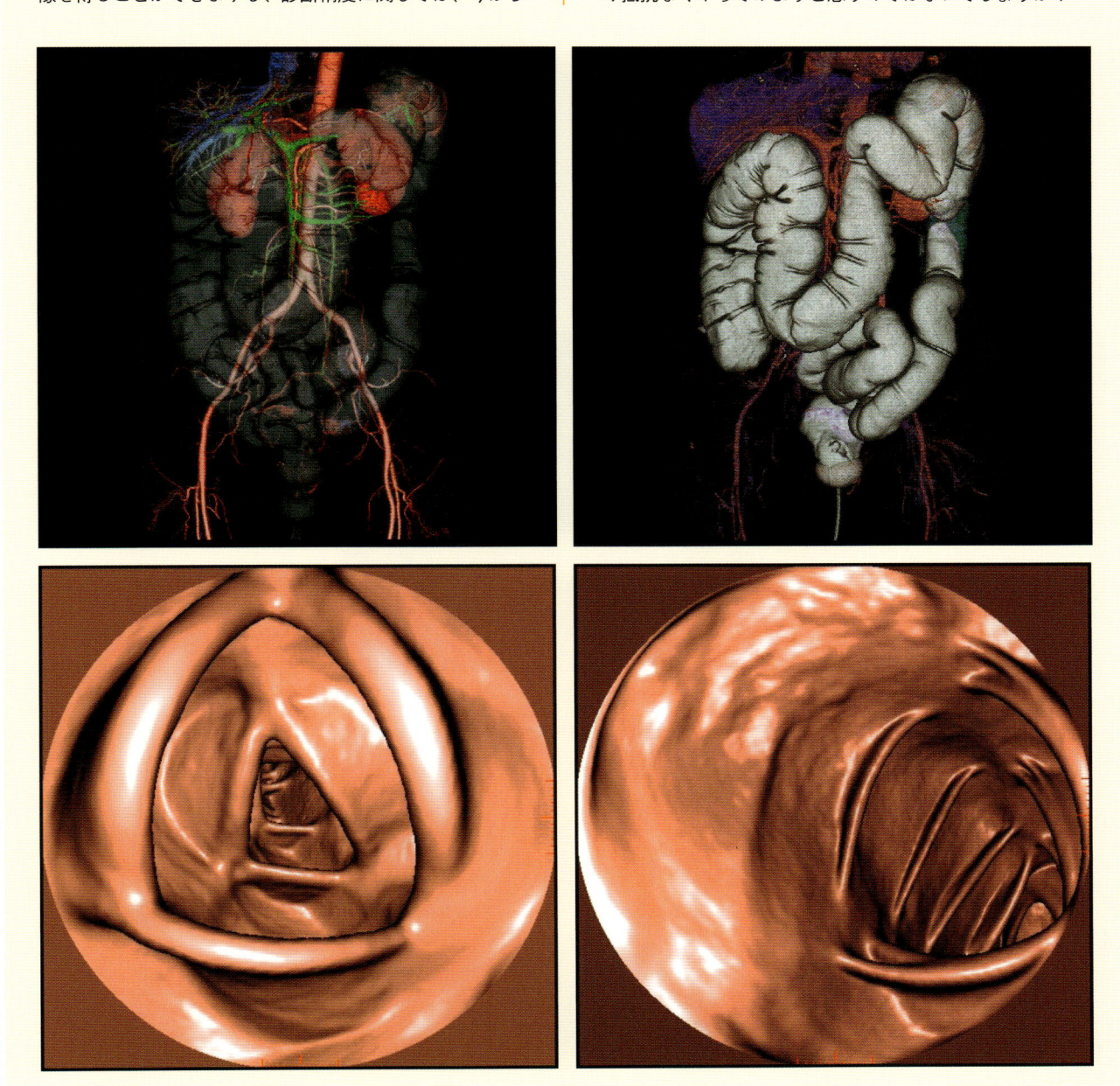

MR血管撮影（MR angiography）の見かた

- 血管の評価は、今までの血管造影やCT血管撮影でも十分にできます。
- MRIによって血管を評価する場合の撮影は、大血管以外であれば造影剤を使わなくても可能です。
- たとえば、頭部の血管や末梢血管であれば、造影剤なしのMR血管撮影だけで評価ができます。
- 図1は胸部大動脈瘤、図2は閉塞性動脈硬化症（ASO）のMR血管撮影です。どのように見えるか、確認してください。

MR血管撮影画像 まとめポイント

- MRIでは、大血管以外の血管の評価に造影剤を使う必要はありません。
- 頭部の血管や末梢血管の状態は造影剤なしのMR血管撮影だけでよくわかります。
- MR血管撮影では、血管の瘤（こぶ）、凸凹なども確認できます。

図1　MR血管撮影① 胸部大動脈瘤

症例1

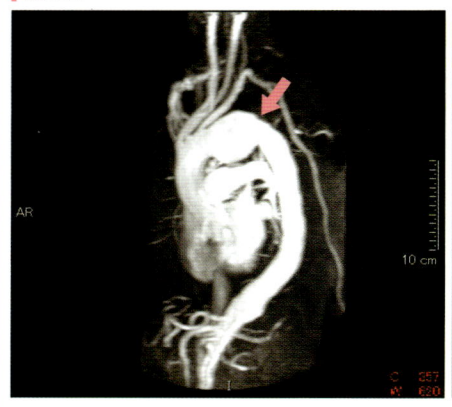

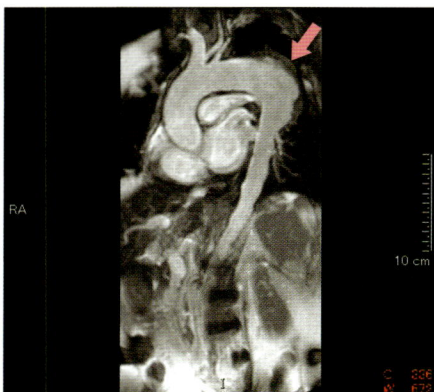

症例2

- 症例1、2ともに、ガドリニウム造影剤を使った胸部大動脈瘤の患者さんのMR血管撮影です。
- ➡の部分が瘤（こぶ）になります。

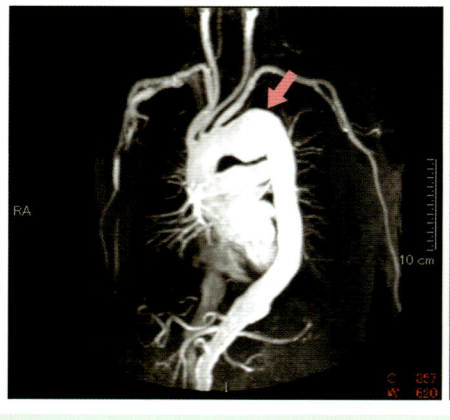

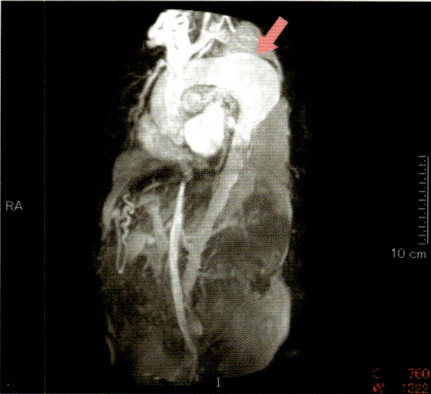

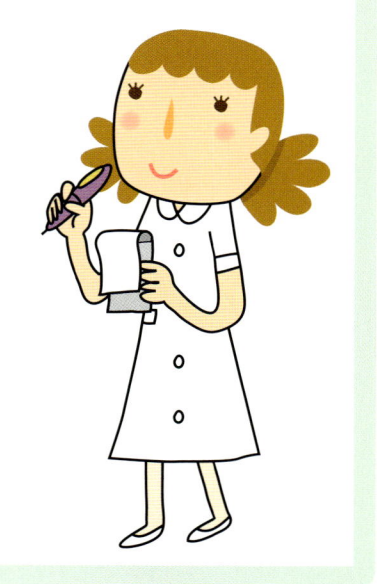

図2　MR血管撮影② 閉塞性動脈硬化症

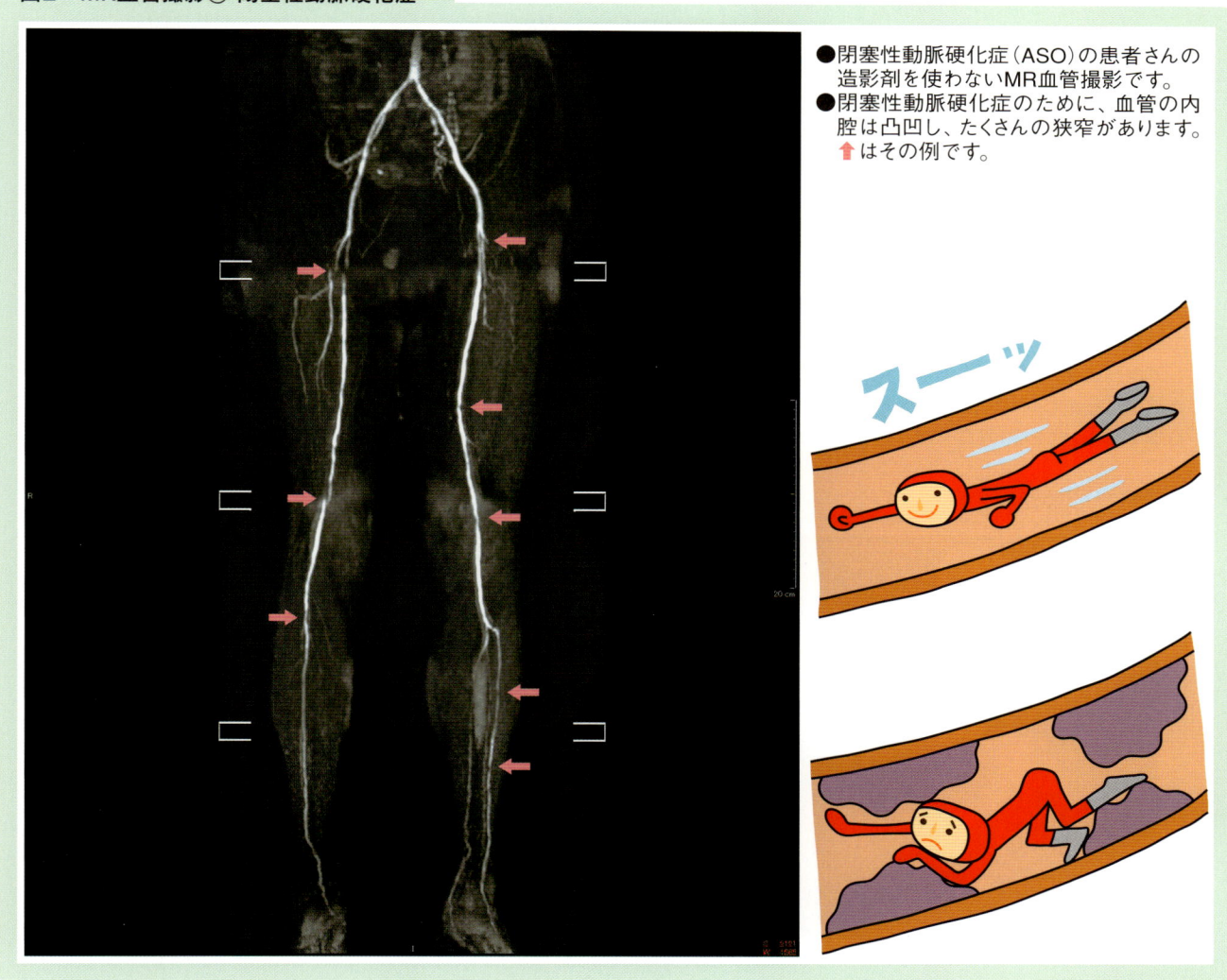

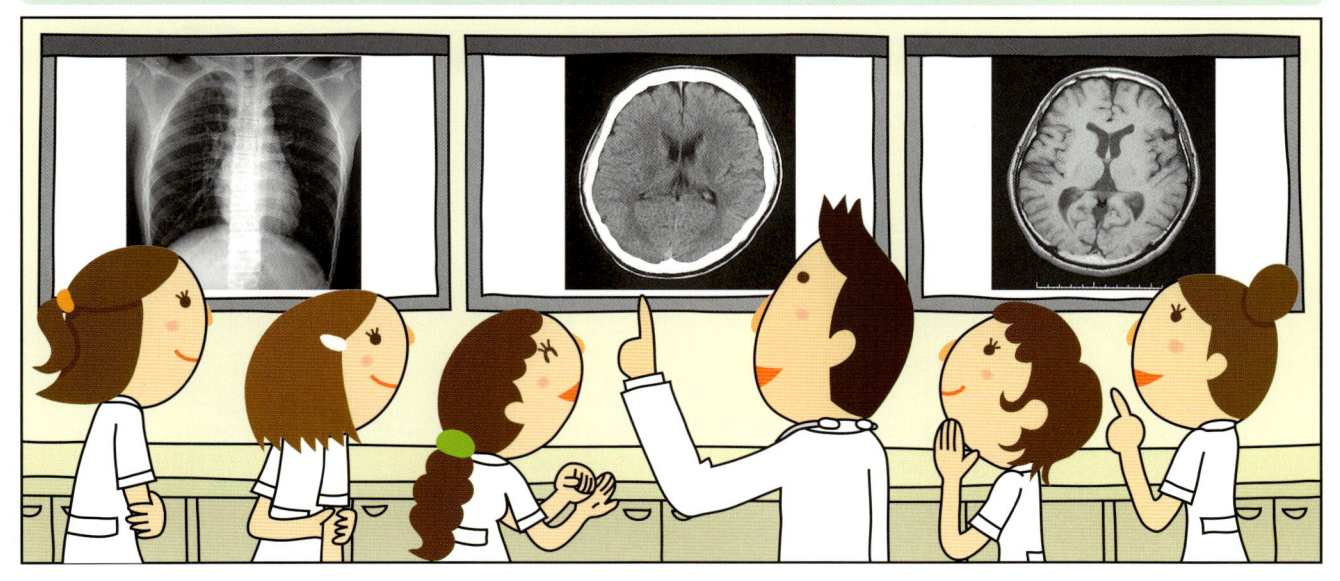

- 閉塞性動脈硬化症（ASO）の患者さんの造影剤を使わないMR血管撮影です。
- 閉塞性動脈硬化症のために、血管の内腔は凸凹し、たくさんの狭窄があります。⬆はその例です。

スーッ

column
新しい画像診断④　PET（図1、2）

PETは、Positron Emission Tomography（ポジトロン断層撮影）の略称で、酸素、水、糖分、アミノ酸などに正の電荷を持った電子であるポジトロンを含んだ物質を注射し、これらが身体のどの部位に、どのように取り込まれるかを見るものです。

PET検査では、癌細胞が正常細胞に比べて3〜8倍のブドウ糖を取り込むという性質を利用します。ブドウ糖に似た物質に目印をつけて（FDG）体内に注射し、しばらくしてから全身をPETで撮影します。するとFDGが多く集まるところがわかり、癌を発見する手がかりとなります。日本では、2002年4月に、糖代謝を見るためのPET薬剤が保険適用となっています。

従来のレントゲン（X線写真）やCT、MRIなどの検査は形から癌を見つけますが、PETはこのようにブドウ糖を盛んに取り込むという細胞の性質を調べて癌を探し出します。現状では、CTやMRIと比較すると、小さな病変を捉えることは苦手で、およそ5mm程度の腫瘍しか見分けられません。

現在の保険適用は、肺癌、乳癌、大腸癌などの悪性腫瘍の診断がついている場合と、てんかん、虚血性心疾患のみです。健康診断でのPETは、数万円から10万円ぐらいかかりますが、今後、変わっていくことでしょう。

図1　PETの画像

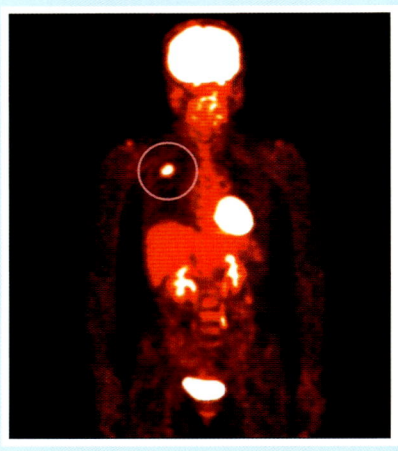

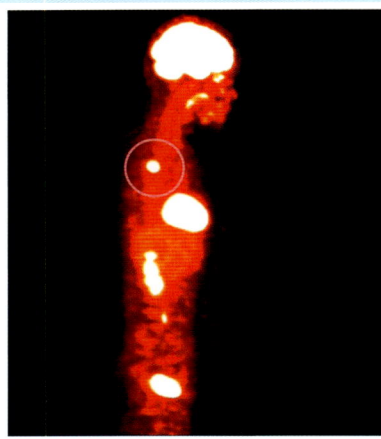

- 注射後、数十分〜1時間、静かに横になっている間に、注射したFDGが血流に乗って全身に運ばれます。
- 体中の細胞がブドウ糖としてFDGを取り込みます。癌細胞は通常の細胞より多くのブドウ糖を取り込みますので、白く光って見えます。
- この患者さんでは、心臓、腎臓、膀胱とブドウ糖の代謝の盛んな脳以外で、右の肺に白く光った集積があるのがわかります（○）。
- 癌でなくても、脳がブドウ糖を盛んに取り込んで代謝していることも推測できますね。

図2　PET/CTの画像（図1の症例）

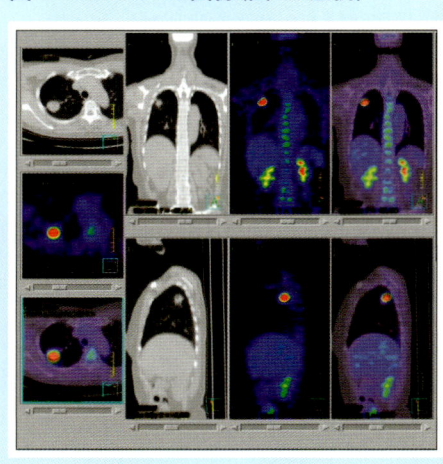

- PETとCTを組み合わせたPET/CTは、小さな病変を見つけるのが苦手であるというPETの欠点を補う装置だと考えられます。
- CTからは形の情報、PETからはブドウ糖代謝にかかわる情報を得ることができるので、解剖学的に複雑な構造を持つ頭頸部領域の診断などには特に有効と考えられています。

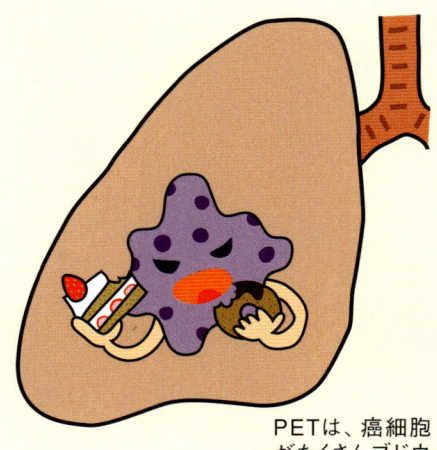

PETは、癌細胞がたくさんブドウ糖を取り込む性質を利用します

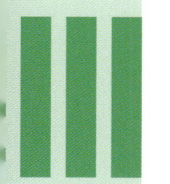

第 4 章

症例検討でステップアップ
画像を見ながら経過を追ってみよう

基本画像をひととおり眺めたあとは、
実際の症例をとおして、画像への変化を見ていきます。
患者さんの状態ごとに画像がどのように変化していくのか、
また、そのときどきで行われる治療・ケアの実際を確認してください。

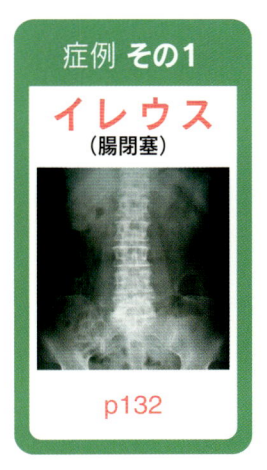

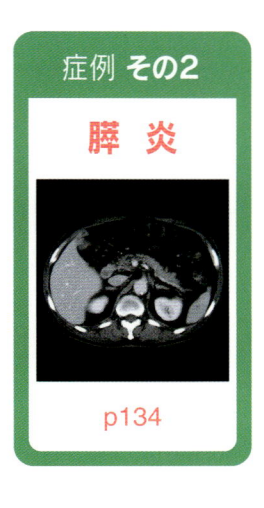

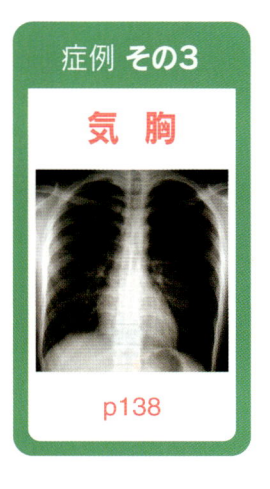

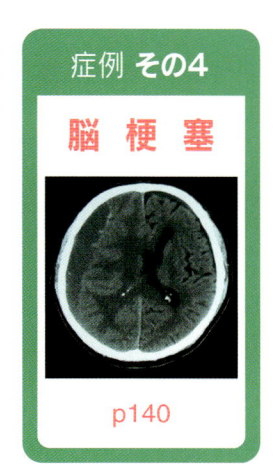

久志本成樹

症例 その1	症例 その2	症例 その3	症例 その4
イレウス（腸閉塞）	**膵炎**	**気胸**	**脳梗塞**
p132	p134	p138	p140

症例その1 | イレウス（腸閉塞）

「腹部膨満や腹痛、嘔吐の症状からイレウスの診断で入院。イレウス管で減圧を図ったが不十分で、開腹術ののち、すみやかに小腸ガスが消失した」ケース

腹部膨満、腹痛、嘔吐で入院

- 63歳の女性。15年前に子宮筋腫に対して開腹術の既往があるものの、その後は何ら消化器症状はなく経過していました。
- 腹部膨満、臍周囲の間欠的な腹痛、嘔吐を訴え、近医を受診。イレウスの診断で入院となりましたが、3日間の保存的治療をしても改善しないため、紹介入院となりました。
- 図1に、入院時からの腹部X線写真の経過を示します。前医でガストログラフィン（造影剤）による消化管造影を行っていたため、拡張小腸が造影剤によって白く確認できます（図1-①）。

胃管を挿入するが、減圧は不十分

- 嘔吐を繰り返していたため、胃管を挿入し消化管内の減圧を図っていますが不十分です。そのため、小腸内減圧による保存的治療を目的として、イレウス管を挿入しました（図1-②）。
- 3日目、イレウス管は蠕動により徐々に進み（図1-③）、減圧しているものの、1週間の保存的治療では十分な改善が得られませんでした（図1-④）。

図1　イレウス管挿入により消化管内の減圧を図った経過

① 前医でガストログラフィンによる消化管造影を行っていたため、拡張小腸が造影剤によって白く確認できます（←）。

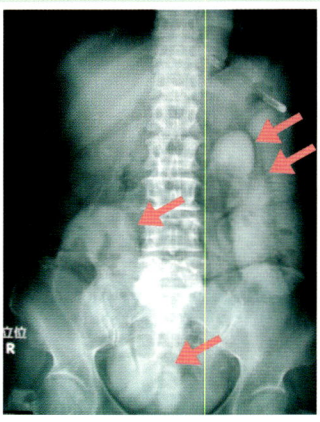

② イレウス管を挿入し、消化管内の減圧を図っていますが不十分です（イレウス管先端：◀）。

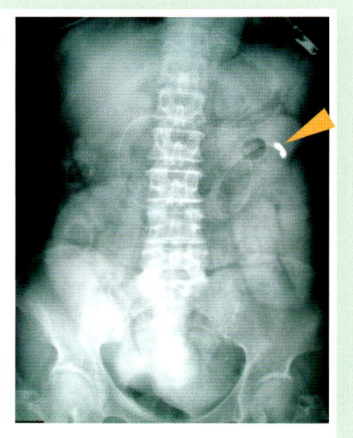

③ イレウス管挿入3日目です。②と比べて、小腸内を進んでいます（イレウス管先端：◀）。

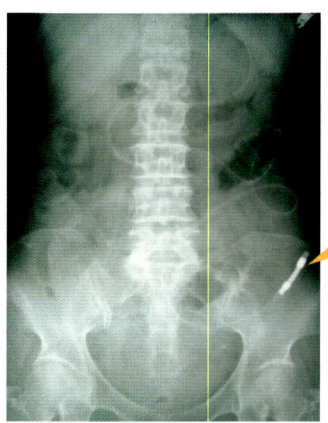

④ イレウス管は蠕動により徐々に進み、減圧しているものの、1週間の保存的治療では十分な改善が得られていません（イレウス管先端：◀）。

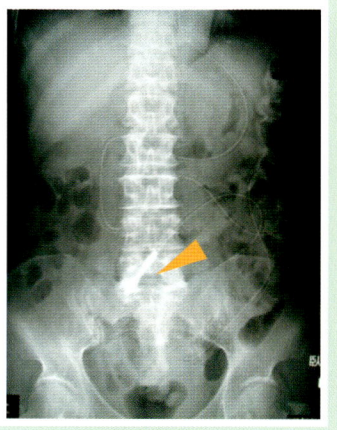

図2 開腹術により回復へ

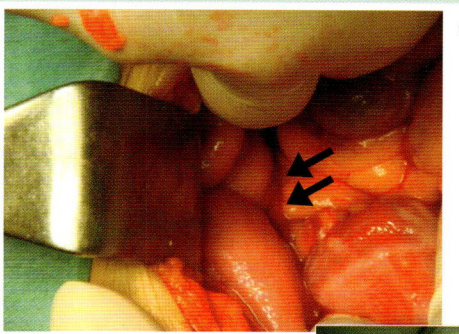

●開腹術にて癒着した索状物によって小腸が圧迫されていることが認められるものの（索状物：←）、腸管の血流障害はなく、索状物切離のみでイレウスの解除が可能です（◀）。

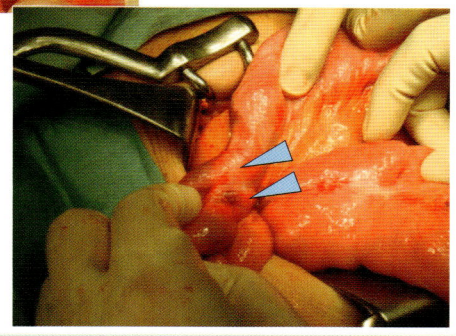

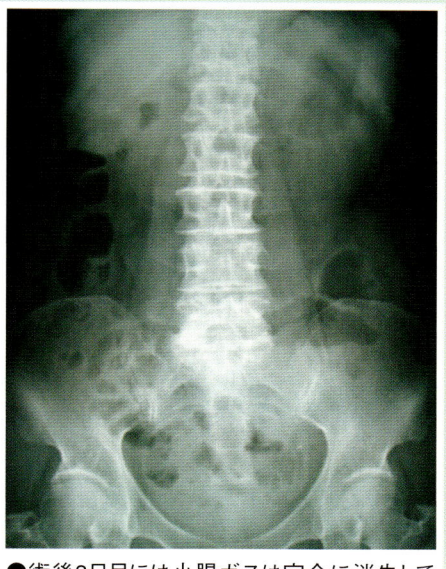

●術後3日目には小腸ガスは完全に消失しています。

図3 イレウスによる腸管壊死

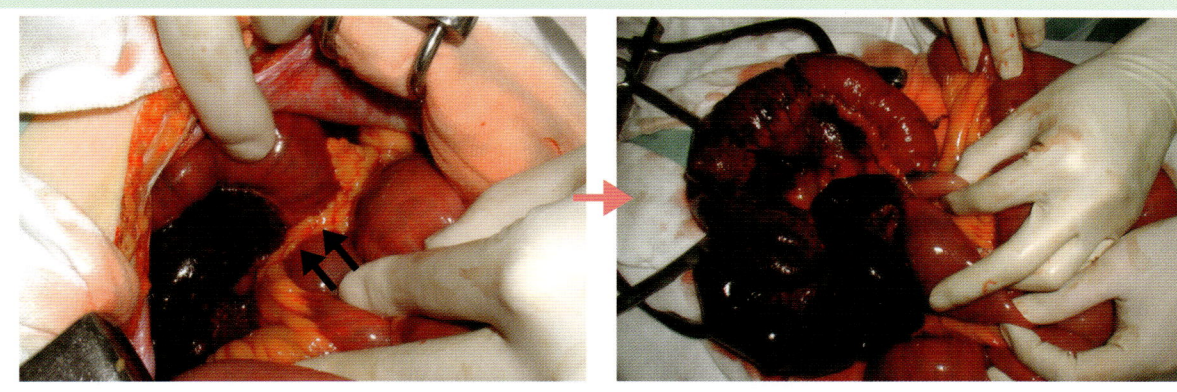

●索状物（←）によるイレウスですが、腸管は著しくうっ血し、壊死に陥っています。壊死腸管はどす黒く変色しており切除が必要です。

開腹術により回復

●イレウス管による減圧では不十分なため、開腹術を行うことにしました。癒着した索状物によって小腸が圧迫を受けていたものの、腸管の血流障害はなく、索状物切離のみでイレウスの解除が可能であり、術後3日目には小腸ガスは完全に消失しています（図2）。

●同じような索状物によるイレウスでも、腸管循環障害を伴えば、絞扼性イレウスとなります（図3）。この写真では静脈還流障害による強いうっ血から壊死となっています。

●絞扼性イレウスは、腸間膜で捻れていなくても、腸管循環障害を伴うイレウスであれば絞扼性イレウスなので注意が必要です。

症例その2　膵炎

「飲酒量の多い患者さんが心窩部痛で入院。血清アミラーゼが高く、明らかな膵臓の浮腫が見られた。その後、内科的治療により回復し、膵臓の浮腫も徐々に落ち着いてきた」ケース

膵炎と腹部CT

●本書では、腹部CTを取りあげずに話をしているのですが、膵炎の診断と治療経過の判定を腹部CT抜きで進めるには無理があります。そこで、見なれていない画像を追うことになるかもしれませんが、膵炎の経過を症例で感じてもらえればと思います。

●急性膵炎の診断は、以下の3項目中2項目以上を満たして、他の病態を否定したときになされます。

① 上腹部に急性腹痛発作と圧痛がある。
② 血中または尿中に膵酵素の上昇がある。
③ 超音波、CTあるいはMRIで膵臓に急性膵炎を示す所見がある。

●①～③の中でも、画像診断、特にCTが重要です。CTは診断だけでなく、重症度の判定においても大きな比重を占めています。

●図1に膵臓の位置と正常なCT所見を示します。膵臓は胃の後方、脊椎や腹部大動脈、下大静脈の前方にある後腹膜の臓器です。では、症例を見ていきます。

心窩部痛が強く来院。明らかな膵臓の浮腫

●36歳の男性。大酒家で、20歳ごろより、ほぼ毎日ウイスキーをボトル半分ほど飲んでいる患者さんです。来院の3日ほど前からいつもより飲酒量が多く、心窩部痛があったものの、紛らわせるためにさらに飲み続けていたそうです。

●強い心窩部痛、背部痛を主訴に来院され、上腹部には筋性防御があり、また、血清アミラーゼは異常高値を示していました。CT画像を図2に示します。

●来院時のCTでは、膵尾側のひげのような後腹膜浮腫像のみで、明らかな膵臓の腫大を認めていません。3日目のCTでは膵臓は体部と尾部で腫大し、この周りの毛羽だったような浮腫所見も増強しています。

●内科的治療をつづけたところ症状は改善し、発症10日目には膵臓の腫大と周囲の浮腫も改善傾向にあることがわかります。

●急性膵炎のCTを見るときには、以下の2つのポイントに注意します。

① 膵臓そのものが炎症によってどのように変化しているのか：膵臓の腫れ方と造影CTによる造影のされ方です。

図1　膵臓の位置と正常CT像

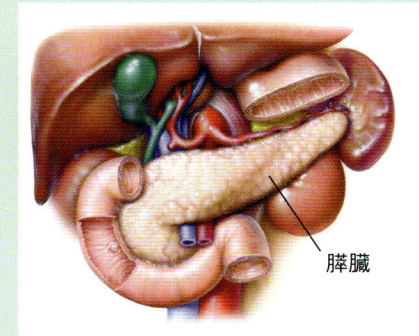

●膵臓は胃の後方、脊椎や腹部大動脈、下大静脈の前方にある後腹膜の臓器です。

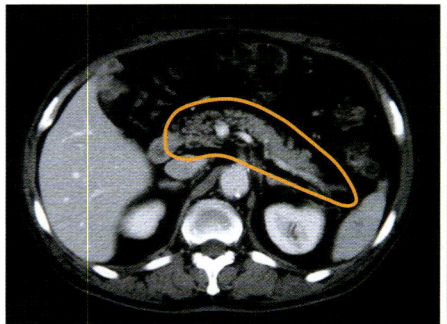

●CTの横断像では、黄色のライン（◯）で囲んだような形になります。周りには後腹膜の脂肪織があり、このCTの条件では脂肪は黒く見えます。皮下脂肪の部分が黒く見えるのも、これと同じです。

図2 急性膵炎のCT　左右は同じ画像。右で見え方を示しています

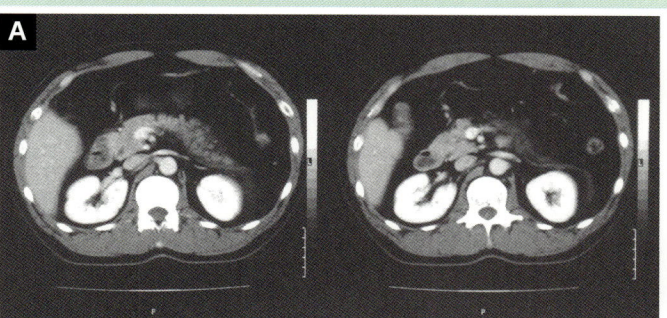

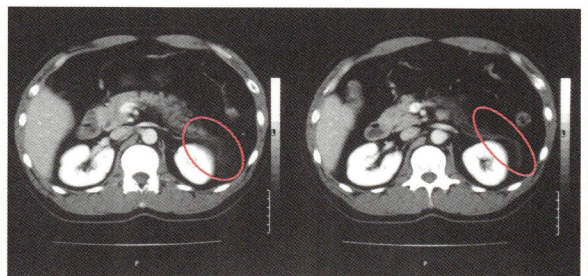

A

● 発症直後のCTでは正常の膵臓とあまり違いがよくわかりませんが、○で示すようなひげが膵尾部から左腎臓の前方に見られます。膵周囲の後腹膜浮腫所見です。

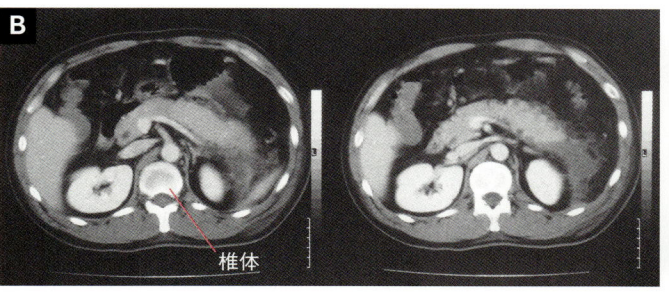

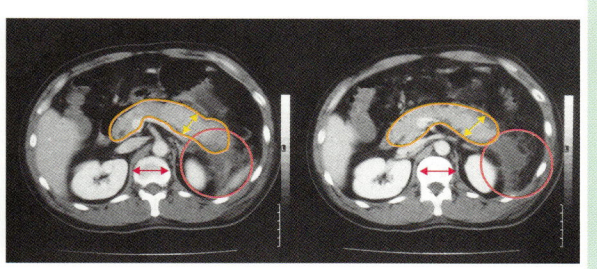

B

（椎体）

● 発症3日目には膵臓は腫大し、○のように後腹膜の浮腫が強くなっています。膵体尾部での膵腫大は椎体の幅の2/3より大きいかどうかで判断します。

● ○は膵臓の輪郭を示します。膵臓の厚さを示した黄色矢印←→の幅は、ピンクの矢印←→の2/3以上であり、体部と尾部は腫大しています。

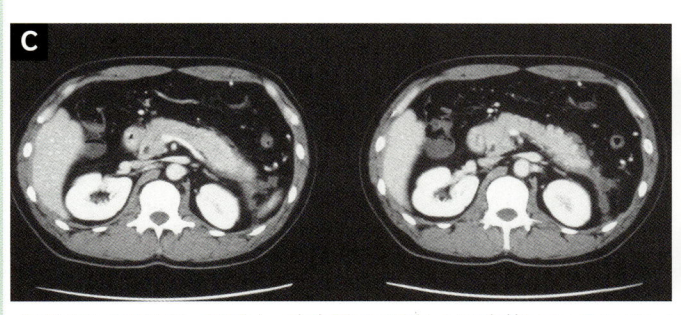

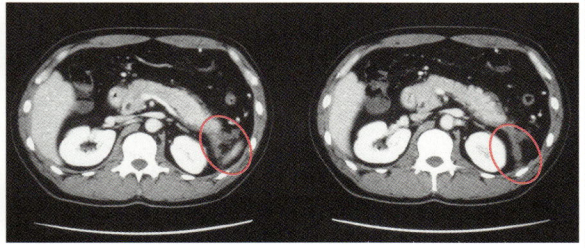

C

● 発症10日目には、膵腫大、後腹膜の浮腫ともに改善しているのがわかります。

腫れ方は、一般に椎体の幅との比較によって行われます。錐体部や尾部では椎体の幅の2/3以上、膵頭部では、椎体の幅以上のときに腫大ありとします。造影効果が乏しい部分では膵臓が壊死に陥っている可能性があります。

②**膵臓の炎症がどこまで波及しているか**：後腹膜の浮腫が膵臓の周囲に限局しているのか、それとも膵臓とは遠く離れたところにまで及んでいるのかを見ます。

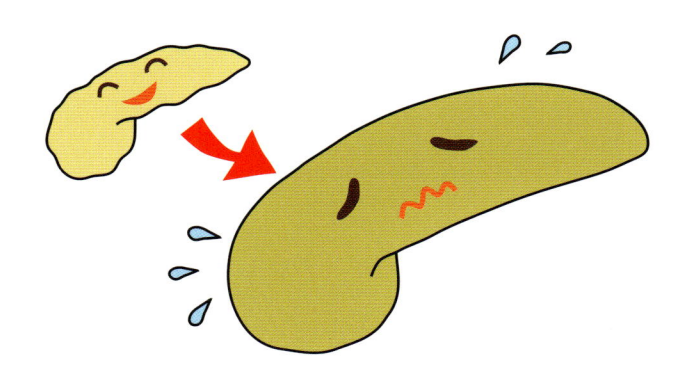

重症急性膵炎の場合

●もう1つ重症急性膵炎の症例を見てみましょう（図3、4）：34歳の女性。第1子を妊娠・出産後、10日目より心窩部痛があり、超音波検査にて胆石が指摘されていました。近医で入院加療していましたが、腹部症状が増悪し、急性膵炎の診断にて紹介入院となった患者さんです。

●造影されて見えるはずの膵臓が見えず、後腹膜腔は広範にむくんでおり、最重症の画像所見です。このときは幸い、壊死膵や後腹膜への感染を伴うことなく経過し退院しました。

●3か月後のCTで仮性膵嚢胞の合併が認められ、胃の圧排所見がありました。その後は、経過観察のみで仮性膵嚢胞の縮小が得られています。

図3　重症急性膵炎　上下は同じ画像。下で見え方を示しています

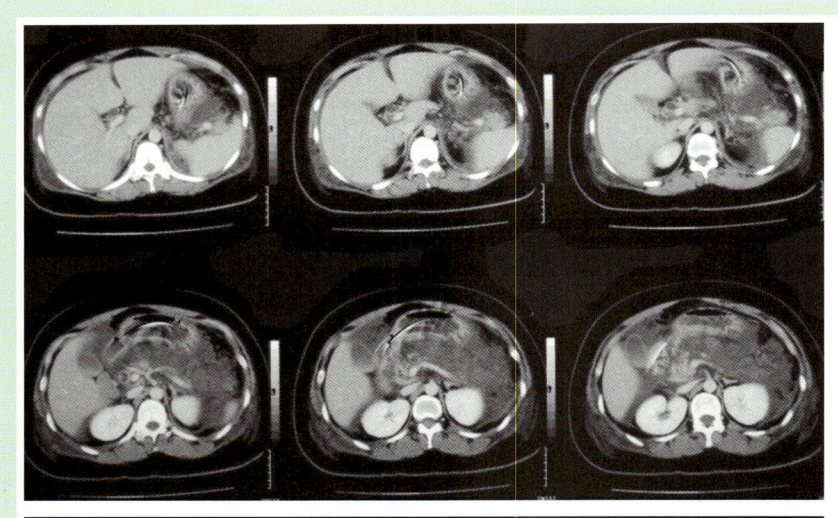

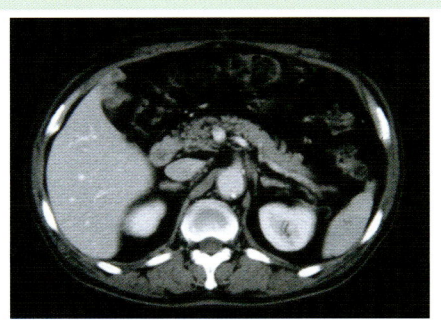

●正常膵のCTです。

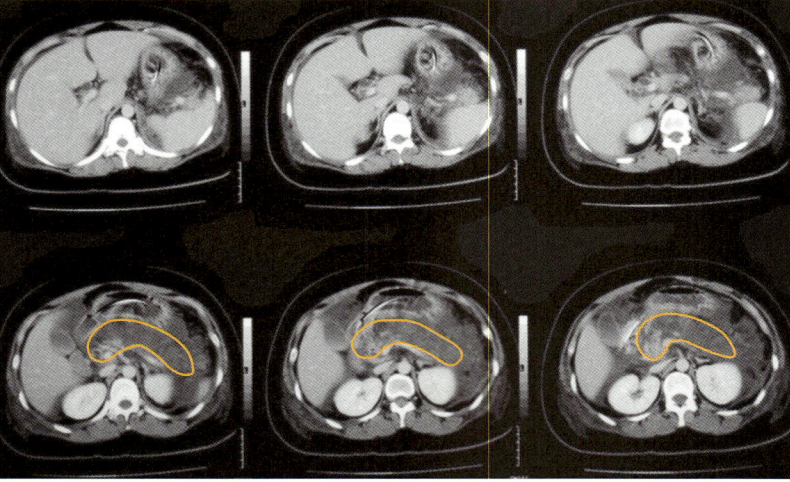

●発症より約3日後の造影CT所見です。

●○のような形で造影される膵実質が認められるはずが、あるべき後腹膜腔に膵臓が見えません。膵臓には血流がなく、壊死に陥っているためです。

●後腹膜浮腫も著明であることが、正常CTや図2の症例との比較でわかることでしょう。

●膵臓のあるべき位置の周囲のグレーに見える部分はすべて後腹膜の浮腫であり、急性浸出液貯留と言います。

図4　重症急性膵炎後の合併症―膵仮性囊胞

上下は同じ画像。下で見え方を示しています

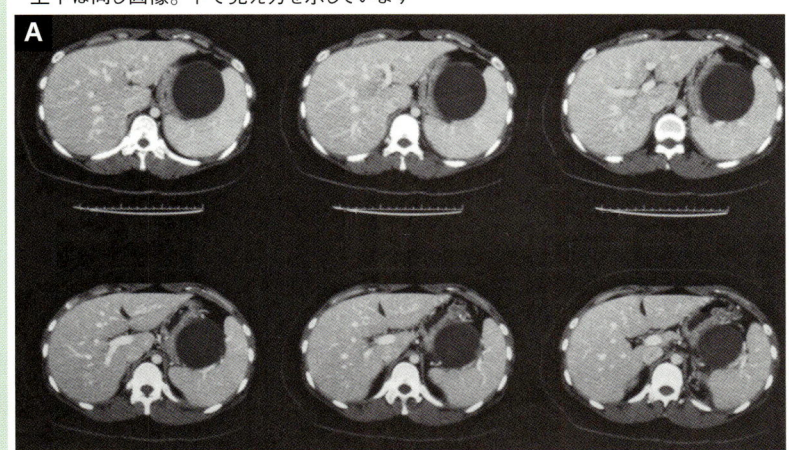

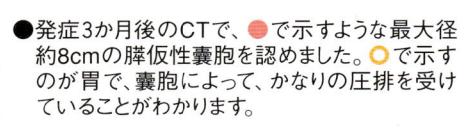

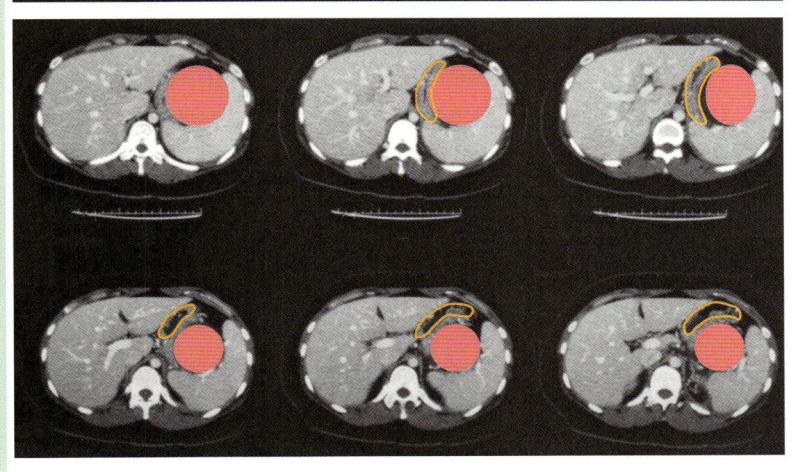

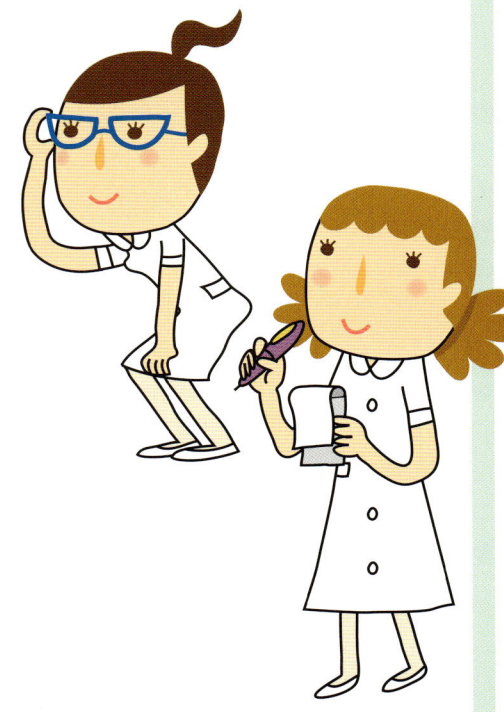

A

● 発症3か月後のCTで、●で示すような最大径約8cmの膵仮性囊胞を認めました。○で示すのが胃で、囊胞によって、かなりの圧排を受けていることがわかります。

左右は同じ画像。右で見え方を示しています

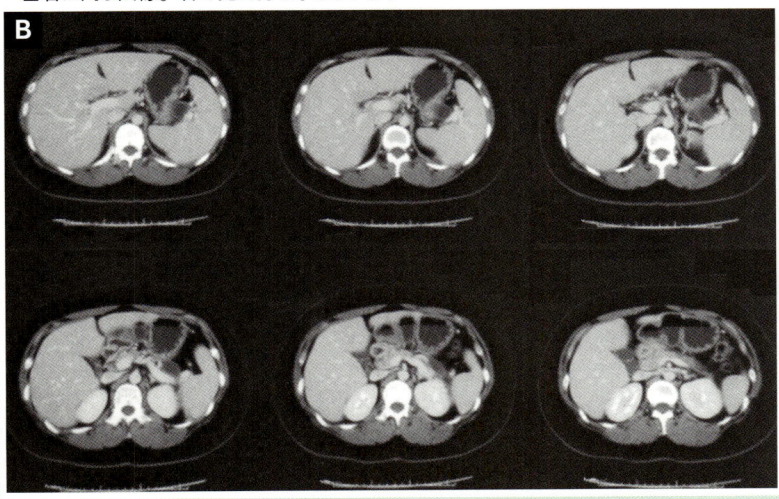

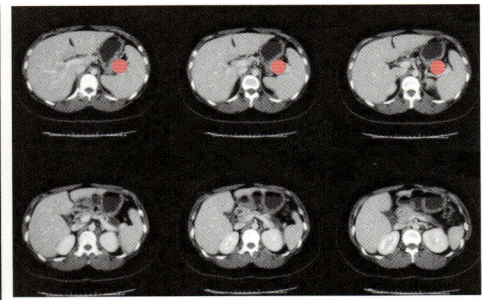

B

● 発症6か月後のCTでは囊胞は縮小し（●）、胃の圧排所見も改善しています。

症例その3　気胸

「若くてやせ型の男性が呼吸困難を訴え、X線写真により気胸と診断。その後、経過観察するものの、胸部痛、呼吸困難が強くなり気胸が再発。胸腔鏡下肺部分切除術となった」ケース

若いやせ型の男性の呼吸困難

●18歳の男性。身長182cm、体重60kg。自宅で部屋の片づけをしていたところ、突然の胸部痛と呼吸困難が出現しました。しばらく様子を見ていたのですが改善しないため外来受診となりました。
●患者さんはやせ形で、深呼吸をすると咳をし、左呼吸音の減弱を認めました。これだけの情報でも病名が浮かびそうです。
●外来受診時の胸部単純X線写真（図1、2）をよく見てみましょう。胸腔内でいっぱいひろがっているはずの左の肺が膨らみきらずに虚脱し、その外側に肺の血管陰影のない気胸腔があります。
●X線写真で肺は黒く見えますが、肺の中には末梢に向かって樹枝状にひろがる血管があり、これは淡く白く見えます。しかし、気胸腔では肺血管影を見ることができません。

再発し、胸腔鏡下肺部分切除術

●入院して経過を見ていたのですが、胸部痛、呼吸困難の症状が強くなったため、再度施行した胸部X線写真が図3です。左肺の虚脱がより強くなっているのが明らかです。ここまで虚脱すると、胸腔ドレナージとなります。
●自然気胸に対する胸腔ドレナージの適応に関しては厳密なものはありませんが、20％以上の虚脱ではドレナージが一般的です。
●再発の自然気胸で、CTで肺尖にブレブ（肺嚢胞）も認められたため、胸腔鏡下肺部分切除術を行いました。図4は、術中の所見です。

図1　外来受診時の胸部単純X線写真
左右は同じ画像。右で見え方を示しています

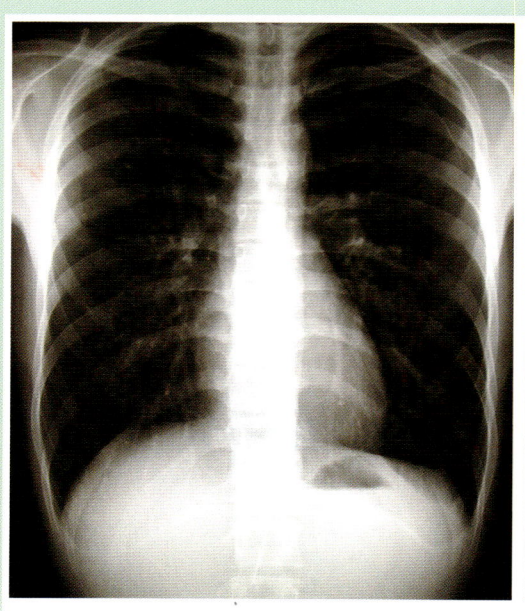

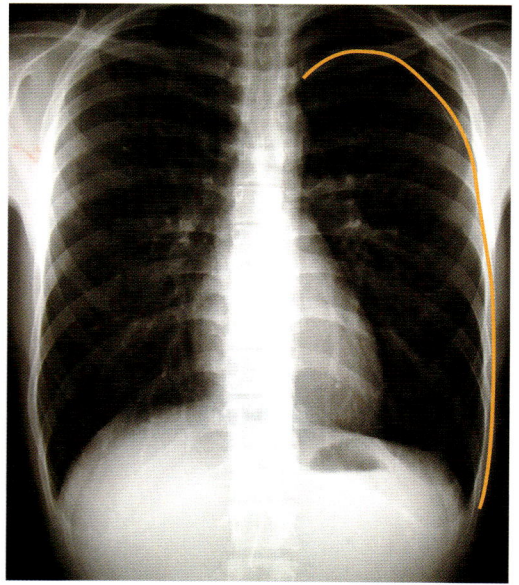

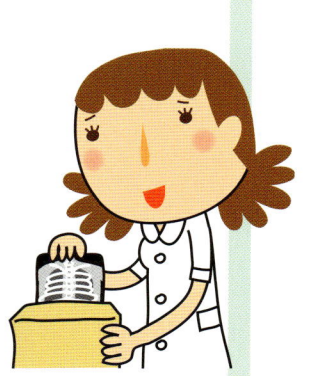

●胸腔内でいっぱいひろがっているはずの左の肺が膨らみきらずに虚脱し、その外側に肺の血管陰影のない気胸腔があります。気胸腔には、この肺血管影を見ることができません。
●虚脱した肺の輪郭は、右図のように追うことができます。

図2　外来受診時の胸部単純X線写真(拡大図)
左右は同じ画像。右で見え方を示しています

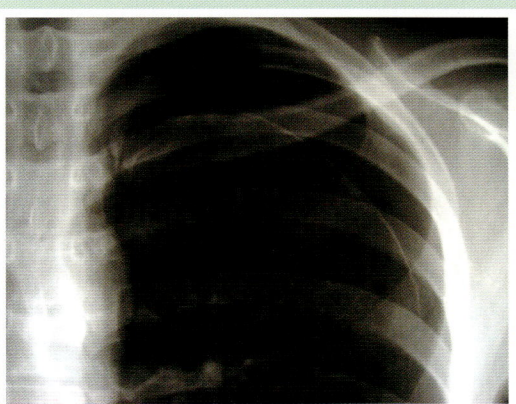

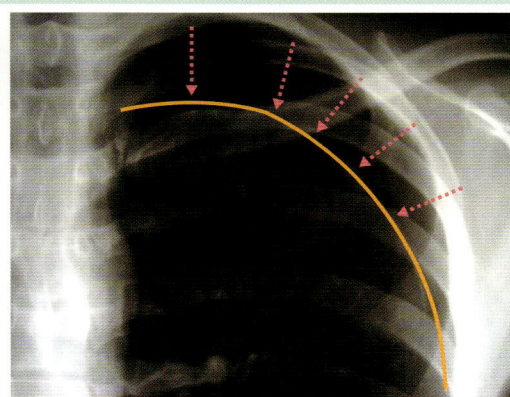

- 肺の輪郭と気胸部分を拡大しています。
- 肺には血管があり、気胸部分には血管がなく、黒く抜けていることがわかると思います。

図3　気胸の再発
左右は同じ画像。右で見え方を示しています

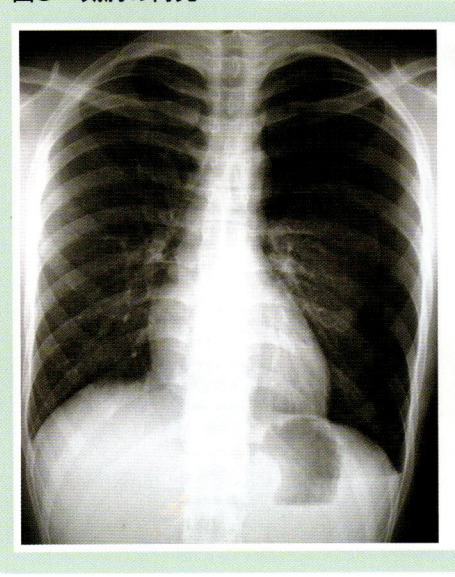

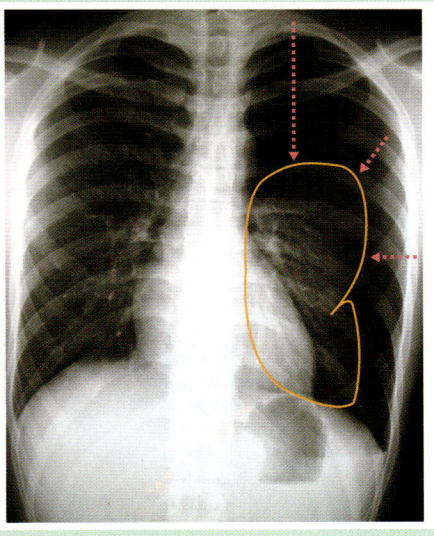

- 図1、2のときと比較して、肺の虚脱がより著しいものとなっています。左肺は肺門に向かって虚脱は50%をはるかに超えます。

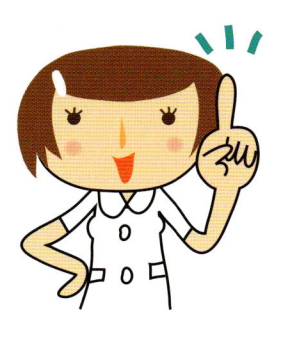

図4　術中所見

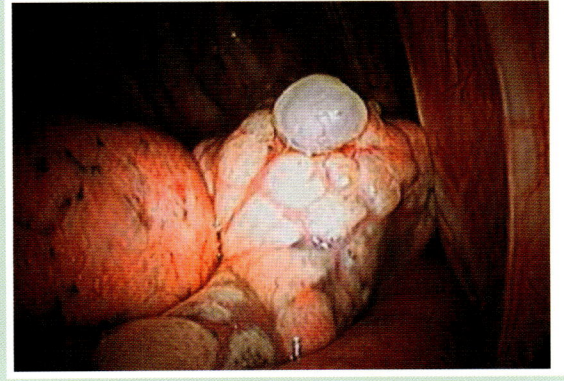

- "風船ガムをプッと膨らませたような"とでも表現できる小さな囊胞「ブレブ」が「術中所見」で認められました。

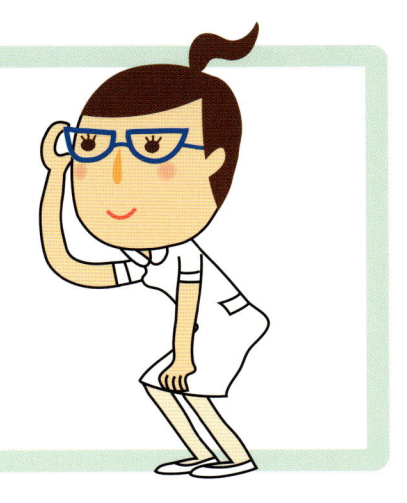

症例その4 ｜ 脳梗塞

「心房細動へのワーファリン内服患者さんが麻痺、意識障害、痙攣の症状で入院。その後、CTで脳梗塞が見られ、経過観察により2か月後に浮腫が改善傾向、梗塞の萎縮が見られた」ケース

来院して翌々日に脳梗塞の所見

- 脳梗塞のCTは、すでにp.60に呈示してありますので、ここではその経過を見ていきましょう（図1-①〜④）。
- 78歳の男性。心房細動に対してワーファリン内服中ですが、突然の左片麻痺と意識障害を発症し、搬送されました。搬送中に痙攣を認めています。
- 発症1時間で来院し、頭部CTでは明らかな異常所見は見られませんでした。年齢、ワーファリン内服、痙攣などから血栓溶解療法の適応とはならず、保存的に経過観察としています（図1-①）。
- 3日目のCTでは、右の中大脳動脈領域の濃度が低下し浮腫をきたしており、脳梗塞は明らかです（図1-②）。
- 発症10日目では依然として浮腫は残存しています（図1-③）。
- 2か月後には浮腫は改善し、徐々に梗塞脳の萎縮が認められています（図1-④）。
- 早々に血栓溶解療法の適応となれば、このような経過を免れることができたかもしれません。

図1　右中大脳動脈領域の脳梗塞の経時的CT変化

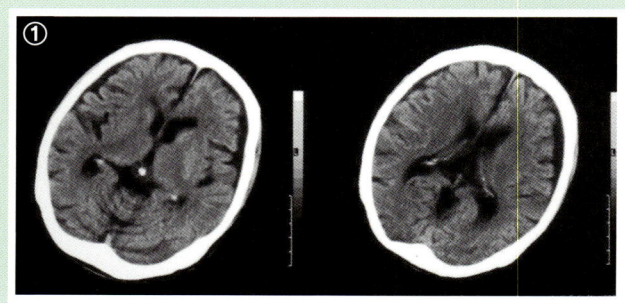

①
- 発症1時間です。
- このCTでは明らかな異常所見を指摘できません。

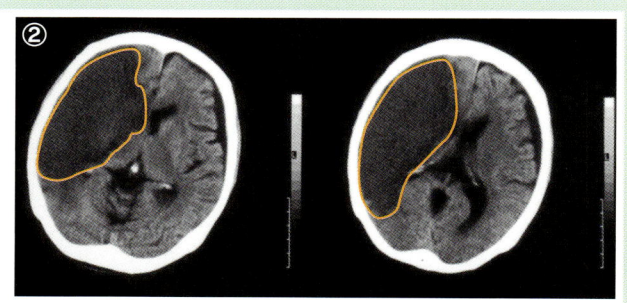

②
- 発症3日目です。
- 脳梗塞は明らかとなり、浮腫により腫れているのがわかります。

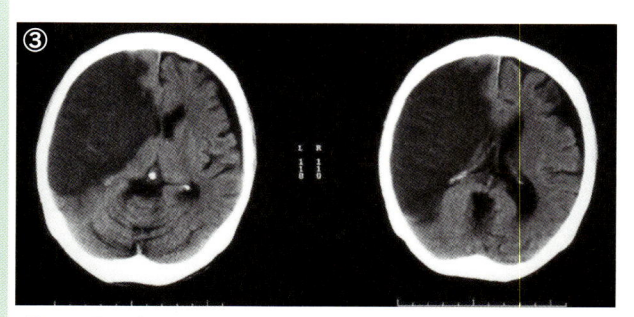

③
- 10日目です。
- 依然として浮腫が残存しています。

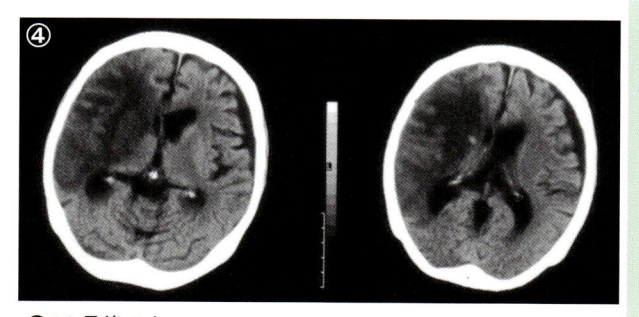

④
- 2か月後です。
- 脳浮腫は改善し、梗塞脳は徐々に萎縮しているのがわかります。

第 5 章

ケアに生かして、リスクを防ぐ
画像情報の使い方

画像は診断をしていく以外に、リスクを防ぐためにも非常に有用です。体内のチューブやカテーテルが正しい位置にあるかどうか、合併症の原因になっていないかなど、ケアに生かして、リスクを防ぐ画像の見かたを示します。

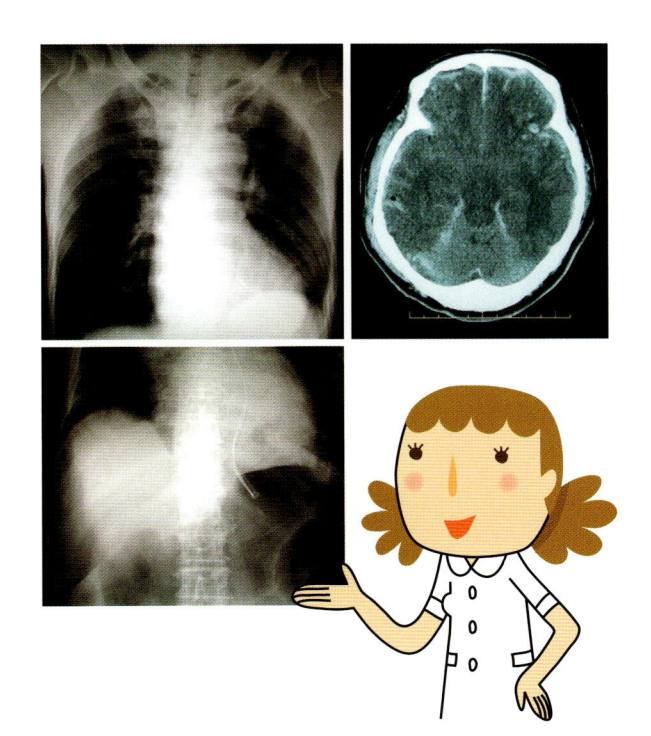

久志本成樹

1. 中心静脈カテーテルの確認　p142
2. 胃管の確認　p146
3. 気管挿管の確認　p149
4. 便の見かた　p152
5. CTによる頭蓋内圧亢進の見かた　p154

1. 中心静脈カテーテルの確認

ここがポイント

- 正しいカテーテルの先端位置は、上半身からの挿入では上大静脈内。大腿静脈からの挿入では、右心房に入る直前の下大静脈になります。
- 位置だけでなく、刺入部からの走行も確認。折れ曲がりなどに注意します。
- 血腫の有無は、必ず確認します。

目的 先端が適切な位置にあるか、合併症のリスクはないか確認する

挿入・留置に伴う合併症は深刻

X線写真で、位置を確認することがもっとも多いのは「中心静脈カテーテル」でしょう。栄養や薬剤投与ルートとして非常に重要ですが、末梢静脈ラインと比較すると、その挿入・留置に伴う合併症は重篤なものとなる危険性があり、カテーテル挿入後にはX線写真による確認を行う必要があります。

なお、カテーテルの位置確認としてX線写真をオーダーすると、少し硬めの写真（線量が多く全体が黒っぽい印象の写真）で、肺の細かな所見などが見にくく現像されていることもありますが、これはカテーテルを見やすくするためです。

挿入後に位置と合併症を確認

中心静脈カテーテル挿入後に確認しなければならないポイントは、「1. カテーテル先端が適切な位置にあるか」と、「2. カテーテル挿入に伴う合併症が生じていないか」の2つです。

1. カテーテル先端が適切な位置にあるか（図1、2）

カテーテル先端の正しい位置は、鎖骨下静脈や内頸静脈、上肢の血管から挿入した場合には右心房直上部の上大静脈内で、大腿静脈から挿入した場合には、右心房に入る直前の下大静脈です。

心房内にカテーテル先端が入っていてはいけないのかどうかは、多くの医師に意見を聞いてみても、本を開いてみてもはっきりしません。右心房の中にカテーテル先端が入っていることの是非はyesでもありnoでもあるようです。

しかし、深く入りすぎて先端が心房壁に接触しているようなときには、不整脈の原因になったり、ときに穿孔を引き起こすという報告もあります。そこで、右心房、右心室内にはカテーテルの先端が入っていないほうがいいでしょう。

中心静脈カテーテルの位置異常にはいろいろなものがあります。誤って右肝静脈や右内頸静脈に入ってしまったケース、右鼠径部からの穿刺で下大静脈ではなく腹部大動脈内に入ってしまったケースも見られます（図3、4、5）。

また、カテーテルは途中で折れ曲がったり、細い血管に迷入してしまうと、その血管壁をずっと圧迫してしまう危険性がありますので、刺入部からの走行にも注意します（図6）。

2. カテーテル挿入に伴う合併症が生じていないか

カテーテル挿入に伴う合併症として目につくのは気胸と血胸ですが、頸部や胸膜外に大きな血腫ができても一大事です。

頸部の血腫では、気管を圧迫して気道閉塞を起こすことすらあります。

図1　中心静脈カテーテル先端の適切な位置

上半身から：先端が上大静脈内

大腿静脈から：先端が右心房に入る直前の下大静脈

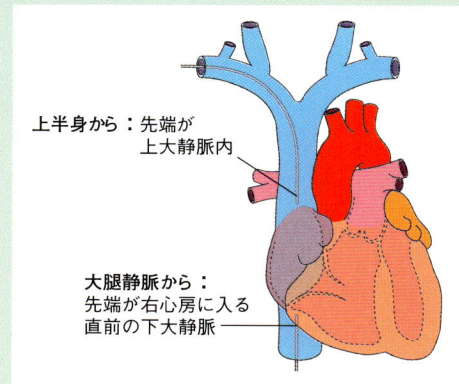

- 上半身からの挿入では上大静脈内、大腿静脈からでは横隔膜上の下大静脈にカテーテル先端を位置させたいですが、右心房内にカテーテルが入ってもかまいません。
- 深く入りすぎていることによって心房壁を圧迫しているときには、不整脈や穿孔の危険性があります。

図2　中心静脈カテーテル先端の適切な位置

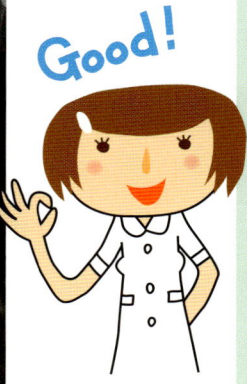

A：右鎖骨下静脈から挿入

B：右大腿静脈から挿入

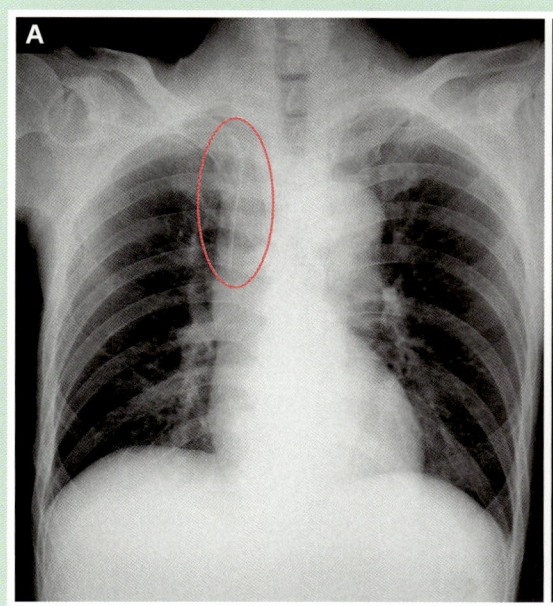

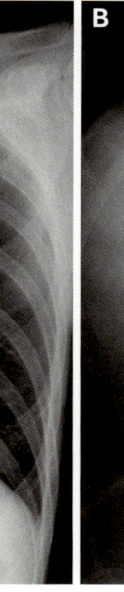

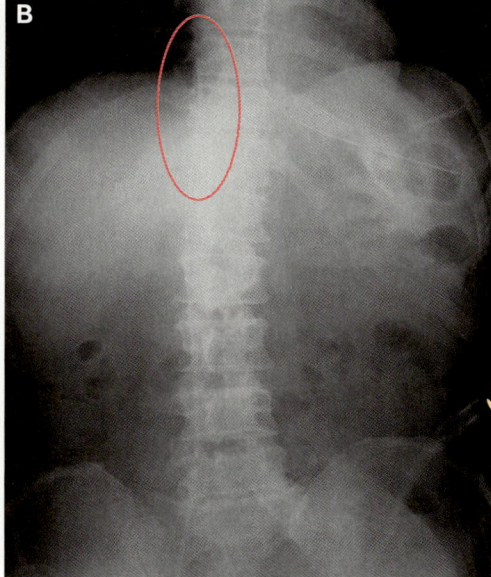

● Aでは、右心房直前の上大静脈、Bでは下大静脈内にカテーテル先端が適切に位置しています。

Good!

図3　カテーテル先端が右肝静脈内に

左右は同じ画像。右は拡大したものです

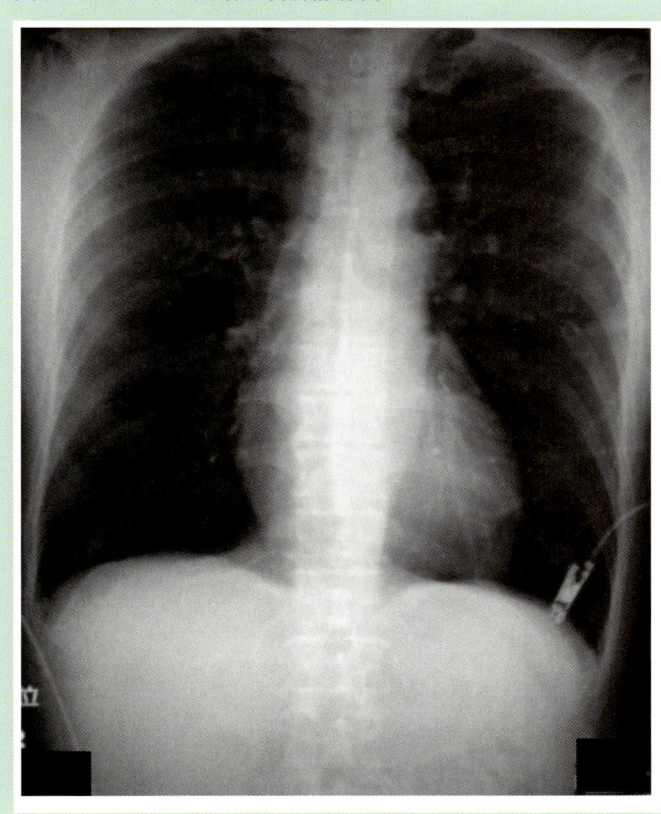

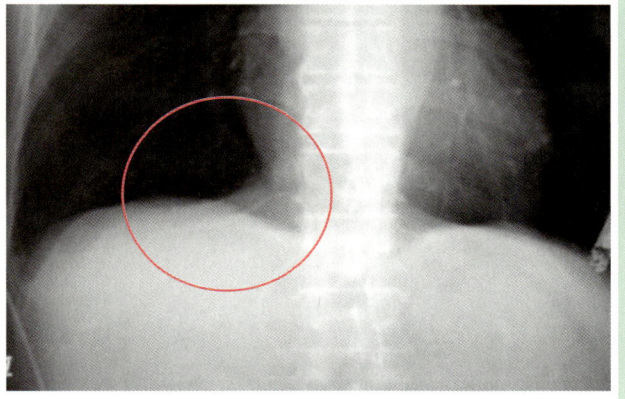

● 右大腿静脈から挿入したカテーテルは下大静脈内で蛇行しながら、右心房の直前で"ひげ"のように右方向に向かっています。どう見ても下大静脈の走行では説明できません。

● 右肝静脈内にカテーテルの先端が入っています。穿孔の危険がありますので、正しい位置に、数cm引き抜く必要があります。

第5章　ケアに生かして、リスクを防ぐ　画像情報の使い方

図4　カテーテルが右方向に弯曲

3点とも同じ画像。下は見え方を、右は拡大したものです

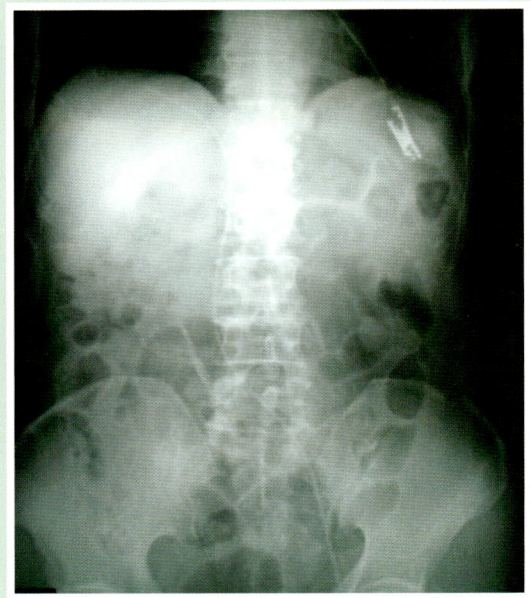

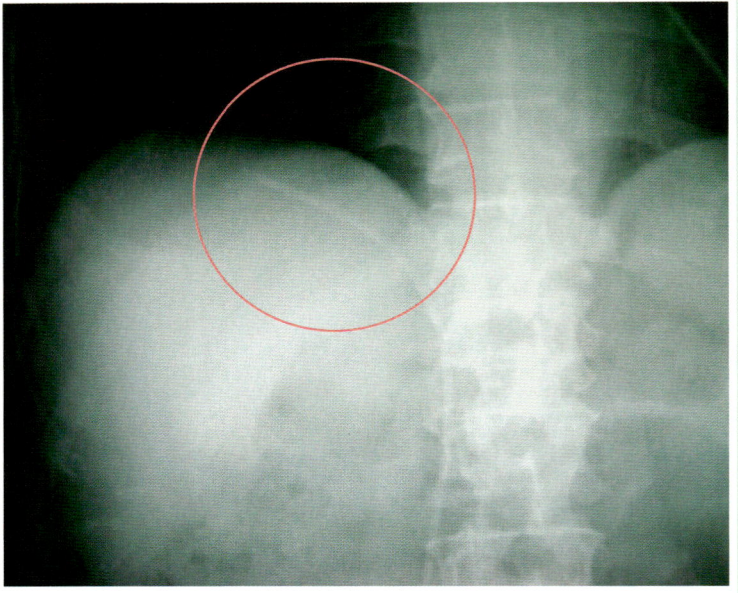

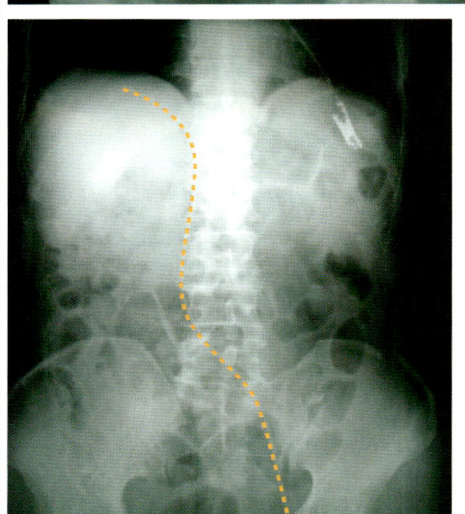

- 左大腿静脈から挿入した中心静脈カテーテルは、通常、下大静脈内を心臓に向かって走行していきます。
- この画像では、右の横隔膜に沿って、体の右方向に向かって弯曲しています。
- CTを見ると、中心静脈カテーテルが肝臓の右葉内にある右肝静脈に入っていることがわかります。

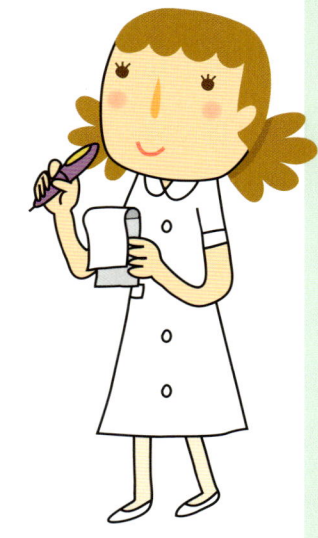

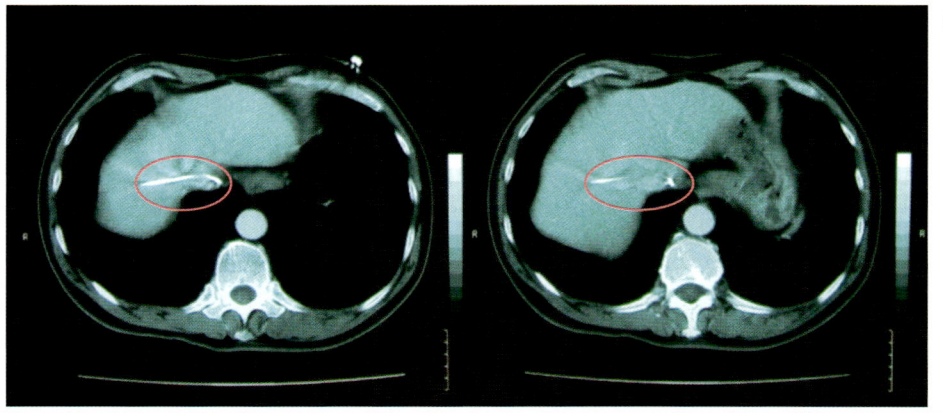

図5 いろいろな中心静脈カテーテルの位置異常

A、Bの上下は同じ画像。下で見え方を示しています

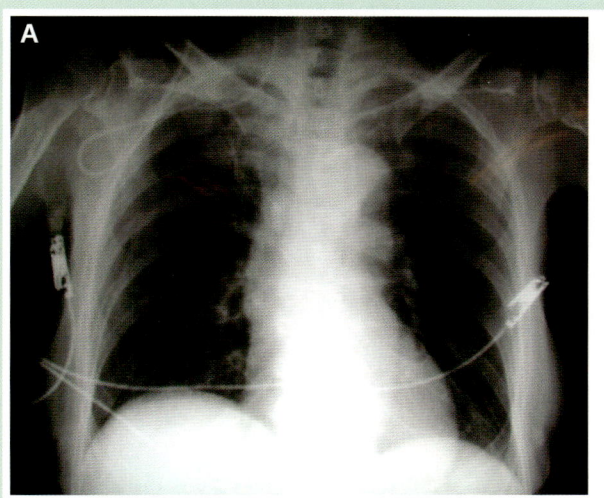

A

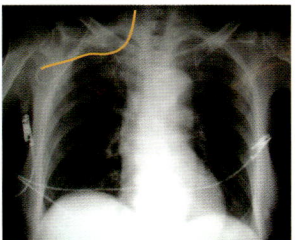

右鎖骨下静脈から穿刺
- カテーテルが右内頸静脈に挿入されています。

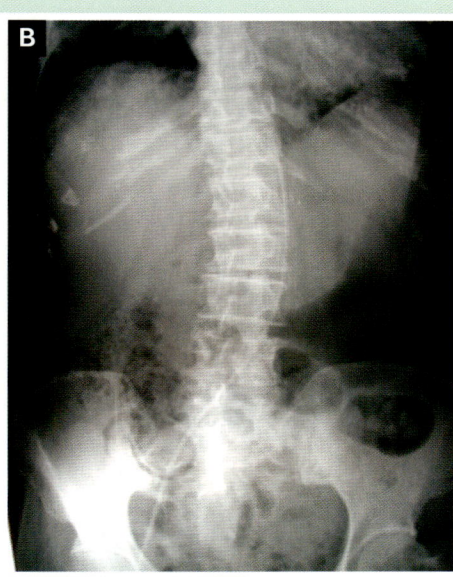

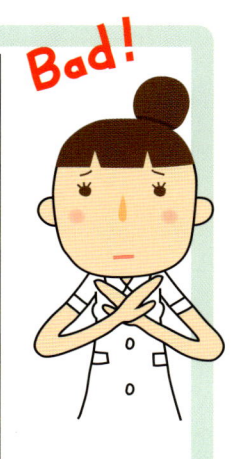

B

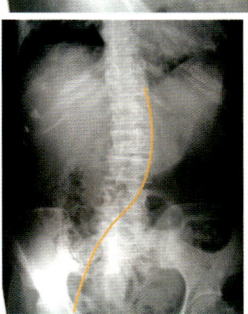

右鼠径部から穿刺
- 動脈を穿刺したために、カテーテルは脊椎の左にある腹部大動脈内を上行しています。
- Left-sided IVCといって、下大静脈が大動脈の左側を走行している人もいますが、通常は、下大静脈は右、腹部大動脈は左を走行します（下図）。
- 本例は、大動脈内に誤挿入されたカテーテルです。

Bad!

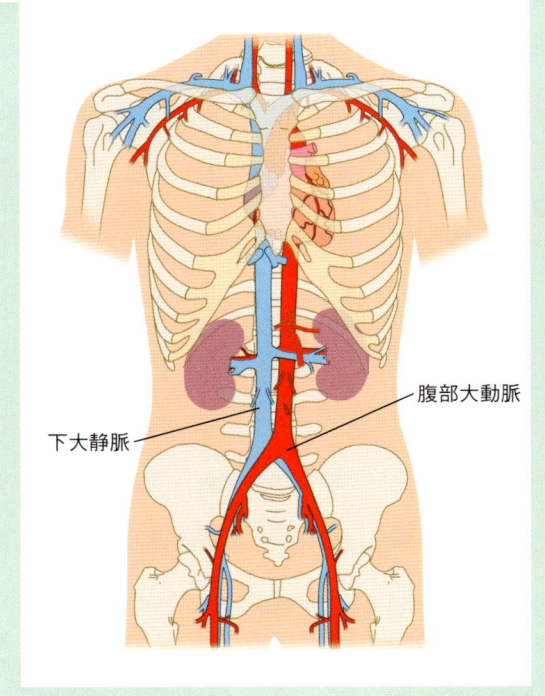

図6 カテーテルの反転

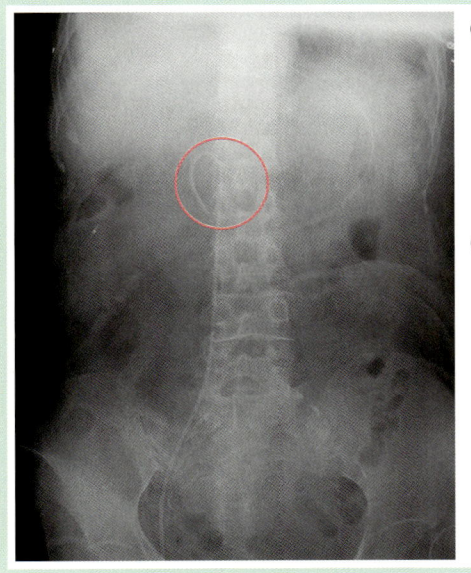

- 右大腿静脈から挿入したカテーテルは下大静脈内で反転しています（◯）。下大静脈壁を圧迫している可能性が考えられます。
- カテーテルを引き抜いて直線化しておく必要があります。

下大静脈　　腹部大動脈

2. 胃管の確認

目的　胃管の先端が、正しい位置（胃の中）に入っているかを確認する

ここがポイント

- 胃管がX線写真でどう写るか知っておきましょう。胃管のX線透過、不透過も確認しておきます。
- 胃管の側孔が胃内に入っていることを確認するのが重要です。
- 胃泡音が聞こえても、確実とは言えないので注意します。

胃管の正しい位置

胃内容の排除と減圧、経管栄養のために胃管は挿入されます。出すためと入れるためです。

仰臥位では、胃の穹隆部（きゅうりゅうぶ）がもっとも低くなるので、先端は穹隆部付近が一番よいでしょう。経管栄養を注入するためには、きちんと胃の中に胃管が入っていれば大丈夫です。

胃管の写り方

X線写真で胃管を確認するためには、胃管がどのように写るのかを知っておく必要があります。よく用いられる胃管の先端の構造とアトムチューブを示します（**図1**）。

胃管では、もっとも口側の側孔が、X線で見えるライン上にあります。ですから、このX線不透過の線の切れ目が、胃の中に位置していなければなりません。もし、側孔が食道内にあるときに経管栄養を行うと、食道内に投与することになり、誤嚥の原因となります。

なお、最近はあまり使われなくなっているかもしれませんが、アトムチューブにはX線不透過の線が入っていません。X線写真では、そこをふまえてよく見ないとわかりません。

胃泡音が聞こえても確実ではない

胃管挿入時の胃泡音での確認は必須ですが、食道胃接合部付近にカテーテルが到達しているだけで、側孔が食道内にある状態でも胃泡音は聞こえます。成人で、カテーテルが45～50cm以上抵抗なく挿入できないときには、胃泡音が聞こえるだけでは適切な位置とは言えないかもしれません。

どの場合も、X線写真なら正確な情報を与えてくれます。正しく読みましょう（**図2、3**）。

気管・気管支への誤挿入

まれではありますが、食道から胃内に挿入したはずの胃管が、危険な、予想外の位置に認められることがあります。気管・気管支です。

普通、誤挿管された場合、その刺激によって、強く咳をするうえに、呼気に伴ってチューブが曇るはずです。ところが、十分に鎮静して気管挿管している患者さんや、高齢者で反射の弱いときには、それがわかりにくいことがあります。

図4や**図5**のような写真は見たくないものですが、"どうもおかしいな"というときには、X線写真で確認してみてください。

図1　胃管の先端の構造と写り方

A X線で見えるライン上に側孔がある／X線上は白く見える
B

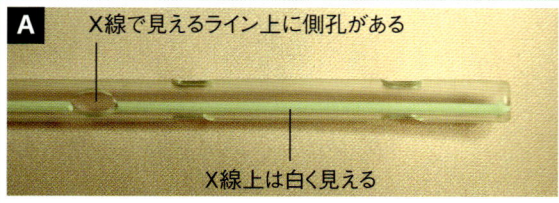

A：X線不透過の線がうす緑色のラインとなっています。この緑色の線は、X線上では白く見えます。
B：アトムチューブにはX線不透過のラインは入っていません。

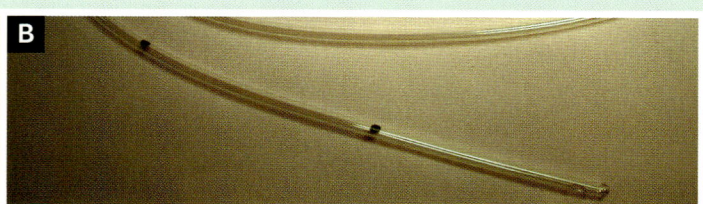

- よく使用されるAのような胃管の先端にはいくつかの側孔があり、もっとも口側の側孔はX線で見えるライン上にあります。
- **胃管はその種類によってX線写真上での写り方が異なります。**

図2　胃内に挿入された胃管

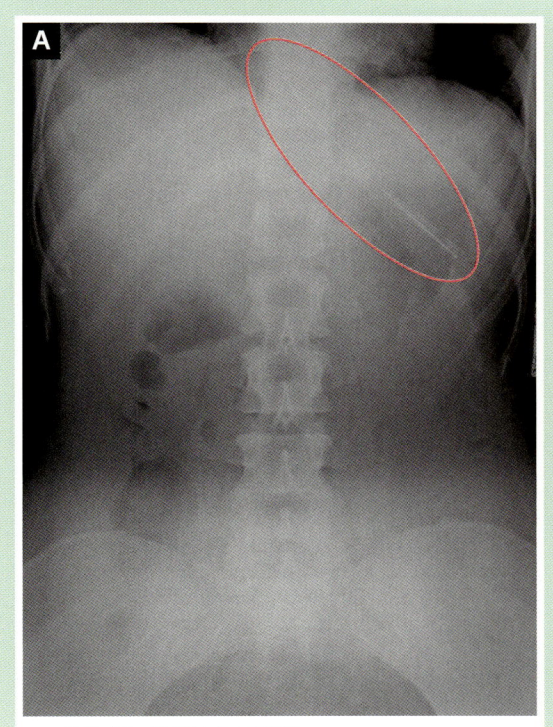

A

A：穹隆部に留置された胃管

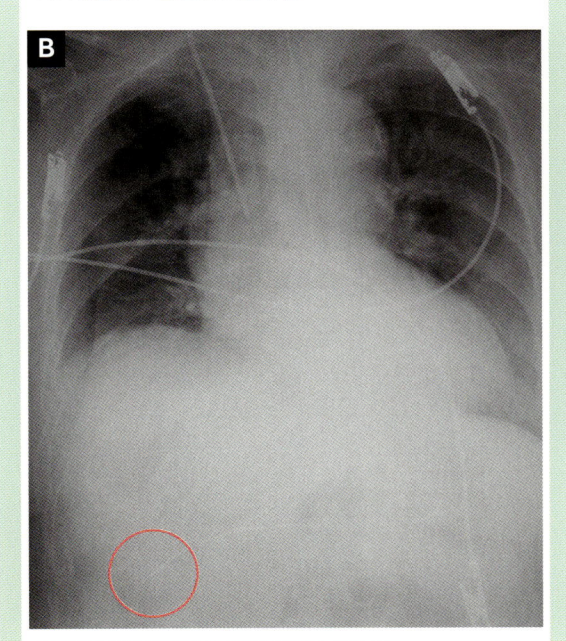

B

B：前庭部に胃管の先端が進んだもの

- A、Bのどちらも正しく挿入されたチューブです。
- 経管栄養を投与するためには、どちらでもかまいませんが、胃内の減圧のためには穹隆部のほうが効果的であることが多いでしょう。

図3　胃管の位置異常

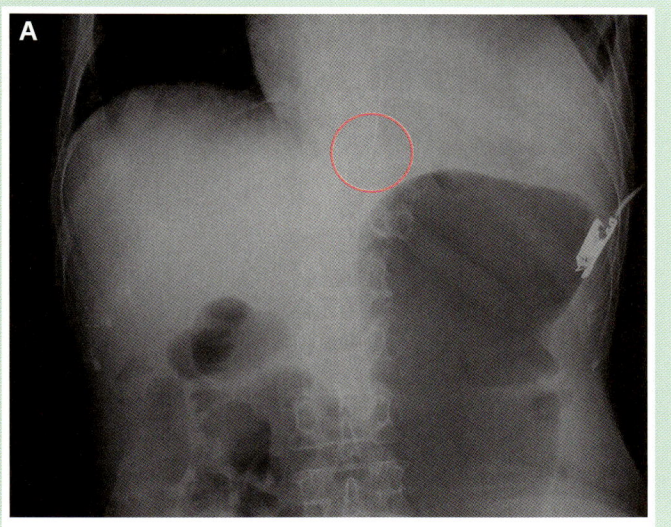

A

A：胃管の先端は食道内にあり、胃まで到達していません。チューブに送気すると胃内で気泡音が聞こえるかもしれませんが、遠いはずですので要注意です。

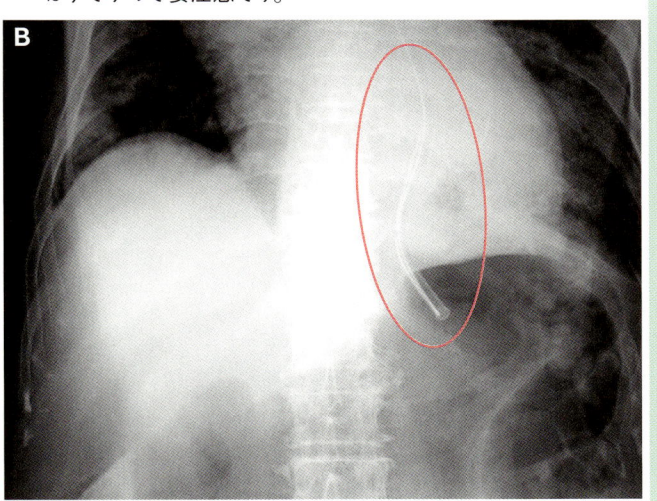

B

B：胃管はねじれており、先端は食道内です。大きな胃泡があり、胃内の減圧が効いていません。胃管に送気するときには抵抗があるかもしれません。

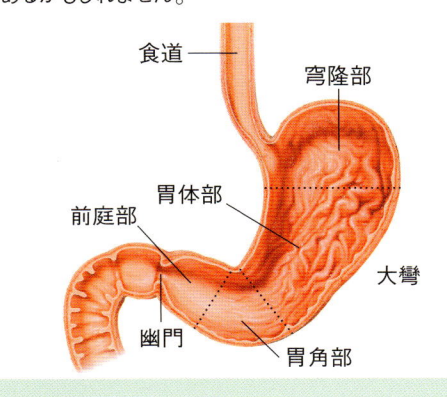

食道／穹隆部／胃体部／前庭部／大彎／幽門／胃角部

第5章　ケアに生かして、リスクを防ぐ　画像情報の使い方

図4 胃管は食道を通っていますか？①　左右は同じ画像。右は拡大したものです

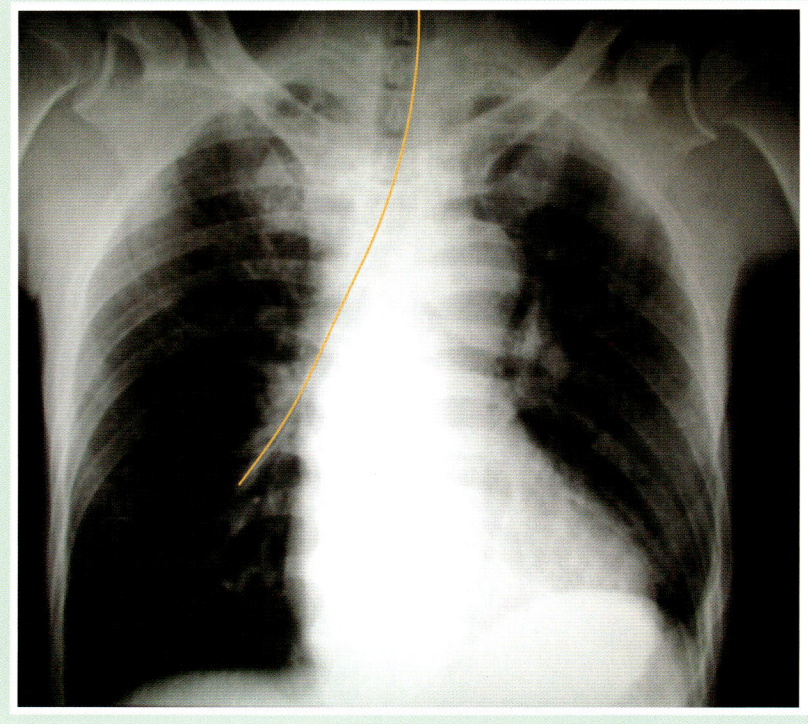

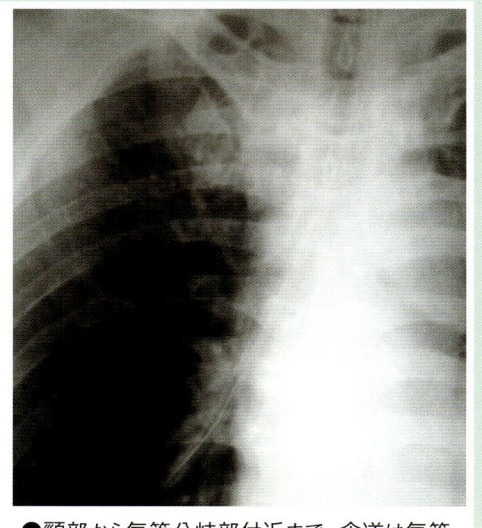

- 頸部から気管分岐部付近まで、食道は気管のすぐ後ろに位置しています。そのため、この範囲では「チューブが気管を通っているのか、それとも食道を通っているのか」、前後のX線写真ではっきりと区別はできません。
- 気管分岐部より尾側では、右の肺に重なる位置にチューブが確認できます。

図5 胃管は食道を通っていますか？②　3点とも同じ画像。下は見え方、右は拡大したものです

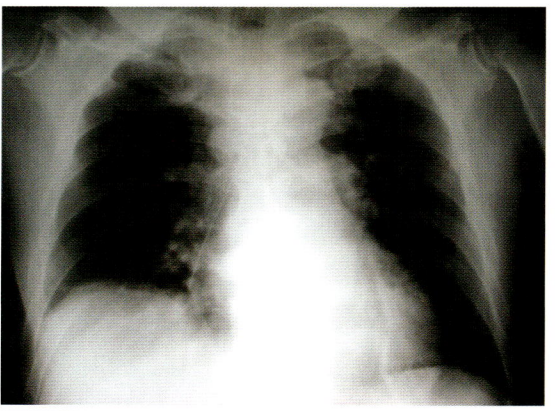

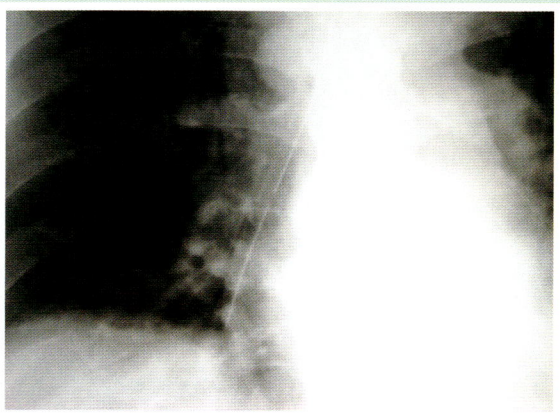

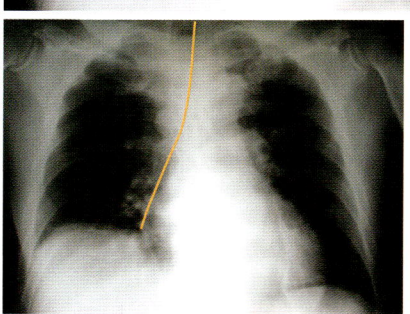

- 図4と同じように見てください。頸部から気管分岐部ぐらいまでは、胃管の位置異常を見分けることは難しいでしょう。
- きちんと走行を確認することで、気管支内にあることがわかります。

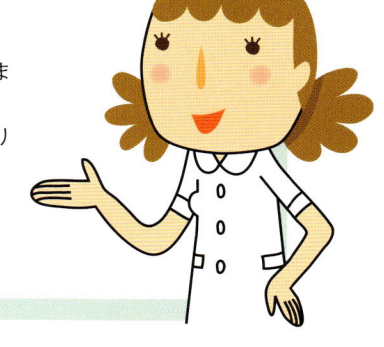

3.気管挿管の確認

目的 チューブの先端の位置、カフの位置を確認する

ここがポイント

- カフの位置が、声門を越えていることを確認します。
- チューブ先端が、気管分岐部の手前にあり、片肺挿管になっていないことを確認します。
- カフによる粘膜への過剰な圧迫がかかっていないか確認します。

手術室における全身麻酔を除けば、気管挿管を行ったあと、必ず胸部X線写真で気管挿管チューブの位置の確認と、肺の状態を評価するはずです。

挿管チューブが気管内に正しく挿入されているかどうかは、呼吸音、胸の上がり、バッグ換気に際してのエアの戻り、SpO₂の上昇などの身体所見やモニタリングによっても確認できますが、正確な評価はX線で行います。

カフの位置、チューブの先端位置を正しく

気管挿管チューブの位置は、最低限、カフが声門を越えていて、先端が気管分岐部の手前にあることが求められます。具体的な気管挿管チューブ（図1）の先端位置は、気管分岐部から2cm程度頭側であるのがよいとされています（図2）。

首を屈曲位にすると、チューブの先端位置が深くなることが確かめられているので、これよりも深いと、体位によっては片肺挿管になる危険性があります（図3～6）。

気管挿管チューブが深すぎると、成人では右気管支内にチューブが進みやすく、右肺への片肺挿管になることがほとんどです。

図1　気管挿管チューブ

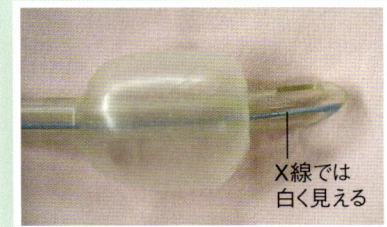

- カフよりも遠位の先端には側孔があり、X線不透過の青色のラインが胸部X線写真では白い線として認められます。

（X線では白く見える）

図2　適切な位置に気管挿管されたチューブ

左右は同じ画像。右で見え方を示しています

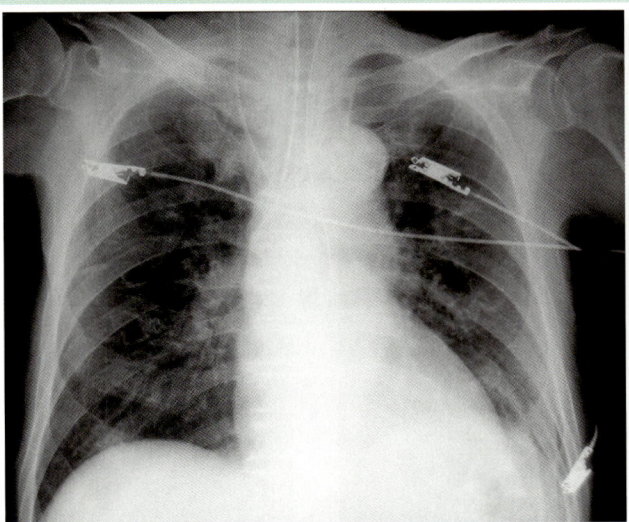

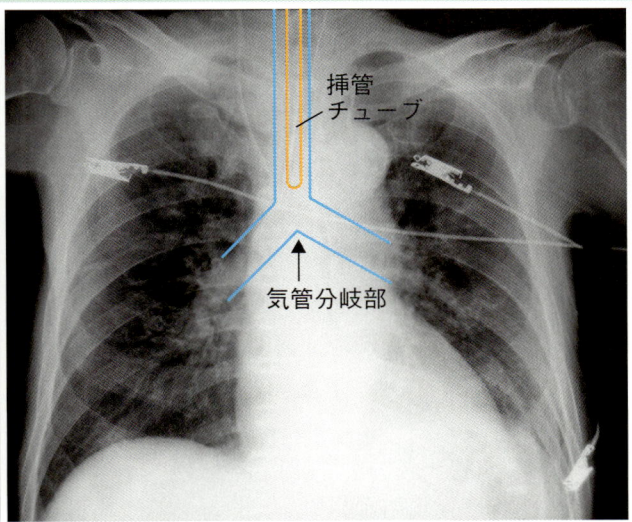

（挿管チューブ／気管分岐部）

- チューブの位置が適切であるかどうかは、気管分岐部を中心とした気管と気管支が見えなければ判断できません。
- 右に太い線で、気管・気管支の見え方を示してあります。

図3　主気管支の分岐角度（成人）

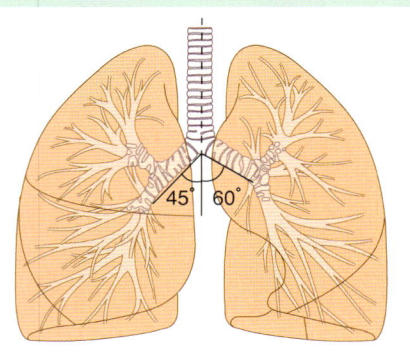

● 気管に対する左右の主気管支の分岐の角度を見ると、右気管支は約45°ですが、左は60°あります。そのため片肺挿管となった場合は右気管支への挿入となります。

片肺挿管になると、右肺は過膨張、左肺では含気が低下します。X線写真では、気管挿管チューブが気管分岐部より深く入っていることだけでなく、縦隔が左に変移し、左横隔膜挙上、左肺野全体の透過性低下（右よりも白く見える）、などが認められる可能性があります。

また、浅すぎると、カフが声門から喉頭にはみ出している可能性があり、確実な気道確保とはならなくなってしまいます。

カフの気管粘膜圧迫にも注意

長期にわたり気管挿管下の呼吸管理を行っている患者さんでは、口腔内の分泌物の気道へのたれ込みを防止し、きちんと陽圧呼吸を行うために、どうしてもカフ内のエアの

図4　右の主気管支への誤挿入
左右は同じ画像。右で見え方を示しています

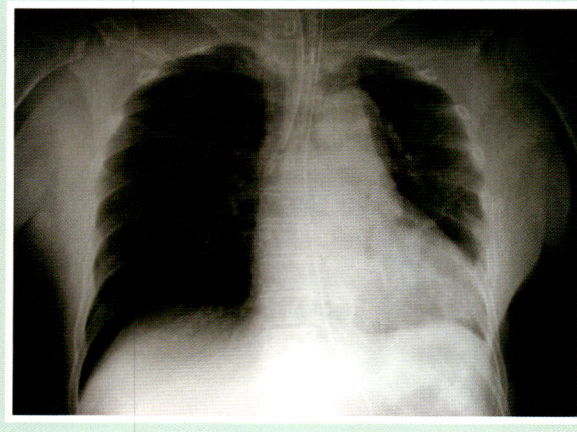

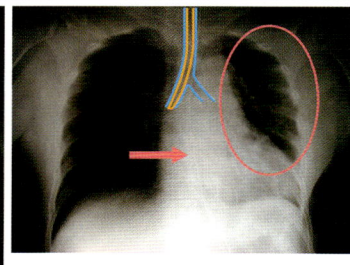

● 気管挿管チューブの走行を追うと、右の主気管支内に先端が挿入されています。

● 左右の上肺野を比較すると、左では白っぽく見え、透過性が低下し、含気が低下していることが疑われます（◯）。

● 心陰影がわずかに左に偏位している（➡）ことからも、左肺で十分な換気がされていないことが疑われます。

図5　小児での誤挿入
左右は同じ画像。右で見え方を示しています

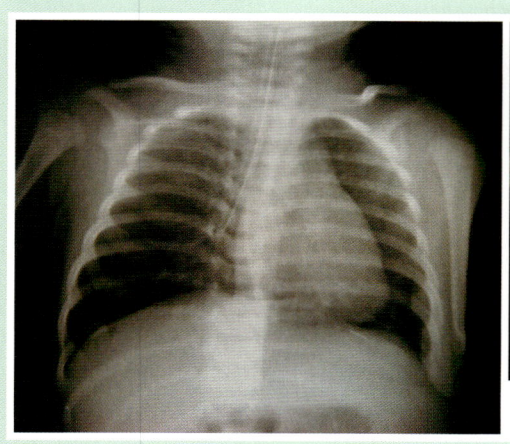

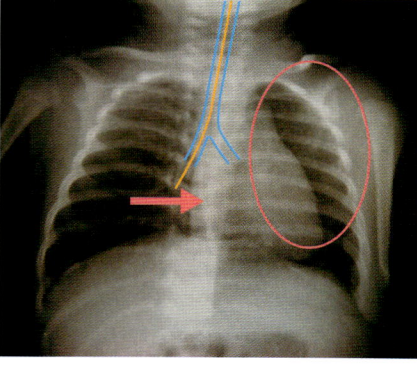

● 小児では、成人と比較すると気管分岐角の左右差があまりありません。

● この写真でも気管挿管チューブの走行を追うと、右の主気管支内に先端が挿入されているのがわかります。

● 左右の肺野の透過性の違いはこの写真でははっきりとしませんが（◯）、心陰影がわずかに左に偏位している（➡）ことから、左肺では十分な換気がされていないかもしれません。

図6　チューブ類が見にくいケース
左右は同じ画像。右で見え方を示しています

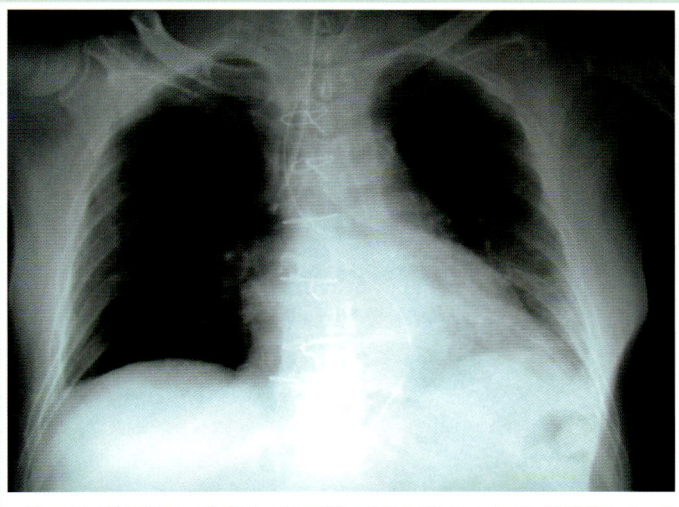

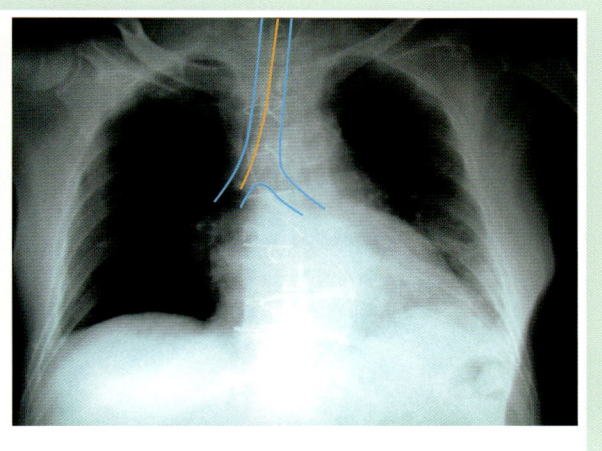

- このX線写真の患者さんは既往に開心術があり、胸骨縦切開に対してワイヤーを用いて閉胸しています。このように人工物があると、他のチューブ類はどうしても見にくくなるので注意が必要です。

- 気管挿管チューブの先端が右主気管支内に挿入されている程度であるため、両肺の含気に明らかな左右差はありません。しかし、頸を屈曲して、さらにチューブが深く入れば片肺換気になる可能性があります。
- この状態で気管内吸引を行っても右肺よりの分泌物だけしか吸引できないため、左肺は無気肺になる危険性があります。

図7　不適切に過膨張したカフ

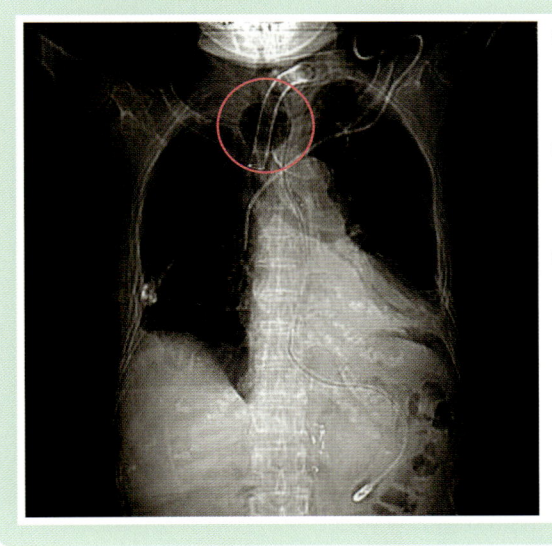

- 気管内でカフが過膨張し、気管径以上となっています。気管軟化症、気管食道瘻の原因となります。
- 分泌物のたれ込みを防止でき、必要な陽圧呼吸を行える最低限のカフ圧でコントロールします。
- チューブの選択とともに、カフ圧計の使用も有用です。

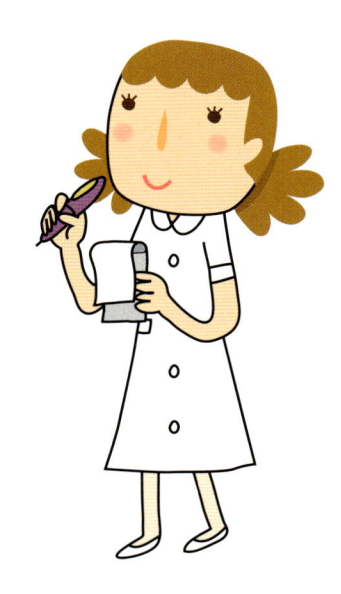

量が多くなってしまいがちです。

このような患者さんの挿管チューブの確認では、カフにも注目してください。気道内へのたれ込みがなく、陽圧呼吸のリークがない範囲で最小限のカフの膨らみにとどめるようにつとめる必要があります。

長期間の気管粘膜の圧迫は気管食道瘻（ろうこう）の原因となり、ひとたび瘻孔が形成されると、一筋縄（ひとすじなわ）ではいかない複雑なものとなります（図7）。

4. 便の見かた

目的 便の性状、貯留の位置などを知り、腹部症状の治療ケアに役立てる

ここがポイント

- どの位置で、便がどのような状態になっているかを把握します。
- 白い球状の固形便では、その大きさに注意します。
- 便の位置、性状が明らかになれば、便秘などへの対応法が進めやすくなります。

便の状態を把握する

大腸内に便が見えること自体に、正常、異常はありません。まず、大腸の機能を考えて、便の状態を把握しておきましょう。

大腸では、液状である消化管内容物の水分の吸収が行われます。そのため、口側の上行結腸から横行結腸にかけては液状から泥状、半固形状、下行結腸からS状結腸になるにしたがい、固形便に変化します。

便の見え方で性状と貯留の程度を見る（図1、2）

泥状から半固形状の便では、大腸の中に小さな気泡のつぶつぶが認められ、食べ物に例えて申し訳ありませんが、おから様、Swiss-Cheese（スイスチーズ）様とでも表現できるでしょうか。

また、固形便になると、X線写真上では透過性の低い白い球状の便塊として見られます。

盲腸径は9cm以下、その他の大腸では直径6cm以下が正常とされていますので、これ以上に拡張を伴った便の貯留は異常と考えていいでしょう。

X線写真から便の性状と貯留の程度を判断できますので、腹部膨満、便秘が持続するときには、おなかのケアに生かせる情報として活用します。その一例は、p.45**事例1**に示したとおりです。

図1 腹部単純X線写真での便の見え方①

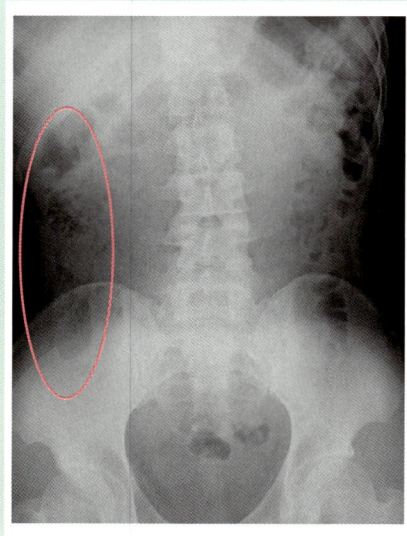

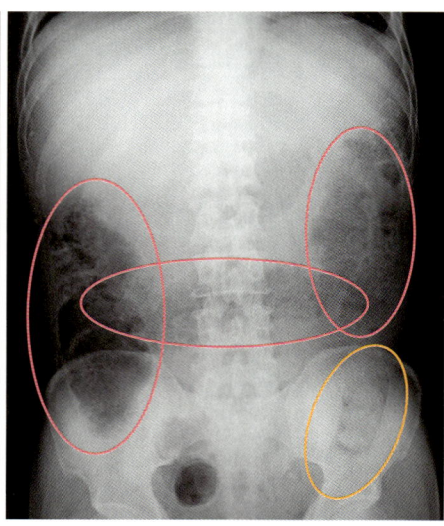

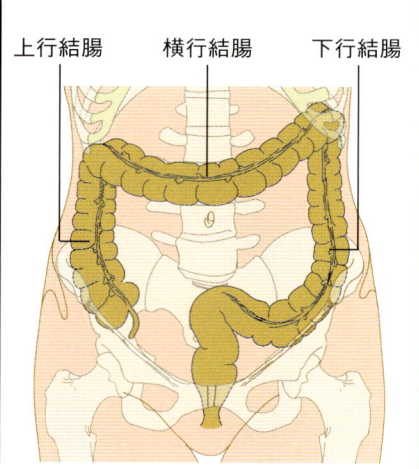

- ●○で囲んだ部分に、泥状から半固形状の便に小さな気泡が認められます。固形便は、透過性の低い白い球状として見られます。
- ●盲腸径は9cm以下、その他の大腸では6cm以下の直径が正常です（○で囲んだ部分）。

図2　腹部単純X線写真での便の見え方②

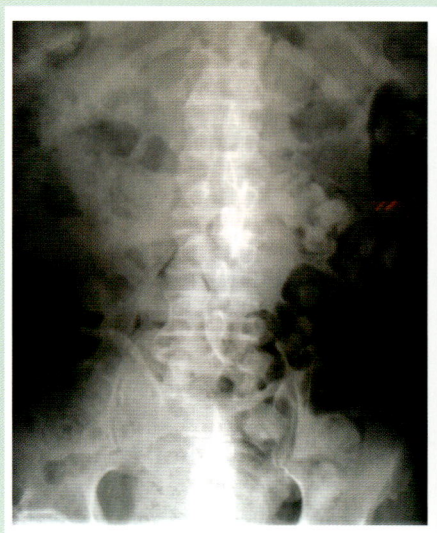

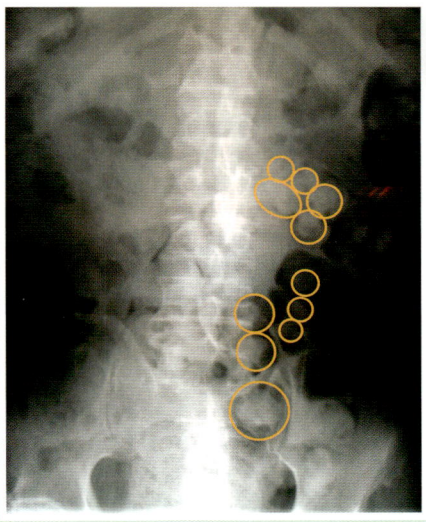

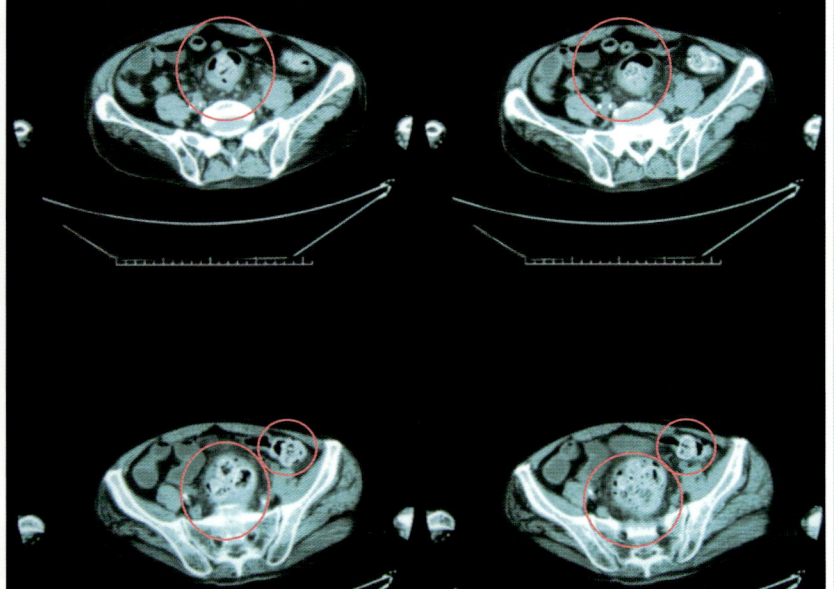

上下は同じ画像。下で見え方を示しています。右はCTです

- かなり硬い固形便になると、X線では透過性の低い白い球状の便塊（◯）として見られます（左上写真。左下は見え方）。
- 右上のCTではよりはっきりと白く、硬そうな便塊とわかります（◯の箇所）。

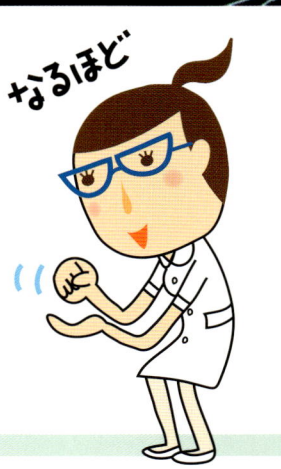

なるほど

5. CTによる頭蓋内圧亢進の見かた

目的 CTによる脳底槽の圧迫の程度で頭蓋内圧亢進の所見を確認する

ここがポイント

- CT画像で頭蓋内圧亢進を見るためには、脳底槽の3つの脚の変化を捉えることが重要です。
- 頭蓋内圧が亢進していると、3つの脚が細くなったり、消えたりします。
- 片側の大脳に問題がある場合は、正中構造の偏位が生じます。

頭蓋内圧亢進とその症状

　頭蓋骨で囲まれた空間であるわれわれの頭の中は、①脳の実質、②髄液、③血液で占められています。

　成人での容積は1300～1500mLで、脳実質が84％、髄液が11～13％、血液が3～5％程度です。これらが正常の場合、頭蓋内圧は3～7mmHgになります。

　しかし、硬く弾力のない頭蓋骨で囲まれた空間の中で、どれかが増えたり、新たな血腫などが出現すれば、その中の圧力が高くなることを想像するのは難しくないでしょう。

　頭蓋内圧亢進では、頭痛、嘔吐、視力障害が三徴ですが、さらに意識障害も出現します。高い頭蓋内圧の上昇に打ち勝って脳に血液を送り込もうとして、血圧が上昇するクッシング現象も有名です。しっかりとした、そして緊張の強い徐脈も伴います。

頭蓋内圧亢進の所見

　CTでの頭蓋内圧亢進所見は、中脳を通る断面での脳底槽の圧迫の程度により評価できます。図1のように、髄液のある脳底槽は3つの脚によって、その空間を特徴づけることができ、以下の3つを読影します。頭蓋内圧が亢進することにより、このラインが圧迫されて細くなったり、消失したりします。

① 脳底槽の3つの脚がどれも圧排を受けることなく開放しているか。
② 3つのうち1あるいは2脚が圧排を受けているか。
③ 3脚とも圧迫を受け、まったく脳底槽が消失しているか。

　脳底槽が圧排、消失しているときには頭蓋内圧の亢進が疑われます（図2）。

　片側の大脳に占拠性病変があるときには、これが頭蓋内圧の亢進をきたす原因となりうるかを判断します。正中構造の偏位（midline shift）が大切な所見です。正中構造の偏位はモンロー孔のレベルで測定し、5mm以上では要注意です。開頭術が必要となる可能性もあります（図3）。

その他の組織内圧の上昇例

　組織内圧が上昇する部位としては、頭蓋内以外に下腿や腹部などがあり、これらの組織内圧が過剰に上昇した状態

図1　脳底槽と頭蓋内圧亢進
左右は同じ画像。右で見え方を示しています

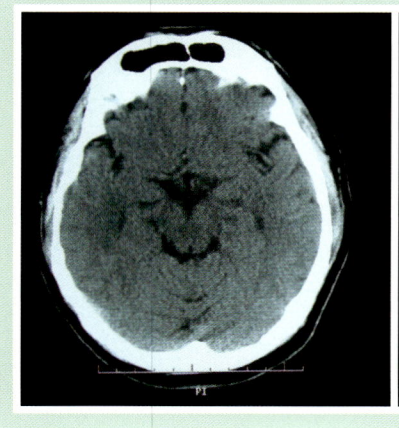

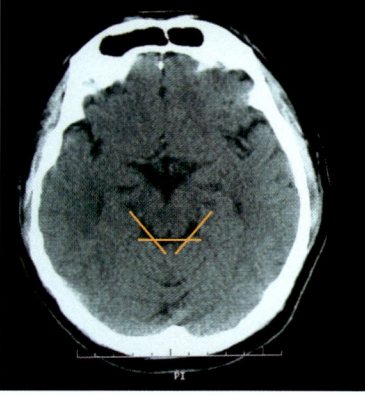

- 髄液のある脳底槽は3つの脚（—）によって、その空間を特徴づけることができます。
- 頭蓋内圧が亢進することにより、このラインが圧迫されて細くなったり、消失したりします。
- ①脳底槽の3つの脚がどれも圧排を受けることなく開放しているか、②3つのうち1あるいは2脚が圧排を受けているか、③3脚とも圧迫を受けてまったく脳底槽が消失しているか、を読影します。

図2 脳底槽が変形・圧迫を受ける経過

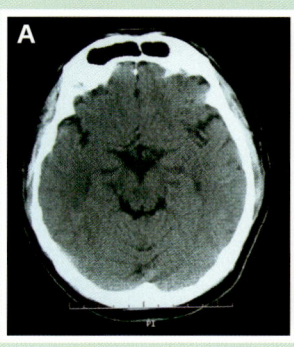

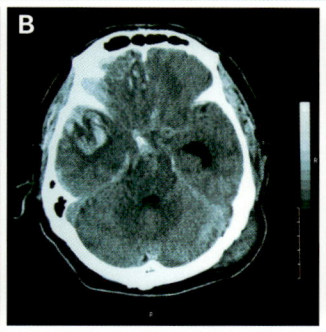

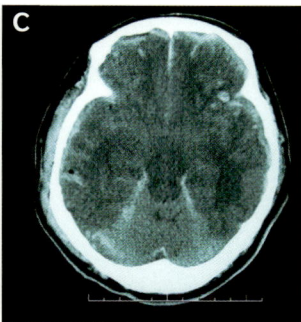

- 頭蓋内圧の亢進により3つの脚による脳底槽が変形・圧迫を受けます。
- A：正常に見える脳底槽の3つの脚です。
- B：頭蓋内圧の亢進に伴い、脳底槽が圧迫を受け狭くなっているのがわかります。
- C：頭蓋内圧は著しく上昇し、脳底槽は消失しています。

図3 正中構造の偏位

A、B、Cの上下は同じ画像。下で見え方を示しています

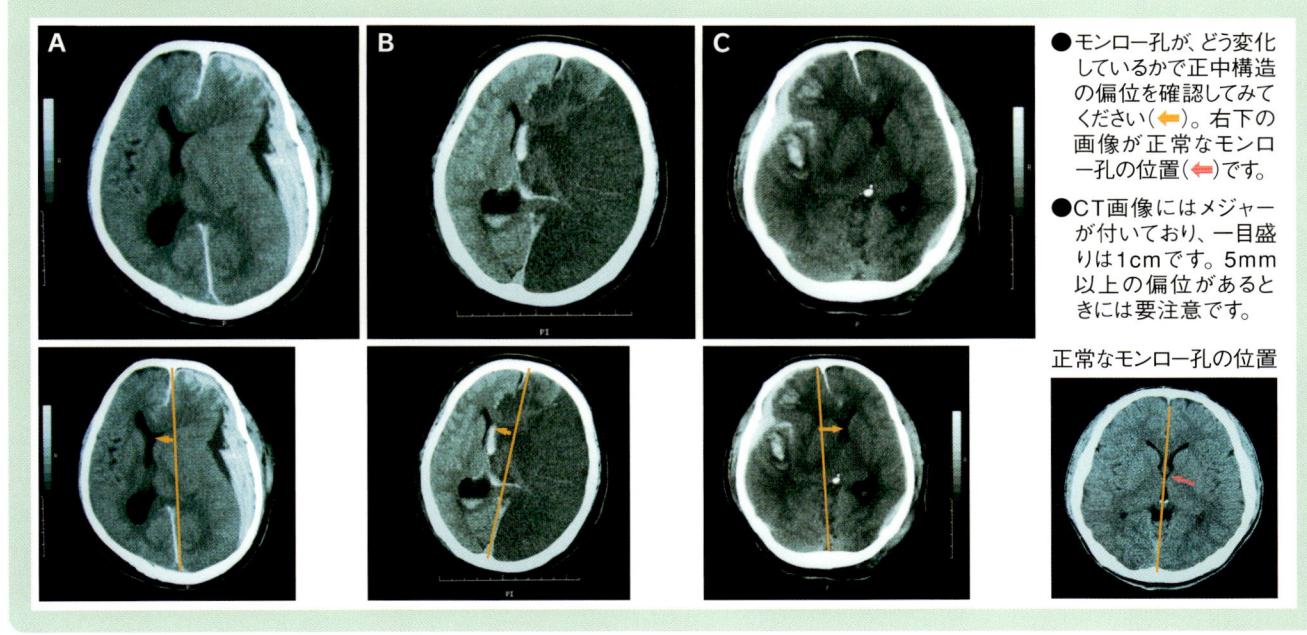

- モンロー孔が、どう変化しているかで正中構造の偏位を確認してみてください（←）。右下の画像が正常なモンロー孔の位置（←）です。
- CT画像にはメジャーが付いており、一目盛りは1cmです。5mm以上の偏位があるときには要注意です。

正常なモンロー孔の位置

が、下腿コンパートメント（筋区画）症候群や腹部コンパートメント症候群です。

腹部コンパートメント症候群は、腹水や腹腔内出血、腸管の著しい浮腫によって腹圧が上昇することで腹腔内圧が上昇し、換気不全や循環不全、尿量減少が生じる病態です。

ただ、腹部は頭蓋骨のように硬い組織によって囲まれていないので、ゆっくりと容量が増加するときには、筋肉や筋膜が伸びて腹部コンパートメント症候群とはなりません。妊娠や肝硬変での長期大量腹水貯留がその典型です。

しかし、腹部でも急速に容量が増えるときには、腹腔内圧は指数関数的に上昇します。減圧のために開腹し、閉創しないで開放しておくことも少なくありません（図4）。

図4 腹部コンパートメント症候群

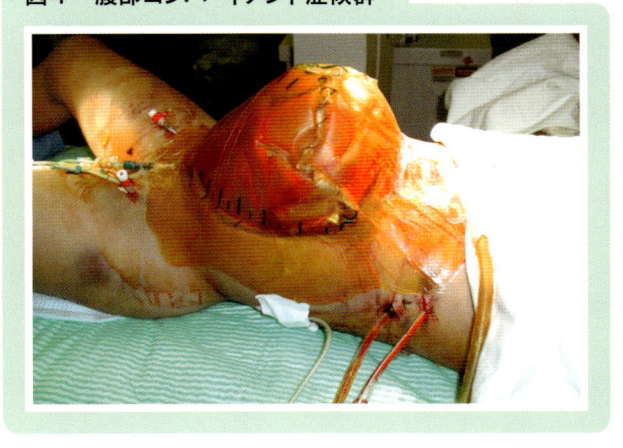

索 引

和文索引

*関連画像が掲載されているページは、**太字**で示してあります。
*重点的に説明されているページは、赤字で示してあります。

あ
アコースティックウインドウ	30
アコースティックシャドウ	**105**, **106**
圧排	136, 137, 154
アントンセン撮影	55

い
胃管	**11**, 22, 47, 57, **132**, 146
異物の撮影	**103**
胃泡	22, **87**
イレウス	47, 52, **89**, **90**, 132
陰影	51, 80

う
うっ血性心不全	22, **73**

え
エア・ブロンコグラム	**80**
ASO	**129**
Aモード	31
エコーの通過と反射	28
エコーのメリット	29
エコーフリースペース	114
壊疽性胆嚢炎	107
X線写真とは	18, 24
X線写真とその成り立ち	16
X線不透過	146
MRIとは	33
MR血管撮影	**128**
MRCP	**126**
Mモード	31

お
嘔吐	52, 132
横断	122
音響陰影	105, 106
音響増強	112

か
外傷	30
外傷患者に対するエコー	116
拡散強調画像	38, 118
仮骨	**100**, **101**
ガス壊疽	**103**
ガス（腸管）	**12**, **15**, **23**, 47, 85, 86, **88**
（皮下）	103
画像情報	22, 141
画像診断	6, 44, 50
カテーテルの位置確認	142
ガドリニウム	38
感光板	18
肝硬変	108, **110**
肝細胞癌	**38**
肝腫瘍	**112**
冠状断	122
肝囊胞	108, **111**

き
気管挿管	**11**, 149, **150**
気胸	**14**, 76, 77, **138**
基節骨骨折	**96**
基底核	121
急性硬膜外血腫	48, **66**
急性硬膜下血腫	**66**
急性浸出液貯留	136
急性膵炎	134
急性胆嚢炎	104, **106**
急性動脈解離	73, 74, **75**
胸腔ドレナージ	**11**, 138
橋出血	**65**
胸水	46, **82**
胸部大動脈瘤	**128**
胸部X線	**11**, **14**, **16**, **18**, 22, 46, **51**, 73, **138**, **143**, **149**
胸部CT	37, 81
鏡面像（腹部）	47, 52, 86, **89**
（胸部）	**83**
（頭部）	**70**

緊張性気胸	**14**, 76, **77**	縦隔	37, 75
く		縦隔気腫	84
クモ膜下出血	25, **62**	縦隔条件	37
け		重症膵炎	**136**
脛骨骨折	**95**, **103**	周波数	27, 34
頸椎前方脱臼	**125**	手指の基節骨骨折	**96**
血管陰影	138	腫瘍性疾患	12, 35
血腫量	64	消化管穿孔	87
血栓溶解療法	13, **118**, 119, 120, 140	消化管造影	**132**
結腸膨起	**86**, **88**	踵骨骨折	55
ケルクリング（ひだ）	47, **86**, **88**	小腸ガス	**88**
牽引療法	57	小脳出血	**65**
こ		ショック	30
後期相	38	シルエットサイン	78, 80
高吸収域	70	シルビウス裂	62
高原骨折	**97**	心陰影	22, **74**, **150**
鋼線牽引	49	腎盂コントラスト	108
後大脳動脈領域	61	浸潤影	**11**, **21**
後腹膜浮腫(像)	**134**, **136**	迅速簡易超音波検査（FAST）	116
絞扼性イレウス	133	心タンポナーデ	74
骨折	**92**	腎嚢胞	108, **111**
骨折線	**97**, **100**	深部静脈血栓	30
骨折の治癒過程	102	**す**	
骨盤骨折	**91**	膵炎	**134**, **135**
骨癒合	102	膵仮性嚢胞	**137**
ごま塩様	68	水腎症	113, **115**
混合型（鏡面形成型）	70	水平断	122
コンソリデーション	51, 78	頭蓋内圧亢進	**154**
コンパートメント症候群	103, 155	スズメの足跡	81
さ		3D画像	**71**, **72**, **91**
鎖骨骨折	98, **100**	**せ**	
撮像方法	37, 38	正中構造の変位	**155**
し		脊髄損傷	36, **124**
CT colonography	127	前額断	122
CTとその成り立ち	17	前大脳動脈領域	61
CTとは	24	前頭断	122
軸位撮影	97	**そ**	
視床出血	**40**, **64**	造影剤	18, **37**, **38**
矢状断	122	側脳室前角レベル	39
膝蓋骨骨折	**96**	組織のむくみ（浮腫）	**36**
脂肪肝	**108**	salt & pepper （ごま塩様）	68
霜降り様	68	**た**	
斜位	100, 101	胎芽への影響	41

項目	ページ
胎児のエコー	**116**
胎児評価	30
大腿骨骨折	49, **94**, **98**
大腸ガス	85
ダグラス窩	113
脱臼	93, 124
胆管膵管造影	**126**
胆石	**104**, **126**
断層像	24
胆嚢ポリープ	104, **107**

ち

項目	ページ
中心陰影	16
中心静脈カテーテル	22, 26, 30, **142**, **144**
中大脳動脈領域	61, 119, 121, 140
超音波検査士	32
超音波とは	27
腸閉塞	47, 52, **89**, **132**
ちりめん様	103

つ

項目	ページ
椎間板ヘルニア	**122**

て

項目	ページ
T2強調画像	**38**, **118**
deep sulcus sign（深い切れ込みサイン）	76
T1強調画像	**38**
低吸収域	70
デオキシヘモグロビン	38

と

項目	ページ
透過性	24, 28, 78, 80, 150, 152
等吸収域	70
動的評価	30
頭部MRI	12, **39**, **40**, **117**, **119**
頭部外傷	35, **66**
頭部CT	**13**, **39**, **40**, **59**, **118**, **140**, **154**
動脈相	38
透亮所見	84
凸レンズ	66

な

項目	ページ
内頸動脈	**119**, **121**
軟部組織	92, **103**

に

項目	ページ
ニボー像	47, 52, 57, 86, **89**

の

項目	ページ
脳血流	30

項目	ページ
脳梗塞	21, **13**, 35, 38, 54, **60**, **118**, **140**
脳挫傷	**68**
脳出血	35, **40**, **64**
脳腫瘍	35
脳底槽	**63**, **69**, **154**
脳浮腫	**60**, **140**

は

項目	ページ
肺炎	**21**, **51**, **77**, **80**
肺血管影	**138**
肺水腫	22, **74**
肺嚢胞	138
肺野条件	37
ハウストラ	**86**, **88**
バタフライシャドウ	**74**, **75**

ひ

項目	ページ
Bモード	31
皮下気腫	**11**, **84**
被殻出血	**64**
腓骨骨折	**95**, **103**
被曝	26, 28, 34, 41
費用（X線、CT）	25
（エコー）	32
（MRI）	42

ふ

項目	ページ
FAST	116
深い切れ込みサイン	76
腹腔内遊離ガス像	87, **90**
腹水	**111**, **113**
腹部コンパートメント症候群	155
腹部エコー	31, **104**
腹部X線	**12**, **15**, **17**, 22, **85**, **132**, **144**, **147**, **152**
腹部MRI	**36**
腹部CT	**38**, **115**, **134**, **136**, **144**, **153**
腹部膨満	**15**, 132, 152
浮腫	134
FLAIR画像	**39**, **118**
フレイルチェスト	101
ブレブ	**138**, **139**
プローブ（接触子）	29

へ

項目	ページ
閉塞性動脈硬化症	**129**
ペースメーカー	41
PET	**130**

便秘	45, **152**

ほ

峰窩織炎	**103**
ポータブルX線撮影	26

ま・み・む・め・も

慢性硬膜下血腫	12, **70**
三日月型	**66**, **70**, **90**
無気肺	**23**, **51**, 78, **139**
メトヘモグロビン	38
モリソン窩	113, **114**
門脈相	38
モンロー孔	154, **155**

ろ

肋骨骨折	**11**, 53, **91**, 98, **101**

欧文索引

A

acoustic window	30
acoustic shadow	105
ASO	129
Aモード	31

B

Butterfly shadow	74, 75
Bモード	31

C

CTとは	24
CT colonography	127

F

FAST	116
FLAIR画像	39, 118

M

MRIとは	33
MR angiography	128
MRCP	126
Mモード	31

S

salt & pepper	68

T

T1強調画像	38
T2強調画像	38, 118

P

PET	130

画像別主要疾患名一覧（50音順）

*重点的に説明されているページは、赤字で示してあります。

X線写真

イレウス（腸閉塞）	89, 90, **132**
気胸	14, **76**, 77, **138**
急性動脈解離	75
胸水	83
骨折	56, 92
脊髄損傷	124
肺炎	21, 51, 77, **80**
肺水腫	73
無気肺	23, 51, **78**, 139

CT画像

肝細胞癌	38
急性硬膜外血腫、急性硬膜下血腫	66
クモ膜下出血	62
骨盤骨折	91
膵炎	134, 136
水腎症	115
脳梗塞	13, **60**, 118, **140**
脳挫傷	68
脳出血	40, 64
肺炎	81
慢性硬膜下血腫	70
肋骨骨折	91

エコー像

肝硬変、肝腫瘍、肝嚢胞	108
水腎症	113
胆石、胆嚢炎	104
腹水	113

MRI

悪性リンパ腫	36
胸部大動脈瘤	128
頸椎前方脱臼	125
視床出血	40
脊髄損傷	124
胆石	126
椎間板ヘルニア	122
脳梗塞	118
脳出血	35, 40
閉塞性動脈硬化症（ASO）	129

ケアに使える画像の見かた

2008年11月5日　第1版第1刷発行	編　著　久志本　成樹
2020年7月11日　第1版第12刷発行	発行者　有賀　洋文
	発行所　株式会社 照林社
	〒112-0002
	東京都文京区小石川2丁目3-23
	電　話　03-3815-4921（編集）
	03-5689-7377（営業）
	http://www.shorinsha.co.jp/
	印刷所　共同印刷株式会社

- 本書に掲載された著作物（記事・写真・イラスト等）の翻訳・複写・転載・データベースへの取り込み、および送信に関する許諾権は、照林社が保有します。
- 本書の無断複写は、著作権法上での例外を除き禁じられています。本書を複写される場合は、事前に許諾を受けてください。また、本書をスキャンしてPDF化するなどの電子化は、私的使用に限り著作権法上認められていますが、代行業者等の第三者による電子データ化および書籍化は、いかなる場合も認められていません。
- 万一、落丁・乱丁などの不良品がございましたら、「制作部」あてにお送りください。送料小社負担にて良品とお取り替えいたします（制作部 ☎ 0120-87-1174）。

検印省略（定価はカバーに表示してあります）
ISBN978-4-7965-2183-3
©Shigeki Kushimoto/2008/Printed in Japan